우리 함께

건강하고

풍요롭고

행복하니

감사합니다.

드림

마음은 어떻게 병을 치유하는가?

마음은 어떻게 병을 치유하는가?

초판 1쇄 인쇄 2026년 1월 2일

지은이 전홍준
펴낸이 김형근
펴낸곳 서울셀렉션㈜
편 집 진선희
디자인 정현영

등 록 2003년 1월 28일(제1-3169호)
주 소 서울시 종로구 삼청로 6 대한출판문화협회 지하 1층 (우03062)
편집부 전화 02-734-9567 팩스 02-734-9562
영업부 전화 02-734-9565 팩스 02-734-9563
홈페이지 www.seoulselection.com

ISBN: 979-11-89809-93-5 13510

생명 리셋 | 보디 리셋 | 마음 리셋 3부작 완결

마음은 어떻게 병을 치유하는가?

모든 병과 삶의 고통을 치유하는

마음 리셋의 원리 · 방법 · 치유 사례

의학박사 **전홍준** 지음

서울셀렉션

일러두기

• 이 책은 저자의 전작『나를 살리는 생명 리셋(이하 생명 리셋)』,『건강과 행복을 창조하는 보디 리셋(이하 보디 리셋)』과 더불어 '리셋 삼부작'의 마지막 주제인 마음을 다루고 있습니다. 책의 내용에는 앞선 두 권에서 소개했던 비유적 표현과 사례가 일부 사용되었습니다. 이는 몸·마음·생명을 하나의 유기적 전체로 바라보는 전인치유의학의 특성상, 각 내용을 분리하여 설명하기 어렵기 때문입니다. 이와 같은 점을 독자 여러분께서 넓은 마음으로 이해해 주시기를 바랍니다.

• 3부의 '마음이 기쁘고 삶이 즐거우면 병이 낫는다'는 틔움키움 의료봉사 네트워크 초청 강의 〈삶이 의학이 되는 생활의학 이야기〉(2019)를 정리하여 수록했습니다.

• 부록의 '죄와 병과 죽음에서 벗어나 완전함에 이르기'는 인도기독교의사단체(Indian Physicians of Faith) 초청 온라인 강의 〈죄와 병과 죽음에서 벗어나 생명을 얻는 길〉(2020)을 정리하여 수록했습니다.

• 3부의 '몸, 마음, 영성의 완전한 치유'와 부록의 '건강, 풍요, 행복을 이루는 생활실천법'은『새로운 의학 새로운 삶』(창작과비평)에 수록된 저자의 글 〈통합의학적 치유와 생활실천법〉을 재정리하여 수록했습니다.

- 편집자 주

모든 것은 오로지 마음이 지어낸다

'세상의 모든 일은 내 마음먹기에 달려 있다'는 말이 있습니다. 이는 나에게 일어나는 모든 일이 좋든 싫든 내가 마음먹은 것이 그대로 현실로 나타난다는 뜻이지요.

그러므로 습관적으로 대충, 마음 가는 대로 살아갈 것이 아니라 깊게 잘 생각해서 '의도적으로 마음먹기'를 해야 하지 않겠습니까? 마음 리셋 훈련이 필요한 이유입니다.

이 책의 의도는 마음 리셋 능력을 키워 자신이 원하는 삶의 목표를 쉽게 이루도록 돕는 것입니다.

"누구라도 무엇이든지 마음대로 믿을 수 있다. 그리고 그 믿는 믿음에 의심이 없다면 그것은 현실이 된다."

이 명제는 만유인력의 법칙과도 같은 과학적인 끌어당김의 법칙이라고 저는 믿고 있습니다.

만일 어떤 사람이 '나는 돈이 없고 가난하다'고 마음으로 믿고

있으면서 가난에서 벗어나 풍요를 얻으려 애쓴다면 원하는 대로
이룰 수 있을까요?

또 어떤 사람이 병에 걸렸는데, '나는 병을 가진 환자다'라고 믿
고 있으면서 병에서 벗어나 건강해지고자 노력한다면?

'나는 지은 죄가 많은 죄인이다'라고 믿으면서 죄에서 벗어나
의롭게 되려고 애쓴다면?

'나는 운이 없고 불행한 사람이다'라고 믿고 있으면서 불행에서
벗어나 행복을 얻으려고 노력한다면?

'세상은 오직 갈등과 싸움뿐이다'라고 믿고 있으면서 갈등에서
벗어나 세계 평화를 이루려고 애쓴다면 잘될까요?

아마 잘 안될 겁니다. 왜냐하면 이 사람들은 가난, 병, 죄, 불행,
갈등에서 벗어나고자 애를 쓰며 노력하고 있기 때문입니다.

어떤 어려움과 문제에서 벗어나려고 애쓰는 것은 그것들을 자
신이 가지고 있다는 믿음이 있고 또 그것을 붙잡고 있는 상태입
니다. 마음에서 가난, 병, 죄, 불행, 갈등을 붙잡고 있으니, 현실에
서 그것들이 계속 존속되지 않겠습니까? 이것이 함정입니다.

나에게서 이러한 것들이 사라지게 하려면, 그와 같은 문제와
어려움에 묶여 있는 생각을 내려놓는 것입니다. 다시 말해, 그쪽
으로 보내는 에너지 스위치를 꺼버리는 것이지요.

그리고 지금까지와는 반대로 건강과 풍요, 의로움, 행복, 평화
쪽으로 생각(주의와 관심)을 집중하는 것입니다. 어두운 방에서 전
등 스위치를 켜면 밝은 빛이 나와 어둠을 물리치는 것과 같은 이

   마음은 어떻게 병을 치유하는가?

치입니다.

낡은 집을 철거하고 새 건물을 재건축하려면 먼저 새로운 설계도를 리셋해야 합니다. 마찬가지로 질병, 가난, 불행에서 벗어나려면 건강, 풍요, 행복이라는 마음의 설계도를 새롭게 리셋해야 합니다. 그리고 새로 리셋한 마음의 설계도대로 건강, 풍요, 행복을 재건축하면 됩니다.

설계도에 따라 좋은 건축 재료를 써서 재건축하는 여러 가지 방법과 정보는 이 책과 더불어 제가 앞서 펴낸 『생명 리셋』과 『보디 리셋』에 자세하게 기록되어 있습니다.

『생명 리셋』『보디 리셋』 그리고 이 책까지, 리셋 삼부작에 기록된 모든 실천법을 다 따라 할 필요는 없습니다. 살펴보고 자신에게 맞는 좋은 방법을 선택하여 실천하면 됩니다. 좋은 방법이란 본인이 좋아하는 방법입니다. 실천할 때 즐겁고 기분 좋은 방법이지요.

이 책은 독자의 이해를 돕기 위해 여러 가지 예화와 성공 사례를 소개하고 있습니다. 그 가운데는 제가 오래전에 펴낸 『완전한 몸 완전한 마음 완전한 생명』과 여러 책에서 발췌한 내용이 있음을 밝혀둡니다. 독자 여러분의 너그러운 이해를 바랍니다.

많은 분들이 기분 좋은 마음 리셋 방법을 선택해서 건강, 풍요, 평화가 넘치는 행복한 삶을 누리시길 염원합니다.

사랑을 담아서

저자 전홍준

| 차례 |

1부

마음 리셋의 원리:
나의 믿음이 나의 현실이 된다

마음 리셋, 왜 해야 할까?

새 설계도로 새 몸 짓는 법

이 글을 시작하기 전에 '리셋(reset)'이란 용어를 어떤 의미로 썼는지부터 말씀드리겠습니다.

저는 리셋을 '어떤 것의 원점에서 다시 출발하기'라는 뜻으로 사용하고 있습니다. '생명 리셋'이란 '생명의 원점에서 다시 출발하기'라는 말입니다.

우리가 한집에서 오래 살다 보면 집도 조금씩 낡아 제구실을 잘 못합니다. 비가 오면 지붕이나 벽에 틈이 생긴 곳으로 물이 새어들기도 하고 창문이나 문틀도 약간씩 비틀어져 삐걱거립니다. 전기나 수도 시설이 가끔씩 말썽을 부리고, 집 안의 오래된 가전 기기들도 고장 나거나 제대로 돌아가지 않기도 합니다. 가구들도 이곳저곳 닳고 흠이 생겨 말끔하지 않고 천장과 벽, 문 등의 색이 바래서 불결하게 느껴지기도 하지요.

이런 상태가 지속되면 생활이 조금씩 불편해집니다. 고장 나거나 파손된 기기나 가구들을 교체하거나 수리해야 하는 일도 생기기 시작하지요. 어떨 때는 귀찮고 비용도 많이 들어 대충 땜질하고 지내기도 합니다. 그러나 완벽하게 문제를 해결하지 않았기에 금방 다시 손봐야 해서 귀찮기만 합니다.

그런데 이렇게 일일이 고장 난 부분을 수리하고 교체하면서 살아갈 수도 있지만, 낡은 집을 헐어버리고 새집을 설계해서 다시 짓고 새 살림살이를 들일 수도 있습니다.

이처럼 리셋이라는 말은 조금씩 고쳐쓰기보다는 낡은 것을 철거하고 새 설계도를 만들어 새 건물을 짓는다는 뜻으로 이해하면 좋겠습니다.

낡고 늙은 몸도 새로 지을 수 있다?

집과 마찬가지로 우리 몸도 나이가 들거나 건강에 부주의한 생활을 계속하다 보면 여기저기가 고장 나기 시작합니다.

혈압은 점점 높아지고 당뇨, 류머티스관절염, 전립선비대증이나 암이 발견되는 등 여러 질환이 나타납니다. 대부분의 사람은 혈압이 높다 하면 혈압약을 먹고, 당뇨라고 하면 당뇨약을 먹고, 암이 생겼다고 하면 수술과 항암제로 치료받으며 아픈 곳을 땜질해 가며 버팁니다. 낡은 몸 여기저기를 그때그때 손보면서 살아가는 겁니다.

하지만 낡은 건물을 허물고 새 설계도를 마련해 새 건물을 짓듯이 내 몸도 새로 지을 수 있습니다. 바로 몸을 리셋하는 것으로, 의학 용어로는 재생의학(Regenerative Medicine)이라고 부르기도 합니다. 어떻게 그런 일이 가능하냐고 의아하게 생각될 수도 있습니다. 하지만 실제로 가능합니다.

우리 몸은 세포로 구성되어 있습니다. 우리 몸의 세포 수는 약 60조 개라고 하니, 나라는 사람은 사실 수십조 개의 세포 덩어리로 볼 수 있겠습니다.

그런데 이 세포들은 태어나 지금까지 계속 죽지 않고 살아 있는 것이 아닙니다. 생물학자들의 연구에 따르면, 우리 몸의 세포 수는 약 60조 개이지만 1초당 약 380만 개꼴로 새 세포로 교체된다고 합니다. 하루 약 3,300억 개의 세포, 즉 몸 전체 세포 중 1% 정도가 날마다 죽고 새로 만들어지며 바뀌는 중인 겁니다.

또 몸의 기관마다 세포 수명이 다릅니다. 위나 장의 점막 세포는 수명이 약 1주일이고, 피는 120일 정도입니다. 간이나 폐 같은 부드러운 조직의 세포는 약 3개월 정도이며, 피부처럼 수명이 긴 세포는 6개월 정도에 바뀌게 됩니다. 옷을 갈아입을 때 각질이 떨어지는 것을 보지요? 죽은 세포입니다. 그렇게 날마다 죽는 세포가 있고 또 날마다 새로이 생기는 세포가 있는 겁니다.

오래 사는 세포 중에는 두개골뼈 세포도 있는데, 수명이 약 10개월 정도 됩니다. 이처럼 오래 사는 세포의 수명도 1년이 안 되니, 1년 전 내 몸은 지금 거의 남아 있지 않습니다. 지금 내 몸도 1

년 후엔 거의 남아 있지 않을 겁니다. 다 새로 바뀌는 거지요.

이것은 무엇을 말해줍니까? 지금 내가 어떤 염증 질환을 앓고 있더라도, 혹은 고혈압이나 당뇨나 암이 있다고 하더라도 그와 같은 세포들은 3개월에서 6개월 정도면 다 죽게 된다는 말입니다.

건강한 세포로 날마다 새롭게 재생되기

문제는 새 세포가 건강한 세포가 아닌 병적인 세포로 계속 재생되는 데 있습니다. 암세포 같은 것이 새로 재생되는 것입니다.

왜 건강한 세포가 아닌 암세포가 생기는 걸까요? 그것은 암세포를 만들어내는 설계도가 있기 때문입니다. 그 설계도가 바로 유전자라고 부르는 것입니다.

세포는 세포막과 세포질, 세포핵으로 되어 있는데, 그 세포 안에 있어서는 안 되는 독이나 노폐물이 쌓이고 꼭 있어야 하는 좋은 영양소와 산소와 체온이 부족하면 병이 생깁니다.

그 병이 어떤 사람한테서는 고혈압이 되고, 어떤 사람에겐 당뇨가 되고, 어떤 사람은 관절염이 오고, 어떤 사람은 심장병이 오고, 어떤 사람은 암이 옵니다. 암도 어떤 사람에겐 갑상선에 오고, 어떤 사람은 유방에 오고, 어떤 사람은 자궁에 오고, 어떤 사람은 폐에 옵니다.

이렇게 어느 기관에, 어떤 병이 생기느냐에 따라 병명이 모두 달라지게 됩니다. 하지만 이 모든 병은 우리 세포 유전체의 이상과 관련 있을 뿐입니다.

2000년대 초반, 인간게놈지도가 완성되었습니다. 세포핵 안에는 23쌍의 염색체가 있고 그 안에 약 2만 3,000개의 유전자가 있는데, 이 염색체와 유전자를 합해서 유전체(게놈)라고 부릅니다.

고혈압이 있으면 몇 번째 염색체의 몇 번째 유전자가 고장 났다는 것이고, 당뇨라면 몇 번째 염색체의 몇 번째 유전자가 고장 난 것이고, 유방암도 몇 번째 염색체의 몇 번째 유전자가 잘못 작동하고 있다는 것을 알게 되었습니다.

따라서 모든 병을 고치는 방법은 세포를 건강하게 하여 각각의 병을 만들어내는 설계도에 해당하는 유전자를 수리하면 되지 않겠습니까? 지금 우리가 어떤 병을 가지고 있다 하더라도, 그 병명이 무엇인지 상관없이 리셋할 수 있습니다. 앞에서 이야기한 대로 세포들은 날마다 바뀌면서 6개월쯤 지나면 거의 모든 세포가 새 세포로 바뀌기 때문입니다.

우리 손톱만 봐도 알 수 있습니다. 손톱을 깎아도 금세 자라니 또 깎아야 하지 않습니까? 머리카락도 계속 잘려 나가고 새로 나옵니다. 1년 정도 지나면 지금 이 머리카락은 하나도 없고 모두 새 머리칼로 바뀌게 되지요.

우리 몸의 거의 모든 세포도 그와 같으니, 우리가 무슨 병에 걸렸더라도 염려할 필요가 없습니다. 시간이 지나면 그 병을 일으킨 세포가 죽게 되니까요.

여기서 중요한 것은 날마다 새로 만들어지는 세포가 병 세포이면 안 된다는 것입니다. 그러니 날마다 새롭게 생성되는 세포에 초점을 맞추어 생각해야 합니다.

'지금 내가 이런 병을 가지고 있지만, 걱정할 필요가 없다. 시간이 가면 그건 사라질 테니까. 그러니 날마다 새롭게 재생되는 세포를 건강한 세포가 되게 하자.'

이렇게 하는 것이 바로 '생명 리셋'이라고 할 수 있습니다.

나의 믿음이 나의 현실이 된다

이제 내 마음을 어떻게 리셋할지 이야기해 봅시다.

먼저 병에 걸린 두 사람의 마음을 들여다볼까요?

한 사람은 이런 마음을 가졌습니다.

'지금 나는 병에 걸렸다. 이 병에서 벗어나려면 오랜 시간 많이 노력해야만 해.'

다른 사람은 이렇게 생각합니다.

'지금 병에 걸려 있지만, 나는 원래 건강한 사람이야. 그러니 나는 건강한 사람처럼 행동하겠다.'

어려운 문제에 부닥쳐 고민하는 두 사람의 마음도 한번 들여다볼까요?

한 사람은 이렇게 생각합니다.

‘어려운 문제들이 계속 생겨나니 나는 행복하지 않다. 이 불행에서 벗어나려면 많이 애쓰며 노력해야만 해.’

다른 사람은 이런 마음을 가졌지요.

‘괜찮다, 나는 원래 행복한 사람이야. 그러니 행복한 사람처럼 행동하며 계속 행복하게 살아갈 테다.’

여러분은 이 둘 중 어떤 사람처럼 생각하며 살고 계십니까?

어떤 사람은 늘 애쓰며 살아갑니다.

‘나는 재능도 부족하고 머리도 부족하고 돈도 부족해. 많은 것이 모자라는 편이다. 그러니 그 부족한 것을 채우려면 열심히 노력하고 애쓰며 살아야 해.’

또 어떤 사람은 늘 태평합니다.

‘나는 부족하지만 필요한 것들은 모두 가지고 있어. 그러니 풍족한 마음으로 편안하게 지내자.’

위 두 사람 중 누가 더 풍요를 누리며 행복할 것 같습니까? 지금 어려우니 더 애쓰고 노력하는 사람이 행복할까요? 아니면 행복한 사람처럼 생각하며 행동하는 쪽이 행복할까요?

결론부터 말씀드리면, 이 두 사람 가운데 행복한 사람처럼 마음먹는 것이 중요합니다. 우리의 마음 설계도를 풍요롭고 행복하게 그리고, 그 마음가짐으로 삶을 대하며 살아가는 것이 중요하다는 뜻입니다.

제가 지금까지 살아오면서 알게 된 하나의 진리, 이 세상에서 영원히 변하지 않는 진리가 있다면 다음과 같은 명제입니다.

‘사람은 무엇이든지 믿을 수 있다. 그런데 그 믿음에 의심이 없다면 그 믿음은 현실이 된다.’

우리는 모두 무엇이든지 믿을 수 있으며, 그 믿는 믿음을 의심하지 않는다면 그 믿음이 현실이 됩니다. 이것은 과거와 현재와 미래 그리고 영원히 이 세상에서 변하지 않는 진리임을 저는 확실하게 믿고 있습니다.

이 믿음은 병에 관해서도 마찬가지로 적용됩니다.

‘나는 이런 병 저런 병을 가진 환자다. 그러니 병을 고치려면 열심히 노력해야만 해’라고 믿는 믿음이 있다면, 그 사람은 병이라는 현실을 계속 경험할 것이라는 뜻입니다.

반대로 병을 앓고 있어도 ‘아니다, 나는 건강하다. 그러니 건강한 사람처럼 행동하며 살아가면 돼’라고 믿는 믿음에 의심이 없으면 건강한 현실을 경험할 것입니다.

여러분은 어느 쪽 믿음을 선택하시겠습니까?

‘나는 이런 문제가 있고, 어려움을 겪고 있으니 행복하지 않아. 참 불행하구나’라고 믿는 분이라면, 그분은 현실에서 계속 불행을 경험하고 계실 겁니다.

하지만 ‘나는 세상에서 제일 행복한 사람이야. 감사하며 행복하게 살자’라고 믿으며 의심하지 않고 행복한 사람처럼 행동한다면, 그분의 삶은 늘 행복할 겁니다.

자, 어떤 분이 ‘나는 이것도 부족하고 저것도 부족하고 돈도 부족해'라고 믿고 있다면 어떤 삶을 살게 될까요?

분명 그분은 그런 믿음대로 계속해서 무언가가 부족한 현실을 경험하게 될 것입니다.

그러면 '나는 내가 원하는 것, 돈이든 뭐든 상관없이 원하는 대로 다 풍족해'라고 믿으면요?

이분이 그 믿음에 의심이 없다면 풍족한 삶이 현실로 나타날 것입니다. 실제로 우리 주변에서 이를 증명하는 많은 사례를 찾아볼 수 있습니다.

72세 남성 당뇨합병증 환자 사례

지금부터 12년 전쯤 72세의 환자 한 분이 저를 찾아왔습니다. 그 무렵 이 환자는 당뇨합병증으로 몸이 많이 상해 거의 죽어가고 있었습니다. 자식들에게 이끌려 마지못해 저에게 오셨는데, 이야기를 나누어보니 이분 마음에 이런 믿음이 있었고 이 믿음에 어떤 의심도 없었습니다.

'나는 당뇨병 환자이고, 이제 수많은 합병증이 와서 이 병은 고치기 어렵다. 그래서 나는 지금 죽어가고 있다.'

그동안 이분은 어떤 현실을 경험하고 있었을까요? 당뇨병으로 20년 동안 당뇨약을 먹으며 인슐린 주사를 맞았는데 합병증으로 뇌경색이 왔고, 그다음 심근경색이 와서 스텐트 시술을 여러 번 했고, 망막이 상해 눈이 잘 보이지도 않았고, 콩팥도 망가져 얼마 후 신장 투석을 해야 할 지경이었습니다. 신경도 손상돼 발바닥이 땅에 닿았는지조차 느끼지 못했습니다. 치료받던 대학병원에서 절망적이라는 말을 듣고는 자식들한테 유언도 했고 재산 분배도 마친 상태였습니다.

저는 이런 환자분을 만나면 가장 먼저 마음의 청사진을 바꾸시라고 권합니다. 그분이 지금 어떤 병을 가지고 있다 하더라도 그 병 세포는 앞으로 몇 달 후면 죽고 계속 새 세포는 만들어지고 있으니 '나는 최고로 건강하다'고 생각하는 방법을 가르쳐드리지요.

우리 병원에는 여러 어려운 환자들이 찾아와 여기도 아프고 저기도 아프다며 이야기하고, 저는 환자분들 이야기를 주의 깊게 잘 듣습니다. 하지만 저는 그분들의 병이 얼마나 심한가, 또 병명은 무엇인가 그런 것에 크게 관심을 가지지 않습니다. 또 우리가 과거에 얼마나 많은 잘못을 저질렀는가 역시 전혀 중요하지 않습니다. 우리는 바로 그 잘못을 씻어낼 방법이 있기 때문이지요. 병도 마찬가지입니다.

우리가 제일 먼저 해야 할 일은 마음의 청사진을 바꾸는 것입니다. 그래서 환자분들에게 다음 네 단어를 계속 반복하여 말하게 합니다.

'나는 건강해 풍요해 행복해 감사해.'

저는 이 당뇨합병증 환자분에게도 이 말을 하루 천 번 이상 하시라고 했습니다.

이 환자분은 제 권유를 거부했습니다. 지금 당장 죽어가고 있는데 한가하게 '건강해 풍요해 행복해 감사해'나 하고 있으라니

  마음은 어떻게 병을 치유하는가?

당연히 의심스럽지 않겠습니까?

그래서 이분께 미국의 심리학자 해리 팔머(Harry Palmer)가 개발한 아봐타프로그램(Avatar Program)에 참여해 보시라고 권유했습니다. 이 프로그램에 믿음(신념)을 다루는 훈련법이 있는데, '우리는 무엇이든지 믿을 수 있으며, 그 믿는 믿음에 의심이 없다면 현실이 된다'는 것을 연습하는 겁니다. 나한테 의심이 일어나는 걸 없애고 내가 믿기 원하는 일에 믿음을 갖게 하는 일종의 정신 편집 기술입니다.

이분이 그 프로그램에 참여해 선택한 믿음은 이랬습니다.

'나는 건강하고 행복하다. 내 한 달 수입은 2천만 원이다.'

이분은 이후 3~4개월 만에 그동안 먹어왔던 모든 약을 끊었는데도 별일 없이 건강하게 지내게 되었습니다.

어떻게 된 걸까요? 병 세포는 시간이 지나면서 사멸하고, 대신 자신이 그린 설계도대로 '건강하고 행복하다'는 신념이 건강한 세포만 창조하게 된 것 아닐까요? 물론 근본적으로 식단을 바꾸어 건강한 사람처럼 먹고 마시며 행동하는 여러 가지 자연치유법도 실천했습니다.

2년 후 그 환자는 MBN TV 〈엄지의 제왕〉이라는 건강 프로그램에 출연해 자신의 체험을 증언했습니다. 여러분도 유튜브에서 그분 이야기를 들을 수 있습니다.

이제 12년이 지나 그분은 84세가 되었는데, 지금도 왕성하게 활동하고 있습니다. 지금도 자신의 믿음대로 매월 2천만 원의 사업소득을 올리고 있다고 하니, 참 놀랍지 않습니까?

'나는 환자'라는 믿음이 함정

오늘날, 많은 사람들의 병은 어떻게 진행되고 있습니까?

예를 들어, 어떤 사람에게 고혈압이 시작되었습니다. 고혈압이라고 하니 혈압약을 처방받아 먹게 되었습니다. 혈압약을 먹다 보니 얼마 지나지 않아 당뇨가 왔습니다. 그래서 혈압약과 당뇨약을 함께 먹게 되었습니다. 그 뒤에 전립선비대와 갑상선 문제가 생겼습니다. 척추협착증과 디스크가 오고 그러다 심근경색이 와서 스텐트 시술을 받았습니다. 뇌경색도 오고 콩팥은 나빠지고 우울증이 생겼습니다. 이제 암이 왔습니다.

이처럼 많은 사람들의 병은 계속 악화되어 가는 경향을 보입니다. 처음에는 동네 개인 의원에서 치료받다가 병이 점점 심해지면 대학병원으로 가게 됩니다.

나는 고혈압이나 당뇨를 가진 환자라고 생각하며 그 병에서 벗어나려고 계속 노력하고 애썼더니 고혈압과 당뇨병이 쉽게 사라졌다, 과연 그렇습니까? 아니면 병이 점점 커졌습니까?

여기에 함정이 있습니다. '나는 환자'라고 생각하는 믿음이 바로 함정입니다. 우리에게 이런 병과 저런 병이 있고 이런 암과 저런 암이 있다고 믿고 그 병에서 나으려고 애쓰고 노력해도 잘 안됩니다. 병은 잘 사라지지 않습니다.

오늘날의 의학은 질병 의학이라고도 합니다. 병을 보고 병을 없애려고 하기 때문입니다. 그러나 우리는 질병 의학으로부터 건강 의학으로 가야 하고, 또 그렇게 할 수 있습니다. 병을 바라보는 것이 아니라 내 안에 있는 건강한 세포를 보고 세포를 건강하게 만드는 데 관심을 가지면 됩니다.

건강·풍요·행복의 설계도

건강하고 행복한 존재가 되는 마음 리셋을 하기 위해서 우리 병원에 오는 환자분들에게 꼭 권하는 훈련이 있습니다.

우선 우리가 하는 말을 조심해야 합니다. 민수기라는 책에도 '너희 말이 내 귀에 들리는 대로 내가 행하리니'라는 이야기가 있습니다. 높은 산에 올랐을 때 '야호' 하고 외치면 한참 후 '야호'라는 메아리가 돌아옵니다. 누구의 소리입니까? 내 소리가 되돌아오는 거지요. 이처럼 내가 한 말은 나에게 돌아옵니다.

내가 지금 건강 문제가 있거나 삶에서 불행한 문제나 어려움이 있거나 이것도 부족하고 저것도 부족하다면, 반드시 과거에 내가 그런 문제나 어려움을 불러올 만한 말을 했거나 그런 마음을 나도 모르는 사이에 가졌을 겁니다.

우리는 자신도 모르는 사이에 '살맛이 안 난다, 너무 힘들다'라고 말하고, 어떨 때는 '죽어버리고 싶다'는 소리를 하기도 합니다. 위의 이야기는 '내가 그런 말을 한다면 그 말이 그대로 현실이 될 수 있다'는 것이지요.

불교에 '관세음보살(觀世音菩薩)'이란 말이 있습니다. '관(觀)'이란 '볼 관' 자로, 육체의 눈으로 보는 것은 시각이고 마음의 눈으로 보는 것을 관이라고 합니다. '세음(世音)'이란 세상의 소리이고, '보살(保薩)'은 구원자라는 뜻이지요. 따라서 '관세음보살'은 '세상의 소리를 계속 마음의 눈으로 보겠다, 그래서 구원자가 그대로 해주겠다'라는 뜻으로 볼 수 있습니다. 앞서 민수기의 '너희가 내 귀에 대고 한 말 그대로 해주겠다'는 말과 같습니다.

또 천수천안(千手千眼)이라는 말도 있는데, '천 개의 눈과 천 개의 손'이란 뜻으로, 모든 것을 다 보고 많은 손으로 다 구원해 주겠다는 뜻입니다.

그리고 천(1,000)이라는 숫자 역시 중요합니다. 성경의 '여호와의 말씀을 믿고 그리고 그 율법을 따르면 천대까지 복을 주리라'는 구절에도 숫자 천이 있습니다. 천년왕국의 천 자도 숫자 천을 가리키는데, 이는 1,000이라는 정확한 수치를 말하는 것이 아니고 한정 없이 많은 수를 이르는 말입니다.

병을 고치려고 절대로 노력하지 마라

저는 우리 병원에 오는 분들에게 무조건 다음과 같이 하시게 합니다. 아침에 막 일어나면 거울을 보고 '나는 건강해 풍요해 행

　　마음은 어떻게 병을 치유하는가?

복해 감사해'를 몇십 번 말하라고 합니다. 핸드폰과 자동차 운전대, 싱크대, 침대, 컴퓨터 등에도 써서 붙여놓고 틈만 나면 말해서 하루에 천 번가량 말하도록 권합니다.

단, '나는 건강해 풍요해 행복해 감사해'를 애쓰면서 말하면 안 됩니다. 절대로 노력할 필요가 없습니다. 병을 고치려고 절대로 노력하지 마십시오.

왜 노력하게 됩니까? 그것은 내가 병자라고 믿고 있기 때문에 노력하는 것이고, 돈이 없는 사람이라고 믿기에 돈을 벌려고 노력하는 겁니다. 불행하다고 믿으니 행복하고 싶어 노력하는 겁니다.

절대로 노력하지 마십시오. 그저 건강하다고 믿고, 나는 이미 풍족하게 가진 사람이라고 말하며 믿고, 행복하다고 믿고 행복하게 지내면 됩니다. 성공하려고 애쓰고 노력하면 안 됩니다.

'나는 건강해 풍요해 행복해 감사해.'

늘 이렇게 입으로 선언하고, 이루어진 모습을 상상하십시오. 이것이 건강·풍요·행복의 설계도가 됩니다.

잠자리에 들어서도 자기 전에 '나는 건강해 풍요해 행복해 감사해'라고 여러 번 계속해서 말합니다. 이때 그 말과 함께 내가 이미 정말로 건강하게 활기차게 행복하게 모든 걸 가진 채 풍족하게 사는 모습을 마음의 눈으로 보면서 잠이 들면 됩니다. 그러면 내 안에 있는 유전자가 그것을 이루도록 일하게 됩니다.

아침에 일어나면 거울을 보고 또다시 '나는 건강해 풍요해 행복해 감사해'를 말하면 되고요.

누군가가 어떤 병에 대해 무슨 이야기를 하게 되면 거기에 말려 들어가거나 동조하지 마십시오. '이 세상 모든 사람은 건강만 있다, 병은 없다'고 말하십시오.

또 누군가가 죄에 대해서 말하면 '죄는 없다'고 하시고, 불행에 대해서 말할 때 절대 동조하지 마십시오. 만약 그 자리에서 그런 말을 하는 것이 어려우면, 그냥 자리를 뜨는 것이 좋겠습니다. 내 마음에 불건강과 질병과 불행과 무엇인가 부족하다는 생각이 끼어들 틈을 주는 것보다 차라리 그런 자리에서 일어나 떠나는 것이 낫습니다.

혹시 그런 생각이 들어오려고 하면 즉시 '아니야, 나는 건강해 풍요해 행복해 감사해'라고 반격하십시오. 내 인생의 정원에 잡초가 날 틈을 주지 말고 내가 원하는 인생의 꽃이 활짝 피도록 내 설계대로 하시면 됩니다.

100마리째 원숭이 효과를 만들자

제가 지금까지 말씀드린 것들을 우리가 만나는 사람들에게도 전하고 나누어 주십시오. 같이 모여서 병과 불행과 부족함을 이야기할 게 아니라 건강과 풍요와 행복을 이야기하며 함께 감사하는 것이 좋습니다.

그러면 내 건강과 풍요와 행복을 이루는 데 큰 도움이 될 뿐만 아니라 많은 사람들에게 전달될 때 '100마리째 원숭이 효과'가 나타날 수 있습니다.

1950년대 초에 일본의 고시마라는 무인도에 살고 있는 원숭이들에게 동물학자들이 진흙이 묻어 있는 고구마를 던져주었습니다. 대부분 원숭이는 그대로 고구마를 먹었지만, 그중 어떤 원숭이가 고구마에 묻은 흙을 강물에 씻어 먹었죠. 그러자 얼마 지나지 않아 한두 마리씩 따라 하기 시작했습니다.

그런데 가뭄이 들어 강물이 마르자 한 원숭이가 고구마를 바닷물에 씻어 먹게 되었습니다. 바닷물에 씻었더니 소금기가 더해져 고구마가 더 맛있었고, 원숭이들은 고구마를 바닷물에 담가두었다 먹기도 했습니다.

어느 날 고구마를 바닷물에 씻어 먹는 원숭이가 100마리 정도 되자 그 수가 폭발적으로 늘어 모든 원숭이가 다 고구마를 씻어 먹기 시작한 겁니다.

더 놀라운 것은 그 섬에 사는 원숭이들이 다른 섬에 사는 원숭이들과 전혀 교류하지 않았는데도 다른 섬의 원숭이들이나 일본 내륙의 원숭이들까지 고구마를 씻어 먹게 되었다는 겁니다.

이처럼 오늘 내가 '건강해 풍요해 행복해 감사해'를 믿으며 그 설계도에 따라 마음 리셋하는 것을 널리 알릴 때, '100마리째 원숭이 효과'가 분명히 나타날 것입니다. 많은 사람이 건강하고 행복하고 풍족하고 감사하게 사는 날이 오게 될 것입니다.

몸 리셋은 마음 리셋으로 완전해진다

새 설계도 다음은 좋은 건축 재료 마련하기

우리는 앞에서 '리셋'을 이렇게 정리했습니다.

가장 중요한 것: 먼저 낡은 건물을 철거한다.
두 번째 할 일: 새로운 설계도를 만든다.
그다음 할 일은 무엇일까요?
'좋은 건축 재료를 마련'하는 것입니다.

새 설계도는 '나는 건강해, 풍요해, 행복해, 그리고 감사해'라고 믿고 마음에 믿음을 정확하게 세팅하는 것이 중요하다고 말씀드 렸습니다. 누구라도 이처럼 설계도를 만들 수 있습니다.

설계도를 그린 후 이제 좋은 건축 재료로 새 건물을 지으면 됩니다. 설계도만 만들고 멈추거나 새 건물을 짓긴 하는데 아무 재료나 사용하면 안 되겠지요. 좋은 건축 재료를 사용해야 합니다. 우리 몸도 새 설계도를 만든 다음 좋은 건축 재료를 사용해 다시 지을 수 있습니다.

몸에 좋은 건축 재료는 어떤 것들일까요?

사실 단순하고 간단합니다. 우리 몸은 숨을 쉬어서 생기가 들어오게 하고, 음식을 먹고 움직이며 일하고, 마음을 쓰면서 살아가지요. 그러니 질 좋은 음식, 숨쉬기, 운동과 휴식 등 우리가 몸을 유지하는 데 필요한 기본 요소, 즉 이 건축 재료를 좋은 걸로 쓰면 됩니다.

특히 사람의 몸은 무엇을 어떻게 먹느냐가 아주 중요합니다, '먹는 것이 몸이다'라는 말도 있습니다. 이제 우리가 늘 먹는 음식에 대해 좀 말씀드리겠습니다.

먹는 것이 몸이다

음식은 몸 리셋에 정말 중요합니다. 앞글에서 말씀드렸던 당뇨 환자는 불고기와 소주를 즐겼고, 다른 당뇨 환자 한 분은 한 번에 삼겹살을 5인분씩 먹고 잠자기 전엔 라면을 먹는 대식가였다고 합니다.

우리 몸에는 약 60조 개의 세포와 세포의 10배 정도 되는 약 600조 개의 미생물이 공생하고 있습니다. '나' 한 사람은 수많은 세포와 미생물들이 서로 연합해서 함께 돕고 사는 공동체인 것입니다. 내가 가장이고 그들은 내 식구입니다.

우리 몸에 병을 만들고 또 치유하는 면역력은 어디에 있을까요? 창자에 가장 많습니다. 면역세포의 70~80%가 창자에 있으니, 장 면역력이 무척 중요합니다.

창자의 점막에는 융모라는 미세한 주름살이 있는데 그곳에 유산균이나 비피두스균, 고초균처럼 몸에 좋은 나를 살리는 유익균들이 있습니다. 장에 사는 미생물은 약 40조 개 정도이며, 장내미생물 생태계를 의학 용어로 마이크로바이옴(Microbiome)이라고 합니다.

내 창자 속 미생물들은 채소나 과일 껍질, 통곡식인 현미 등에 많은 섬유소를 가장 좋아합니다. 그런데 이 환자분들처럼 불고기와 소주, 삼겹살과 라면 같은 음식을 주로 먹게 되면, 몸을 지키는 파수꾼 같은 이 장내미생물 상태가 굉장히 나빠집니다. 이 미생물이 약해지고 죽어서 그 수가 적어지면 몸의 면역력이 떨어지고 염증이 생깁니다. 더 심한 상태이면 장 점막까지 파괴되어 방어막이 무너져 버리게 되지요.

그렇게 장 오염이 심해져 장벽에 미세한 틈이 생기면 장의 염증 물질이나 대변의 독소, 노폐물 등이 그 바늘구멍 같은 곳으로 새어들게 됩니다. 이런 병증을 새는 장증후군(Leaky gut syndrome, LGS) 혹은 장누수증후군이라고 부릅니다. 이렇게 새어 들어간 물질이 혈액 내에서 내독소혈증(Endotoxemia)을 만들고, 내독소는 세포 안으로 스며들어 여러 가지 병으로 나타납니다.

이분들은 '나는 환자다'라고 믿는 설계도를 지닌 데다 몸이라는 건물이 너무 낡아 허물어지고 있으니 죽음의 경계에 다다르게 된 겁니다.

새 몸을 위한 건강 재건축

이 두 당뇨 환자분은 치유 첫 단계로 우선 음식부터 완전히 바꾸었습니다. 채소와 과일과 통곡식을 조리하지 않은 채 날것으로 먹는 생채식을 시작했습니다. 장내미생물을 살리는 음식을 먹기 시작한 겁니다.

세계적인 미생물학자인 천종식 박사가 서울대 교수 시절에 발표한 연구 결과가 큰 주목을 받았습니다. 활동력이 약해지고 죽어가는 장내미생물에 조리하지 않은 섬유소를 주고 관찰하며 연구했는데, 보름 정도 지나자 거의 죽어가던 미생물이 모두 다시 살아났다는 결과였지요.

이 두 환자분도 장내미생물이 약해져 병이 생겼는데, 섬유소 중심의 생채식을 했더니 보름 정도 만에 좋아졌습니다. 장내미생물이 살아나 활발하게 움직이기 시작했다는 뜻이지요. 의술이 좋거나 약을 잘 써서 그런 게 아니라는 이야기입니다.

환자분들은 잘못된 설계도와 나쁜 건축 재료로 지은 집에서 살면서 병이 생기고 점점 나빠졌지요. 그러나 설계도를 바꾸고 좋은 건축 재료를 써서 새집을 지으니 건강을 재건축하게 된 겁니다.

'나는 건강하고 행복하다'는 설계도와 채소와 과일과 통곡식 같은 좋은 건축 재료가 건강한 세포를 만들어내자 원래 있던 병 세포는 3개월쯤 지나면서 저절로 죽게 되었습니다. 이제 새 몸 새 건물이 된 겁니다.

이처럼 새 몸을 새 마음으로 리셋하는 일은 지금 누가 어떤 병을 가지고 있느냐, 병명이 무엇인가, 병이 얼마나 심한가 등과는 별 관계가 없는 것입니다.

약을 꾸준히 먹으면 병이 낫는다?

우리 창자는 목구멍에서 항문까지 파이프처럼 연결되어 있습니다. 내 몸을 관통하고 있지요. 피부에 많은 미생물이 있어 피부가 외부의 유해 물질이 침투하지 못 하도록 막아주는 방어막이듯, 창자 안에도 많은 유익균이 있어 우리가 온갖 음식과 화학 물질 같은 좋지 않은 것을 먹어대도 창자는 이를 커버해 주는 방어막 역할을 합니다. 그런데 처리할 수 없을 만큼 좋지 않은 것들이 워낙 많이 들어오니 견디지 못하고 미생물들이 약화되어 버리는 것입니다.

예전에는 농사를 지을 때 화학 비료나 농약을 거의 사용하지 않았습니다. 화학 비료 자체가 별로 없었고, 병충해라고 해봤자 멸구 정도였으니 농약 쓸 일도 별로 없었습니다.

지금은 거의 모든 논과 밭에 화학 비료와 농약을 사용합니다. 화학 비료를 쓰면 땅이 굳어지고 산성화하게 됩니다. 이렇게 산성화한 땅속에선 미생물이 살지 못합니다.

보통 흙 한 숟가락에는 약 15억 개의 미생물이 살고 있다고 합니다. 이런 미생물들이 식물에 좋은 영양소와 효소를 제공하여 채소나 과일이 자라는 데 도움을 주지요. 그러나 미생물이 살 수 없는 땅이 되면 지력이 떨어지게 되고 식물이 온갖 병에 걸리게 됩니다. 그래서 농약을 계속 뿌려서 병충해를 방제하고 있는데, 효과가 있습니까?

이렇게 화학 비료와 농약으로 키운 식재료들은 우리 몸을 산성화시키고 장내미생물을 약화시켜 결국 면역력이 떨어져 온갖 병이 발병하는 데 영향을 미치고 있습니다.

제가 어렸을 때, 여름철 무더울 때면 밀가루로 국수를 만들어 시원하게 해서 먹었습니다. 밀가루는 단지에 넣어 곳간 같은 데 보관했지요. 근데 밀가루 단지에는 늦가을이나 초겨울쯤 바구미라는 까만 벌레가 생겼습니다. 하지만 요즘 밀가루는 몇 년을 두어도 벌레가 생기지 않습니다. 왜 그렇겠습니까?

식재료를 선택할 때는 농약과 화학 비료를 사용하지 않았거나 되도록 적게 사용한 것을 선택하는 게 좋습니다. 그 밖에도 화학 물질인 식품첨가물이 많이 든 음식을 주로 먹으면 장내미생물이 약해지고 장이 산성화하며 면역력이 떨어집니다.

화학 비료로 땅이 산성화하여 미생물이 약화되면 지력이 떨어져 병충해가 늘어나듯이, 화학 물질 섭취로 사람 몸이 산성화하고 장내미생물이 약화되어 면역력이 떨어지면 이런저런 병들이 계속 나타나게 됩니다. 고혈압이 오고 당뇨나 류머티스나 간염이 생기면 우리는 농약 뿌리듯 약을 먹게 됩니다. 하지만 약을 꾸준히 먹는다고 병이 낫습니까? 잘 안 낫습니다. 그래서 음식이 아주 중요하다고 계속 강조하는 것입니다.

얼굴은 관상, 장은 장상

일본계 미국인 의사 신야 히로미의 저서 『면역력을 높이는 장 해독법』에는 어떤 음식을 어떻게 먹어야 하는가에 관한 내용이 나오는데, 제가 지금 말씀드리는 내용과 거의 똑같습니다. 그는 이 책 외에도 『병에 안 걸리고 오래 사는 법』 등을 썼습니다.

신야 히로미는 대장 내시경 수술법을 개발하여 약 35만 명 정도의 장을 들여다보았다고 합니다. 암 환자를 치료하면서 장을 깨끗이 해독하여 면역력을 높이는 방법을 병행했는데, 장내미생물을 위한 음식이 중요함을 매우 강조하고 있습니다.

사람은 평생 식사를 해야 하니, 우리가 늘 먹는 음식은 우리 몸이 됩니다. 그러니 음식에 관해 공부하고 깊이 생각해서 잘 선택해야 합니다. 쉽게 구할 수 있는 패스트푸드나 청량음료, 아이스크림 등은 먹기 전에 한 번쯤 생각해 보시라는 이야기입니다.

우리나라에 내시경이 들어온 건 1980년대 초입니다. 저도 그때부터 내시경으로 5,000명 정도의 환자 위나 장을 검사했는데 건강에 문제 있는 분들의 위나 장은 거의 깨끗하지 않았습니다.

얼굴을 보고 성질이나 운명 등을 짐작하는 것을 관상이라고 하고, 손금 모습은 수상이라고 하지요. 창자나 위 모습은 장상이라고 하는데, 환자분들의 장상은 대체로 좋지 않습니다. 노폐물이 많이 쌓여 있고 염증이 많습니다. 그러니 건강을 위해서는 좋은 식재료의 음식을 선택하여 먹고, 음식이 잘 소화되도록 오래 씹어서 삼켜야 합니다.

몸이 좋아하는 물

이제 우리가 마시는 물 이야기를 하겠습니다.

우리 몸의 구성요소 중 70%가 물이라는 이야기는 많이 들어 보셨지요? 물은 그만큼 중요합니다.

물 잘 마시는 것이 중요하다고 이야기하다 보면 차나 커피, 주스 같은 걸 자주 마신다고 하는데 그런 건 물이 아니라고 생각하십시오. 그냥 마시고 싶을 때 조금씩 마시면 됩니다.

하지만 물은 마시고 싶을 때만 마시면 되는 게 아닙니다. 제대로 마셔야 합니다. 몸에 좋은 물을 몸이 좋아하는 방법으로 마시는 게 중요합니다. 이런 관점으로 보면 많은 사람이 생각보다 물을 적게 마십니다.

제가 추천하는 물은 현미를 커피처럼 진하게 볶아서 우려낸 따뜻한 물입니다. 그 물에는 탄소(carbon)가 들어 있어 장을 청결하게 하는 데 도움을 주지요.

이 외에도 질 좋은 생수나 염소를 비롯한 화학 물질을 잘 제거한 정수 물도 충분히 마시는 게 좋습니다. 의식적으로 따뜻한 물을 조금씩 마시는 것이 좋습니다.

장이 깨끗해지면 마음의 병도 낫는다

이제 장을 깨끗이 하는 방법을 말씀드리겠습니다. 가장 좋은 방법 중 하나는 커피관장입니다. 유기농 커피를 사용해 매일 관장하면 장이 청결해지며 내독소혈증을 줄이는 데도 도움이 됩니다. 커피관장 후 느껴지는 상쾌함은 이루 말할 수 없을 만큼 좋습니다.

커피관장을 통해 배출된 배설물 냄새를 한번 맡아보십시오. 냄새가 많이 날수록 장에 염증이 많고 더러운 상태입니다. 닭장이나 돼지우리 옆을 지나가면 악취가 나지만, 산에서는 짐승 냄새를 맡기 어렵습니다. 냄새가 거의 안 나기 때문이죠.

커피관장을 처음 하면 악취가 나지만 장이 깨끗해지면 냄새가 줄고 가스 냄새도 별로 안 나지요. 이처럼 대변과 가스 냄새로도 장 상태와 우리가 먹은 음식을 짐작할 수 있습니다.

이렇게 말씀드리면 고기는 절대 먹지 말라는 이야기냐고 묻는 분들이 더러 계십니다. 채소와 과일과 곡식만 먹으라는 것이 아니고 고기를 조금 덜 드시라는 겁니다. 한꺼번에 삼겹살을 5인분씩이나 먹는다면 창자 속 미생물이 어찌 이를 감당하겠습니까.

장이 깨끗해지면 예상치 못한 신기한 경험을 하게 됩니다. 바로 우울증이나 불면증, 공황장애, 자폐증 같은 많은 정신 질환이 치유되기도 합니다. 오랫동안 병원에 다녀도 치료되지 않던 이런 병증들이 장을 깨끗이 하고 좋은 음식을 먹다 보니 어느새 쉽

마음은 어떻게 병을 치유하는가?

게 좋아진 환자들을 많이 보았습니다.

우울증, 불면증, 공황장애 같은 정신 질환은 왜 올까요?

창자는 '제2의 뇌'라고 합니다. 그래서 장 신경계(Enteric nervous system, ENS)를 흔히 '두 번째 뇌'라고 부르는 것입니다. 장 신경계는 식도부터 직장까지 소화기관 전체를 따라 두 개의 얇은 신경층으로 이루어져 있으며, 1억 개가 넘는 신경세포가 촘촘히 자리하고 있습니다. 이 신경망은 소화와 면역을 조절할 뿐 아니라, 제2의 뇌답게 우리의 기분과 사고에도 영향을 미칩니다. 따라서 장이 좋지 않으면 마음의 병이 따라올 수 있습니다.

실제로 장내미생물이 살 수 없는 환경이 되어 사멸하기 시작하면 내 몸과 마음도 죽을 것 같은 고통을 느끼게 됩니다. 우울증, 불면증, 공황장애 등이 있는 분의 창자를 검사해 보면 거의 대부분 창자 속이 깨끗하지 않고 부패하여 오염되어 있습니다.

이분들에게 미생물을 살려내는 음식들인 채소, 과일, 통곡식을 날것으로 먹게 하고 커피관장을 하면 보름이나 한 달쯤 후엔 정신 장애들이 거의 사라집니다. 제게 온 많은 환자가 실제로 경험한 일이지요.

우리는 '나는 건강해 풍요해 행복해 감사해' 말로 계속하면서 마음 리셋으로 몸을 변화시킬 수 있으며, 오염된 육체를 깨끗하게 만들어 마음의 병을 해결할 수도 있습니다. 우리는 이 양쪽 모두를 충분히 활용하여 건강과 행복을 회복할 수 있습니다.

현미와 고기는 어떻게 먹는 게 좋을까

음식 재료 중에 가장 궁금해하는 현미와 고기는 어떻게 먹는 것이 좋은가에 관해 잠깐 말씀드리겠습니다.

우리는 현미보다는 백미를 더 좋아합니다. 더 부드럽고 소화도 잘되고 더 빨리 밥을 지을 수도 있지요. 그런데 백미에는 부족한 성분이 현미에 많습니다. 우선 백미에 없는 현미 씨눈에는 여러 영양물질과 잔류 농약을 배출해 주는 피틴산 성분이 있습니다.

현미는 2~3일 물에 담가 놓아 싹이 날 무렵에 씻어서 현미주스로 만들어 먹어도 좋습니다. 백미는 그렇게 두면 쉬거나 부패하는데, 현미는 오히려 싹이 납니다. 불린 현미를 갈면 두유처럼 되는데, 여기에 꿀을 약간 넣어 식사하기 전에 조금 먹으면 아주 좋습니다.

요즘 건강식 또는 슈퍼푸드라 하여 현미잡곡을 드시는 분이 많습니다. 현미를 먹을 때는 앞에서 말씀드린 대로 발아시킨 현미로 주스를 만들어 먹거나 압력솥으로 밥을 지어 반드시 오래 씹어서 삼키는 것이 좋습니다.

제가 섬유소 섭취를 강조하면 고기 같은 음식을 전혀 먹지 말라는 얘기인가 궁금해합니다. 결론부터 이야기하면 조금씩 드셔도 됩니다.

다만 알아두어야 할 점은, 우리 몸은 하루 기준으로 몸무게 1kg당 단백질 1g 정도만 소화 흡수할 수 있다는 사실입니다. 내 체중이 60kg이라면 하루에 60g 정도이면 됩니다. 그 이상을 먹게 되면 장이 영양소를 분해하여 소화 흡수하고 배설하기까지 엄청난 부담을 갖게 되고, 제대로 소화 흡수되지 못하고 남은 물질에서 독성이 나와 몸에 해를 끼치게 됩니다.

그러니 체중이 60kg이면 하루에 계란 하나 정도의 크기만큼 단백질을 먹으면 됩니다. 고기를 먹을 땐 채소를 듬뿍 곁들여 먹고, 식사 후 물도 많이 마시면 좋습니다.

숨쉬기로 리셋하기

이제 어떻게 숨 쉬는 것이 마음과 몸의 리셋에 도움이 되는지 말씀드리겠습니다.

가장 좋은 호흡법은 틈날 때마다 깊게 심호흡하는 것입니다. 천천히 깊게 숨을 들이마시고 부드럽게 내쉬면 됩니다. 창세기에는 흙으로 사람을 빚은 후 코에 생기를 불어넣어 사람을 창조했다는 이야기가 나옵니다. 그만큼 코로 들이마시는 생기가 중요하다고 여기면 좋겠습니다.

여러분도 틈이 날 때마다 깊은 호흡을 하면서 이렇게 생각해 보십시오. 분명 기분이 좋아집니다.

숨을 깊게 들이마시면서 '생기가 들어온다.'

숨을 내쉬면서 '감사합니다.'

호흡이 왜 중요할까요?

우리가 먹은 음식물이 영양소로 분해되어 세포에 들어가면, 이 영양소는 미토콘드리아라는 발전소의 연료가 됩니다. 이 발전소에서 우리 몸이 사용할 에너지를 만들어내는 거지요.

아궁이에서 장작을 태울 때 불씨와 더불어 산소가 반드시 필요하듯이 숨을 통해 들어오는 산소와 햇볕이라는 불씨가 세포 발전소에서도 반드시 필요합니다. 그러므로 햇볕을 쬐며 깊은 산소 호흡을 하는 것은 무척 중요한 일입니다.

운동으로 리셋하기

이제 운동과 활동의 중요성에 대해 말씀드리겠습니다.

운동에는 여러 가지가 있지만, 가장 좋은 운동은 햇볕을 쬐며 자연의 흙과 접촉하는 것입니다. 이렇게 말씀드리면, 그게 무슨 운동이 되겠냐며 의아하게 생각하는 분도 있고, 그 정도로도 좋은 운동이라니 하며 반색하는 분도 있습니다.

좀 왕성하게 움직이며 땀을 흘릴 만큼 운동하는 것을 즐긴다면 배드민턴이나 족구나 여러 종류의 운동을 하는 것도 좋습니다. 단, 모든 운동을 할 때 햇볕과 흙을 접촉하는 것이 기본이 되어야 합니다.

운동 대신 가벼운 활동을 한다면, 천천히 맨발로 흙을 밟으며 걷거나 텃밭이나 꽃밭을 가꾸면서 맨손으로 흙을 만지는 것도 좋습니다.

어떤 운동이나 활동을 하든 맨발 맨손으로 흙을 접촉하는 것이 중요한데, 이때 몸속 정전기와 활성산소를 내보내고 흙 속 에너지인 자유전자를 받아들일 수 있습니다. 또 유익한 흙 속 미생물의 도움을 받을 수도 있겠지요. 그러니 하루 단 30분 만이라도 햇볕을 쬐고 맨발로 걷거나 손으로 흙과 접촉하길 권합니다.

건강·풍요·행복은 한 몸이다

우리가 운동을 시작할 때는 대부분 건강해지기 위해서 합니다. 건강을 망가뜨리려고 운동하는 사람은 없을 겁니다. 그러니 운동한다는 생각 자체가 건강하고 좋은 생각일 겁니다.

하지만 운동하지 않으면 건강이 나빠질 테니 어쩔 수 없이 해야만 한다는 생각은 하지 않는 게 좋습니다. 혹시 '내 건강이 나빠질 수 있다'는 생각이 막 일어난다면, 곧바로 '나는 건강해 풍요해 행복해 감사해'로 반격해야 합니다.

나한테 만약 '나는 돈이 부족해' 이런 생각이 들어오면 이때도 바로 '나는 건강해 풍요해 행복해 감사해'라고 반격하십시오. 요즘 경기가 나빠져 다시 경제 위기가 올지도 모른다는 이야기를 들을 때 '내 사업도 어려워서 큰일이야' 이런 생각이 일어난다면, 이때도 곧바로 '나는 건강해 풍요해 행복해 감사해'로 치고 나가십시오.

'무엇이 부족하다' '건강이 나쁘다' '나는 조금 운이 없다' '나는 불행하다' 같은 생각이 내 마음에 발붙일 틈을 절대로 주지 말아야 합니다.

인생이라는 내 정원에 잡초가 날 틈을 주지 마십시오. 잡생각이 낄 틈을 주지 마십시오. 잡초가 보이면 즉시 뽑아버리고, 내가 원하는 인생의 꽃을 피우기 위한 설계도를 건강하고 행복하고 풍족하게 만들면 됩니다.

이처럼 부정적인 생각이 들 때 즉시 긍정적인 생각으로 치고 나가 보십시오. 한번 해보면 정말 효과가 있음을 알게 됩니다. 왜 이것이 효과 있을까요? 우리 유전자에는 우리가 먹은 마음이 그대로 기록되기 때문입니다.

우리가 자라면서 의식하지 못하는 사이에 부모님한테서 '우리 집안은 재산이 별로 없는 집안이야' '우리 집안은 대대로 건강이 나빠' '우리는 별로 내세울 것 없는 집안이다'와 같은 말을 들었을 수도 있습니다. 이런 말들을 모두 지워 버리십시오. 오직 이 말만 남기시면 됩니다.

'우리는 최고로 건강해 풍요해 행복해 감사해.'

마음 리셋의 핵심 원리

많은 사람이 '나는 병이 있는 병자다'라는 믿음을 가지고 있습니다. 은연중에 '나는 이런 문제 저런 문제가 있어서 행복하지 않은 사람이다' '나는 돈도 부족하고 이것도 부족하고 저것도 부족하고 해서 풍요롭지 못하다'고 믿는 믿음을 드러내는 사람을 주변에서 많이 볼 수 있습니다. 병과 불행과 빈곤이 별개가 아니라 한 몸처럼 묶여 부정적인 믿음을 만들고 있는 것이지요.

'건강하고 풍요롭고 행복하다'도 별개가 아니며, 한 묶음으로 건강하고 풍요롭고 행복이 함께 이루어집니다. 조물주는 사람들이 영적으로만 풍요롭게 되는 걸 원하지 않는 것 같습니다. 우리 육체와 마음인 정신체, 영적인 영체 그 모든 세계가 충만하고 풍요롭게 사는 것을 생명의 신께서 기뻐하는 것 같습니다.

지금까지 드린 이야기에서 몸 리셋은 마음 리셋이 더해질 때 완전해짐을 알게 되셨을 겁니다. 이제 간단히 정리하겠습니다.

먼저 낡은 건물을 철거해 버리십시오.

'나는 건강이 안 좋다' '나는 행복하지 않고 불행하다' '나는 이것도 부족하고 저것도 부족하고 돈도 부족하다' 이런 생각을 모두 철거해 버리십시오. 새 건물을 지으려면 먼저 낡은 건물을 철거해야 합니다.

그다음 새 설계도를 그리십시오.

'나는 최고로 건강해'라고 생각하며 가장 건강했을 때의 이미지를 떠올려보십시오. 활기차고 건강한 내 모습을 상상합니다.

'나는 무척 풍요해'라고 생각하며 내가 원하는 방식의 풍요로운 삶을 떠올리십시오. 자신이 꿈꾸는 풍요로운 이미지를 구체적으로 상상합니다.

'나는 가장 행복해'라고 생각하며 가장 행복했던 시절을 떠올려도 좋고, 자신이 원하는 가장 행복한 모습을 떠올려도 좋습니다. 이때 그 이미지가 추상적인 것이 아니라 마치 카메라로 찍은 동영상처럼 구체적이면 더 좋습니다.

모든 사람은 본래 육체가 건강하고 정신적으로 행복하며 물질적으로나 영적으로 풍요로운 존재로 창조되었습니다.

행복한 마음 리셋의 원리

행복은 어디서 오는가?

이 세상 모든 사람은 행복하게 살기를 원합니다. 어떻게 하면 우리가 행복하게 살 수 있을까요?

7~8세기 인도 성자인 샨티데바는 이런 말을 했습니다.

'이 세상에서 가장 어리석은 바보는 자기 앞으로 행복을 끌어오려고 애쓰고 노력하는 사람이다. 이 세상에서 가장 지혜로운 사람은 다른 사람에게 행복을 밀어주고 돕는 사람이다.'

목욕탕 욕조에 물을 채우고 들어가 앉아서 물을 자기 앞으로 끌어당기면 물은 뒤로 돌아 나가버리지만 앞으로 밀어주면 나에게로 돌아오는 것과 같은 이치입니다.

다른 사람이 행복하도록 돕는 사람이 되려면 어떻게 해야 할까요? 물질적인 도움을 주어야 할까요? 아니면 노력 봉사를 해야 할까요? 물론 그런 도움과 봉사로 도울 수 있습니다. 하지만 그냥 미소 띤 얼굴로 바라보고 같이 웃으며 한마디 말도 친절하게 하는 것, 이런 소박한 마음과 행동으로도 다른 사람을 행복하게 해 줄 수 있을 겁니다.

나 혼자도 공동체다

사람들은 대체로 행복한 감정보다 두려움이나 분노 같은 부정적 감정을 더 쉽게 느끼곤 합니다. 이런 어두운 감정은 우리가 다른 사람과 분리되어 있다는 착각에서 비롯됩니다. 실제로는 모든 존재는 서로 이어져 있으며, 분리될 수가 없습니다. '나'라는 개인 역시 결코 독립된 생명체가 될 수 없습니다.

내 몸이 하나의 독립된 생명체가 아니라니, 어리둥절하게 느껴질 수도 있겠습니다. 하지만 내 몸속만 곰곰이 살펴보아도 독립된 개체가 아님을 알 수 있습니다.

사람 몸은 약 60조 개의 세포로 되어 있는데, 사실 이 세포들 하나하나가 개별 생명체이기도 합니다. 그러니 나라는 사람은 60조 개의 세포 뭉치입니다. 이 세포들을 하나하나 분리하여 두면 살 수 있을까요? 살 수 없습니다.

내 몸엔 세포만 있는 게 아닙니다. 세포의 열 배에 달하는 약

600조 개의 미생물이 삽니다. 그러니 피부로 감싸인 나라는 사람은 헤아릴 수 없는 많은 생명체가 함께 어우러져 서로 도우며 사는 공동체입니다.

나를 지구와 비슷한 생명체로 생각해 보십시오. 나 홀로 지구를 떠나 살 수 없듯이, 수많은 생명체 역시 따로 떨어져 살 수 없습니다. 지구 생명체도 이 우주에서 따로 떨어져 존재할 수 없습니다. 지구가 태양계 궤도를 벗어나도 존속할 수 있다고 생각하는 분은 없을 겁니다.

이처럼 우리는 하나하나 분리된 채 혼자서 독립적으로는 단 한 순간도 살 수 없다는 사실을 정확하게 알고 또 깨달아야 합니다.

많은 사람들이 착각하는 것 중 하나는 나는 다른 존재와 상관없이 혼자만 행복할 수 있다는 생각입니다. 이 생각의 바탕엔 내가 따로 존재한다고 여기는 그릇된 믿음이 있습니다.

이 믿음은 큰 착각임과 동시에 이 세상 모든 고통을 만들어내는 원인이기도 합니다. 모든 질병과 사고와 괴로움의 근본 원인은 나와 남을 분리하여 거기서 갈등이 시작되기 때문입니다. 결국 분리되어 있다는 착각이 모든 괴로움과 질병을 가져온다는 말이지요.

독일 의사인 리케 게르트 하머(Ryke Geerd Hamer)는 '독일 신의학(German New Medicine)'이라는 새로운 의학 개념을 제시했는데, 우리 몸의 여러 증상과 뇌, 스트레스의 상관관계를 설명했습니다. 특히 암 환자들이 암에 걸리게 된 원인을 갈등(Conflict)이라고 보

있습니다. 다른 생명체와의 연결이 끊어지면서 홀로 분리되어 갈등을 만들 때 암이 생긴다는 것을 의학적으로 증명한 것입니다. 다른 사람과의 화목한 관계가 끊어지는 것이 이처럼 무섭습니다.

내 안의 두려움과 분노 다스리기

우리는 분리감과 불화의 감정에서 벗어나야 합니다. 그러려면 우선 내 안에 있는 두려움과 분노를 발견하고 나한테 그런 두려움과 분노가 있음을 인정하는 것에서부터 시작해야 합니다.

지금 내 안의 두려움과 분노를 한번 살펴보십시오.

왜 두려움이 생겼습니까? 분명 내가 다른 존재와 분리되어 외톨이가 되었다는 착각 때문일 겁니다. 하지만 그건 진실이 아닙니다.

분노는 왜 생깁니까? 행복하기 위해 노력하는데도 잘되지 않으면 분노가 일어납니다. 더 심해지면 절망감이 일어나는데, 사실 이런 감정은 혼자만의 생각일 뿐입니다.

우리는 두려움과 분노에서 벗어나 괴로움이 없는 상태로 회복되어야 합니다. 이와 같은 갈등에서 벗어나게 하는 간단한 훈련법으로 아봐타프로그램의 '화해의 언덕 오르기'가 있습니다.

화해의 언덕 오르기는 걸음을 걸으면서 하는 훈련법으로, 어떤 목적지까지 걸어가면서 내 마음의 두려움과 분노를 알아차리고 '내 안에 두려움과 분노가 있구나' 하고 말로 인정하는 겁니다. 산

책에서 돌아오면서는 다른 모든 사람이나 대상들에게 행복하게 잘 지내라고 말로 속삭여주는 것입니다.

이 연습을 제대로 한다면 모든 대상에 대해서 감사와 찬탄하는 마음이 일어납니다.

감사란 화목의 극치를 뜻합니다. 삶에서 혼란과 괴로움이 일어나는 것은 감사가 부족해서, 곧 화목하지 못해서 생기는 것입니다. 화해의 언덕 오르기 연습을 계속하다 보면 삶에서 기적 같은 일이 일어나기도 합니다. 삶에서 모든 일이 가장 좋은 쪽으로 흘러가게 됩니다.

지혜로운 새는 바람을 따라 날아간다

제가 쓴 『생명 리셋』은 출간된 후 많은 분의 사랑을 받았습니다. 이 책은 절망적인 환자들도 생명을 리셋하는 방법이 있음을 여러 사례를 통해 증언하는 책이기도 합니다. 생명 리셋이란 조물주가 만든 대로, 생명 본래의 상태로 화목을 회복한다는 뜻입니다. 생명 리셋 방법으로 마음을 리셋하여 극적으로 치유된 환자 한 분을 소개합니다.

이분은 심한 당뇨 합병증 환자로 4년 전 우리 병원에 왔습니다. 당시 65세로 당뇨와 합병증으로 심근경색과 뇌경색, 신부전, 신경 장애 등이 있어 본인이나 가족 모두 죽음을 생각할 정도로 절망적인 상태였습니다. 그러나 지금은 마음도 몸도 완전히 새롭게 태어난 것처럼 행복하게 살고 있습니다.

이분은 젊은 시절 돈을 많이 벌어야겠다는 생각으로 중국을 비롯한 여러 나라에서 사업을 벌였는데 모두 실패했다고 합니다. 이분은 늘 바쁘게 살며 과로했고 스트레스가 많이 쌓여 잠도 제대로 못 잤습니다.

음식을 먹을 땐 한 번에 엄청난 양을 먹는 습관이 있었는데, 삼겹살, 피자, 튀김, 라면 등을 몇 인분씩 먹었다고 합니다. 전혀 몸 상태를 고려하지 않고 욕구를 해소하려는 듯 과식했는데, 장내미생물들과 온몸 세포들을 가혹하게 학대하는 행동이었습니다.

앞에서 언급했듯이 우리 몸은 수많은 생명체가 공생하는 생태계인데, 이분의 식습관은 자기 혼자만 즐겁겠다는 행동이었으니 모든 세포와 미생물들을 죽음으로 이끌어갔던 겁니다.

옛 가르침에 이런 말이 있습니다.

'미련한 새는 바람을 거스르며 날아가고, 지혜로운 새는 바람을 따라 날아간다.'

(둔조역풍 승조순풍 鈍鳥逆風 勝鳥順風)

바람이 불어오는 쪽으로 날아가면서 맞바람에 힘겨워하는 미련한 새가 있습니다. 하지만 지혜로운 새는 바람 부는 방향으로 날개만 가만히 펴고 있어도 순풍에 돛을 단 배처럼 전혀 무리하지 않고 날아갑니다.

이 지혜로운 새처럼 내 안에 있는 미생물과 세포가 나와 생명 공동체임을 알고 같이 행복하도록 나아간다면 분명 무서운 합병증으로 고통받으며 죽음을 앞두는 일은 없을 겁니다.

이 환자의 경우, 본인의 몸 공동체가 원하는 음식을 먹고 행동하며 생명의 순리대로 따라갔다면 어떤 병도 생기지 않을 거라는 말입니다.

내 몸 공동체가 좋아하는 음식

우리가 무엇을 먹든 그 음식물이 세포 안으로 들어가려면 포도당으로 바뀌어야 합니다. 이때 포도당이 세포 안으로 들어가려면 인슐린이라는 열쇠가 세포막의 문을 열어주어야 합니다. 그런데 과식하여 너무 많은 포도당이 한꺼번에 쏟아져 들어오면 인슐린이 이를 다 처리하지 못하게 되어 세포 밖에 남는 포도당은 지방으로 저장되거나 오줌으로 배출합니다. 이것이 바로 복부지방과 당뇨의 원인이 됩니다.

세포 안의 미토콘드리아는 포도당을 연료로 삼아 에너지를 만드는 발전소입니다. 에너지를 만들고 나면 활성산소라는 찌꺼기가 남습니다. 활성산소는 깎아 놓은 사과살을 누렇게 변하게 만

들거나 못에 녹이 슬게 하는 것과 같은 작용을 하지요

거의 모든 질병은 활성산소와 관계가 있습니다. 음식을 먹고 그 영양분이 에너지로 전환되는 과정에서 활성산소가 나오는데, 그 양이 많을수록 세포를 녹슬게 하여 병들게 합니다.

아궁이에 불을 땔 때 장작을 적당히 넣고 바람을 살살 부쳐주면 연기도 별로 나지 않으면서 활활 잘 타오릅니다. 장작이 완전히 타고 나면 재도 얼마 안 남지요. 그런데 욕심껏 장작을 쑤셔넣어 태우려 하면 공기가 부족해 까만 연기가 많이 나고 불길도 세게 타오르지 못합니다. 결국 다 타지 못한 찌꺼기도 많이 남습니다. 활성산소란 이와 같이 불완전 연소된 연기나 찌꺼기 같은 것입니다.

우리가 과식하면 이런 일이 생깁니다. 음식이 완전연소되지 못하고 지방으로 쌓여 비만이 오거나 활성산소가 늘어나 병이 오기도 합니다. 그러니 과식을 항상 경계하고, 조금 부족한 듯 음식을 먹는 게 좋습니다.

우리 몸 공동체, 특히 장내미생물이 좋아하는 음식은 주로 채소와 과일, 통곡식 같은 섬유소가 많은 음식입니다. 장과 장 점막의 세포와 미생물은 우리 몸 면역의 70~80%를 담당하니, 섬유소가 많은 음식은 건강과 직결돼 있는 셈입니다.

화학물질이 듬뿍 들어간 초가공 음식이나 단백질과 지방이 많은 동물성 음식을 주로 먹게 되면 창자 속 사정이 점점 나빠집니다. 이로운 미생물들이 건강하지 못하니 창자가 더러워지고 장

점막에 염증이 생기며 미세한 구멍이 뚫리기도 합니다. 이 구멍으로 창자의 오염된 물질이나 대변의 독소까지 혈관 속으로 새어 들어가는 일이 벌어지기도 하지요.

그러면 어떻게 될까요? 피가 오염됩니다. 핏속에 내독소가 만들어지면 고혈압, 아토피, 당뇨, 비염, 천식, 비만 등 온갖 병이 생기게 됩니다. 그러니 우리는 음식을 대할 때마다 늘 내 몸 생명 공동체에 도움이 되는 음식인지 생각해 보는 게 좋습니다.

몸 치유와 마음 치유의 기적

이 당뇨 환자분이 우리 병원에 왔을 때는 사업에 실패하여 아들 집에 얹혀살면서 거의 죽어가고 있었습니다. 미련한 새처럼 바람을 거슬러 날다가 떨어져 죽기 직전에 찾아온 겁니다.

저는 이분께 이제는 바람의 방향대로 날아 보라고 권했습니다. 몸 생명 공동체와 더는 갈등을 일으키지 말고 화목하게 지내도록 날아가는 방향을 바꾸게 한 거죠.

내 몸 미생물과 세포와 화목하기 위해 식단부터 근본적으로 바꾸었습니다. 채소와 과일과 곡식을 조리하지 않는 생채식으로 먹기 시작하자 얼마 지나지 않아 죽어가던 미생물이 다시 살아나기 시작했습니다.

이와 함께 햇볕을 쬐며 맨발걷기를 시작했고, 걸으면서 '화해의 언덕 오르기' 훈련을 반복했습니다. 지금까지는 내 행복만 챙기며 내 앞으로 행복을 끌고 오려 애썼지만, 이제는 행복을 밖으로 밀어주게 된 겁니다.

이분은 틈만 나면 모든 대상을 향해 행복하게 잘 지내라는 말을 했습니다.

'여러분 행복하게 잘 지내세요.'

'우리 함께 행복하게 됐으니 기쁘고 감사합니다.'

'감사합니다, 감사합니다.'

이런 말들을 하루 천 번이 아니라 만 번 가까이했다고 합니다.

3개월 정도 지나 대학병원에 가서 검사를 받았는데, 담당 의사가 무척 놀라 이렇게 말했다고 합니다.

"내 생전에 환자분처럼 3개월 만에 당화혈색소라든가 혈당이 정상이 되고, 심장이 좋아진 환자를 본 적이 없습니다."

걷지도 못했던 분이 이제는 800m 높이의 산을 오를 수 있게 되었습니다. 그런데 몸 건강뿐만 아니라 이분의 삶에도 극적인 전환이 왔습니다.

처음 우리 병원에 왔을 때 이분은 무척 궁핍한 상태였습니다. 제가 '한 달 수입이 얼마 되기를 원하세요? 물었더니, 그분은 '내 한 달 수입이 500만 원만 되면 좋겠습니다'라고 대답했죠..

한 달 500만 원을 얻으려면 어떻게 해야 할까요? 애쓰고 노력하면 될까요? 이분은 이미 돈을 벌기 위해 할 수 있는 온갖 노력을 다해왔습니다. 그렇게 애쓰며 노력했는데도 실패했고 몸까지 망쳤습니다. 얼마만큼 더 애쓰고 노력해야 한 달 500만 원을 벌 수 있을까요?

저는 이분께 더는 애쓰며 노력하지 말라고 했습니다. 그냥 말로 선언하고 그렇게 되었다고 믿게 했습니다. '내 한 달 수입은 이미 500만 원이다'라고 말로 선언하고, 그 '말의 힘'을 믿고 '이미 이루어졌으니 감사합니다' 하고 말하게 했습니다.

이분은 제 말대로 했답니다.

'내 한 달 수입은 이미 500만 원이다.'

'이미 이루어졌으니 감사합니다.'

이와 더불어 모든 대상을 축복하며 감사했습니다.

'여러분 행복하게 잘 지내세요.'

'우리 같이 행복하게 됐으니 정말 기쁘고 감사합니다.'

'감사합니다, 감사합니다.'

'나는 건강하고 행복하다.'

이런 말들을 하루에 수천수만 번씩 하다 보니 진짜 한 달 수입이 500만 원인 일자리가 생겼고, 이분 몸이 건강해져서 그 일을 할 수 있게 된 겁니다.

그 뒤로 점점 잘되어서 지금은 의류 도매업을 하면서 자신과 같은 환자들을 돕는 일도 열심히 하고 있습니다. 그들에게 자신이 살아나게 된 방법을 자세히 알리고 있지요.

'천지 만물과 화목을 이루는 것이 중요하다, 내 몸속 미생물들과 화목을 이루고, 모든 사람에게 행복을 밀어주면서 내가 원하는 일이 이미 이루어졌다고 말로 선언하라.'

모든 존재에게 행복과 축복을 보내십시오.

이분은 60여 년 동안 고군분투하며 행복을 자기 앞으로 끌어오기 위해 애썼습니다. 그러나 미련한 새처럼 바람의 방향과 어긋난 채 바람에 맞서 날아가다가 멸망하기 직전이었죠. 천만다행으로 거기서 돌이키게 된 겁니다.

어떻게 바뀌었습니까?

다른 사람이 행복하도록 행복을 밀어주었습니다. 내가 좋아하는 음식보다는 내 몸속 세포와 미생물이 행복하게 하는 식사로 음식물과 식사 방법을 바꾸었습니다. 말의 힘을 믿고 내가 이루고 싶은 꿈을 계속 선언했습니다. 바람 따라 날아가는 법을 배운 겁니다. 그러자 애쓰지 않았는데도 높이 날게 되었습니다. 이 얼마나 놀라운 변화입니까?

우리도 생명의 비밀과 진리대로 따르는 삶을 사는 것이 좋습니다. 그저 방향을 바꾸면 됩니다. 이 단순한 행동이 행복의 비밀을 알게 하는 지혜가 된 것이지요.

우리가 할 일은 아주 쉽고 단순합니다. 제가 거듭거듭 말씀드리는 이유를 이해하시고 꼭 그대로 해보시길 바랍니다.

내 행복을 내게 끌어오려고 애쓰지 마세요.
모든 존재에게 행복하게 잘 지내라고 축복의 말을 해주세요.
'여러분 행복하게 잘 지내세요.'
'날마다 이미 행복하니 기쁘고 감사합니다.'

'감사합니다, 감사합니다.'

틈만 나면 말해보십시오. 이 말들이 우리를 분리시켜 갈등을 만들고 홀로 고립되게 했던 것을 되돌려 놓습니다. 끊어졌던 것이 연결되어 하나의 생명체가 되면서 모든 복이 나에게 돌아옵니다.

다른 사람에게 행복하게 잘 지내라는 축복의 말, 상대가 잘되고 번영하도록 마음으로 기원한 모든 말이 그 연결의 시작입니다. 완전히 연결되면 건강과 행복과 감사가 무한하게 주어집니다.

많은 사람이 이 간단한 이치를 몰라 자기만의 행복을 찾으려고 무던히 애쓰고 노력합니다. 자신이 무한 연결 네트워크를 스스로 끊어버린 것을 모르는 상태로 말입니다. 수도 밸브를 잠가놓고 물이 안 나온다고 하는 것과 비슷합니다. 물은 충분히 공급되고 있습니다. 그저 밸브를 열어 연결한 후 수도꼭지를 틀면 물이 콸콸 쏟아집니다.

'내가 나 혼자 행복하겠다'는 것은 새장에 갇힌 새처럼 자기를 분리시켜 버리는 것입니다. 하지만 다른 사람에게 행복하게 잘 지내라고 축복하는 것만으로도 내 마음이 바로 연결되고 새장에서 나올 수 있게 됩니다. 그렇게 새장을 깨고 나와 창공을 훨훨 날면 됩니다.

가슴 뛰는 삶의 목표를 정하자

마음으로 화목을 이룬 다음, 삶의 목표 정하기를 합니다.

여러분의 삶의 목표는 무엇입니까?

자기에게 맞는 목표를 정하는 방법에 관해 제가 한가지 도움 말씀을 드리면, 생각만 해도 너무 즐거운, 아침에 자고 일어났을 때 막 가슴이 뛸 정도로 행복한 목표가 자기에게 맞는 목표입니다.

내가 원하는 목표를 이루는 좋은 방법은 이미 이루어졌다고 말로 선언하는 거지요. 말의 힘을 이용하십시오.

일본의 사업가 중에 사이토 히토리라는 분이 있는데, 수년 동안 사업소득세를 가장 많이 냈다고 합니다. 학력은 중학교 중퇴이지만 자신이 좋아하는 일, 가슴이 뛸 정도로 행복한 일만 했다고 합니다. 자기 직원들에게도 광고나 홍보를 하지 말고, 물건을 팔려고 노력하지도 말라고 한답니다. 그저 즐겁게 일하면서 소비자도 즐겁게 물건을 사러 오게 하라고 한답니다.

이처럼 원하는 목표를 이루려고 애쓰거나 노력하지 말고 말로 이미 되었다고 선언해 보세요. 하루 천 번 말하기를 하십시오.

건강을 회복하고 싶다면 병에 대해 생각하지 말고 병을 고치려고 애써 노력하지 마세요. 오히려 모든 생명체와 하나가 되도록 다른 사람의 건강과 행복을 바라고 축복하는 걸 먼저 하십시오. 그러면서 '내 병이 완치되어 최고로 건강하고 행복하다'고 하루 천 번 말해보세요. 경제적인 목표도 그렇게 하면 됩니다.

가장 좋은 치유 방법은 단순하고 쉽다

이 세상에서 병을 고치는 가장 좋은 약과 방법은 단순하고 쉽습니다.

숨 쉬고 먹고 활동하고 마음 쓰는 것이 우리가 살아 있는 증거이듯, 생명을 유지하기 위해 가장 필요한 것도 숨 쉬고 먹고 활동하고 마음 쓰는 것입니다.

가장 좋은 숨쉬기 방법은 깊이 숨을 들이마시고 내쉬는 심호흡입니다. 숨을 들이마실 때는 반드시 코로 들이마시는 것이 좋습니다. 틈이 날 때마다 깊이 숨을 들이마시면서 '생기가 들어온다' 내쉬면서 '감사합니다' 생각하면 기분이 평온해집니다.

음식은 우리 몸속 창자의 미생물을 행복하게 만드는 음식을 드십시다. 우리 몸을 지키는 면역세포인 T세포와 NK세포는 주로 창자에 있으니 장이 건강하면 몸 건강을 지킬 수 있습니다.

건강에 가장 좋은 음식이라고 이미 의학적 과학적으로 증명된 채소, 과일, 통곡식, 견과류, 베리류 등을 자주 드시고 가까이하십시오. 식사 전에 과일과 채소를 조금 먼저 드시고, 이때 식물성 오일이나 견과류를 함께 드시면 소화 흡수에 좋습니다. 식사할 때도 김치나 된장, 청국장 같은 발효음식을 늘 드십시오.

활동이나 운동을 할 때는 하루 15분 이상 햇볕을 쬐고 맨살을 땅과 접촉하는 것이 좋습니다. 단순히 따뜻한 볕을 받으며 걷는 것 이상의 엄청난 일이 벌어지기 때문입니다. 그것은 하늘과 땅의 어마어마한 생명에너지에 코드를 꽂는 것과 같습니다. 그러니 맨손 맨발로 흙을 만지거나 밟으며 햇볕 쬐는 것은 이 세상에서 가장 좋은 약입니다.

마음에 관해선 앞에서 말씀드렸듯이, 기본은 내가 행복해지려 하지 말고 모든 사람과 모든 존재가 행복하게 지내라고 축복하는 것입니다. 이와 더불어 이미 우리가 함께 행복하니, 기쁘고 감사하다는 말을 계속하는 것입니다. 그것이 내 삶의 근본으로 모든 생명체와 연결되면 엄청난 생명에너지가 나에게도 충만해집니다.

저는 최근 여섯 가지 목표를 정하고, 그 목표가 이미 이루어졌음을 매일 선언하고 있습니다.

아침에 막 일어나면 맨발걷기를 하면서 여섯 가지를 하나하나 힘주어 말합니다.

첫째, '나는 건강하고 생기가 넘친다.'
둘째, '나는 세상 만민에게 생명과 행복을 전해주는 의사다.'
셋째, '나를 만나는 사람은 모두 치유와 기쁨을 얻는다.'
넷째, '나와 내 후손들은 세상 만민에게 행복을 전해준다.'
다섯째, '온 인류는 죄와 병과 죽음에서 벗어나서 영원한 생명을 얻었다.'
여섯째, '지구 환경은 온전케 되고 세계 평화는 이루어졌다.'

아침 이후에도 틈만 나면 말로 선언하지요. 여러분도 원하는 목표를 정해 한 번 해보십시오.

먼저 다른 사람의 행복을 위해 축복하고 선언합니다.

'여러분 행복하게 잘 지내세요.'

'우리 함께 다 행복하게 됐으니 기쁘고 감사합니다.'

이와 함께 내 삶의 목표를 정했다면, 그 목표를 말로 선언한 다음 '이 목표가 다 이루어졌다'고 믿으면 되겠습니다. 다시 한번 강조합니다. 목표를 이루기 위해 애쓰고 노력해야 한다고 여기지 마십시오. 단지 '그냥 이미 이루어졌다'고 의심 없이 믿으면 됩니다.

이렇게 하루에 천 번 정도 말로 선언하는 데는 아마 20~30분 걸릴 겁니다. 허드렛일할 때, 산책할 때, 혹은 의식적으로 시간을 만들어서 해보십시오. 그다음 그 목표가 이미 다 이루어졌다고 믿고 '감사합니다'를 계속하십시오. '감사합니다'는 이 천지 만물과 화목을 이루는 최고의 비결입니다. 반드시 행복하고 성공적인 삶을 누리게 되실 줄로 저는 확실히 믿습니다.

2부

마음은
어떻게
병을 만드는가?

내 몸과 마음은 어떤 관계일까?

병은 하나, 치료법은 백 가지

우리는 모두 살아가는 동안 마음도 편하고 몸도 건강하기를 바랍니다. 그런데 실제로 '나는 살아오면서 한 번도 몸이 아픈 적이 없었다' '나는 언제나 마음이 편하다' 이런 분이 계실까요? 아마 거의 없을 것 같습니다. 건강하다는 사람도 몸 어딘가 조금은 불편한 부분이 있기 마련이고, 우리 대부분은 늘 행복하고 평안하길 바라며 지내는데, 바란다는 건 지금 상태가 그렇지 않다는 말이지 않습니까?

어쩌다 낫기 어려운 병이라도 생기면 환자 자신은 물론 가족들까지 고통과 절망에 빠지기 일쑤입니다. 생명을 위협할 정도까지는 아니어도 쉽게 낫지 않는 만성적인 질병이 있으면 오랜 기간 치료하며 불편하게 지내게 됩니다.

누구든 병이 생기면 일단 가장 좋은 치료법이 무엇인지 찾고, 어떤 치료법이 최고의 선택일지 고민합니다. 그러나 '병은 하나인데 치료법은 백 가지'라는 말이 있듯이 병에 좋다는 치료법이 너무 많아 혼란스럽기도 합니다. 간단하고 쉬우면서도 틀림없이 치료되는 단 하나의 방법이 있다면 참 편할 텐데 말입니다.

날이 갈수록 수많은 건강 정보와 치료법이 홍수처럼 쏟아져 나오고 있어 어떤 방법을 선택해야 할지, 무엇이 나에게 맞는지 정신 차리기 어려울 지경입니다.

수천 년의 의학 역사를 살펴보면, 건강을 지키고 병을 치료하는 단일한 이론은 없었습니다. 우리 인간의 생명과 건강을 완벽하게 이해하는 것이 불가능하기 때문입니다. 그래서 의사와 의학자들은 건강과 질병에 관한 연구와 실험을 계속해 오고 있으며, 최근 들어 의학은 놀라울 만큼 빠르게 발전하고 있습니다.

문명과 의학의 발전으로 사람들은 예전보다 더 오래 살게 되었고 더 건강하게 살아가고 있습니다. 의학이 이처럼 발전했으니, 건강과 질병을 꿰뚫는 확실한 법칙 한 가지를 찾아내 모든 병을 척척 치료하면 좋을 텐데, 상황이 꼭 그렇지만은 않습니다. 오히려 질병이 의학을 앞질러 간다는 말이 나올 정도로 수많은 질병이 속속 생겨나고 있으니 사정이 좀 딱하기도 합니다.

현대 서양의학은 사람의 생명을 어떻게 바라볼까?

사람의 생명은 참으로 복잡하고 오묘합니다. 다차원적(多次元的)이고 중층적(中層的)이며 헤아릴 수 없을 만큼 많은 요인이 복합적으로 작용하지요. 몇 가지 차원이나 관점만으로는 사람의 생명 전체를 이해할 수 없습니다. 또 차원과 관점이 달라지면 같은 한 사람의 생명을 두고 매우 다르게 볼 수도 있습니다.

이 말은 어떤 관점으로는 진실처럼 보이는 것이 다른 관점에서는 진실이 아닌 것으로 보일 수 있고, 어떤 차원에서 실제처럼 여겨지는 것이 다른 차원에서는 거짓으로 보일 수도 있다는 뜻입니다. 실제로 세상의 어떠한 진실이라도 모두 상대성을 띠고 있습니다. 그러니 우리는 '이것이 진실이다'라고 단정하기보다는 '이러한 관점에서 볼 때 이것은 진실이다'라고 말해야 합니다.

건강과 질병도 어떤 관점으로 바라보면서 그 관점에서 옳게 보이는 현상을 규명하고 그에 합당한 이론을 만들어낼 수 있습니다. 그 이론을 뒷받침할 만한 증거도 찾아낼 수 있습니다. 그런데 다른 관점에서 건강과 질병을 볼 때도 그렇게 하는 것이 가능합니다. 또 다른 관점에서도, 또 또 다른 관점에서도 그렇습니다. 마치 주먹 쥔 손을 돌려가면서 여러 다른 관점과 시각으로 바라볼 때 주먹 모양을 서로 다르게 설명할 수 있듯이 말입니다.

제가 전공한 서양의학 내에서만 보더라도 같은 문제를 놓고 서로 다른 견해를 보이는 경우가 흔합니다. 훌륭한 의학자들이 오랫동안 객관적인 검증 과정을 거쳐 다듬어온 과학적인 의학이므로 모든 의사가 이를 진실로 받아들이고 동의할 것으로 생각하지만 그렇지만은 않습니다.

이처럼 사람의 생명은 어떤 관점에서 보든 어떤 이론을 창작해내든 그 관점과 이론에 맞는 충분한 증거들을 되비쳐줄 수 있을 만큼 무한한 정보를 가지고 있습니다.

건강과 질병을 어떻게 이해해야 할까

현대 서양의학은 히포크라테스의 전체적 생명관과 자연관을 잊어버리고 분석적이며 세분화된 의학으로 발전해 왔습니다.

사람 몸을 기계 부속품처럼 분해하여 분석하려는, 이른바 기계론적 발상이 지난 수백 년 동안 서양의학을 지배해 왔지요. 따라서 생체와 환경을 둘로 나누고 몸과 의식을 이분화하는 경향이 팽배해졌습니다. 질병이란 곧 몸의 생물학적 기능에 이상이 생긴 것이며, 건강이란 다만 병이 없는 상태인 것처럼 정의합니다. 근대 이후 인류 대부분은 이와 같은 기계적인 서양 문화에 세뇌되어 주입된 신념과 관점을 통해서 사물을 보는 데 익숙해져 버렸습니다.

그러나 실제로는 자연이나 인체는 기계같이 고정된 개체가 아니며 한순간도 머무름이 없이 변화해 가는 역동적인 흐름입니다. 자연과 인체는 많은 요소가 통합되어 이룬, 그 자체가 하나의 단위이므로 이를 분해하자마자 그 특질을 잃어버리게 됩니다. 사람을 뇌와 심장, 위, 간, 팔, 다리 등을 모아놓은 육체로만 보아서는 안 됩니다. 육체의 여러 조직과 기관은 마음과 생각과 에너지 등과 함께 어우러져 연결된 생명으로 보아야 하는 이유가 여기에 있는 것이지요.

따라서 건강과 질병을 규정할 때 일직선을 죽 그어 놓고 한쪽 끝은 건강이고, 반대쪽 끝은 질병이라는 식의 일차원적 해석은 본질에서 비켜선 발상입니다. 건강이든 질병이든 그것은 생리와 심리, 생활양식, 자연환경, 사회환경, 문명 구조 등 헤아릴 수 없을 만큼 많은 차원과 요인이 그물처럼 얽이고 연결되어 나타나는 다차원적인 현상입니다.

이러한 다차원성을 이해할 때 질병이란 곧 육체적, 정신적, 사회적 부조화와 불균형의 반영이라는 사실을 실감할 수 있습니다. 건강하지 않음 또는 질병 상태란 이러한 복합적인 부조화가 해결되지 않았을 때, 우리 몸이 그러한 부조화 상태로부터 벗어나기 위해 자연스럽게 드러내는 수단으로 볼 수 있습니다.

그러므로 병증을 물리적으로 제거하는 단순한 방법이 건강에 이르게 하는 최선의 조치라고 할 수 없습니다. 우리 몸이 조화와 균형을 회복할 목적으로 어떤 질병을 통해 탈출구를 모색했는데, 그것이 차단되면 또 다른 탈출구를 모색해야만 합니다. 이를테면 알코올 중독과 마약 중독, 정신 질환, 사고, 반사회적 행동, 자살, 그 외 수많은 개인적, 사회적 고통의 모습으로 말입니다. 그러니 질병이나 사고, 개인적인 삶의 고통이나 환경파괴, 사회적 죄악 등은 모두 같은 근원에서 나오는 서로 다른 모습일 뿐입니다.

따라서 어떤 환자를 완전하게 치료하려면 그 질병이나 사고와 관련된 요인을 가능한 모든 차원과 모든 관점에서 총체적으로 살펴보아야 합니다. 이 책에서 건강을 이야기할 때 생물학적인 육체 상태뿐만 아니라 의식과 생활양식, 사회환경, 문명 구조 등까지 하나의 시스템으로 보려고 시도한 이유가 여기에 있습니다.

이제 의학은 병원 중심의 질병 치료 의학으로부터 생활 중심의 건강 증진 의학으로까지 그 영역을 넓혀가야 합니다. 왜냐하면 기계론적인 종래의 치료 방식으로는 현대의 만성질환들을 효율적으로 해결하기 어려우며, 특히 불건강(不健康) 내지 반건강(半健康) 상태에 있는 절대다수의 질병 예비군을 병원 중심의 의학만으로는 감당하기 어렵기 때문입니다.

건강이란 약이나 수술 같은 치료, 식이요법, 운동 같은 것으로만 좋아지는 것이 아니고 근본적으로는 마음 다스리기를 통해서 좋아집니다. 곱고 밝은 마음을 가지게 되면 몸에 해로운 음식과 행동, 생각을 멀리하게 되고 자연히 내 건강과 행복에 도움이 되는 것들이 따라오게 됩니다. 그러므로 좋은 신념과 생각을 가지는 것이 무척 중요합니다.

몸이란 무엇일까?

우리는 몸을 단단한 살덩어리로 봅니다. 그래서 몸을 마치 공원 가운데 서 있는 동상이나 조각상처럼 거의 변하지 않는 물체로 여기고 있습니다. 하지만 몸은 한순간도 그대로 고정된 물체가 아니며 끊임없이 변해가고 있습니다.

몸은 조각상보다는 분수대에서 끊임없이 솟구쳐 오르는 물기둥과 비슷합니다. 몇 달 전에 본 물기둥이나 지금 보는 물기둥이나 겉모양은 비슷해 보여도 실제로는 1초 전 물기둥의 물과 1초 후 물기둥의 물은 전혀 다른 물입니다.

이처럼 1초 전의 우리 몸과 1초 후의 우리 몸은 그 실질이 다릅니다. 사람의 위 점막은 1주일 사이에 완전히 새로운 조직으로 교체됩니다. 사람의 피부는 약 한 달 사이에 새로운 피부조직으로 교체되고, 피부밑 지방조직은 약 3주마다, 근육은 약 3개월 주기로 새 근육으로 바뀝니다. 간세포는 약 2, 3개월 만에, 단단한 머리뼈도 약 6개월 후에는 새로운 세포들로 교체됩니다.

1년 전 내 몸 전체의 세포 중 약 99%는 지금 새 세포로 교체된 상태입니다. 그때의 내 몸과 지금의 내 몸이 완전히 다르다는 애깁니다. 이는 미국 캘리포니아 UCLA 오크리지연구소에서 방사성 동위원소 실험으로 얻어낸 연구 결과입니다.

이처럼 묵은 벽돌을 빼내고 새 벽돌을 그 자리에 채우듯 사람 몸은 한순간도 멈추지 않고 계속 묵은 세포는 사라지고 새로운 세포가 그 자리를 채우고 있습니다. 마치 흐르는 강물처럼 겉모양은 그대로인 듯 보이지만 그 실질은 한순간도 머무름 없이 변해가고 있지요.

따라서 우리 몸은 강물이나 구름처럼 한순간도 머무름 없이 흘러가는 과정에 불과하므로 사실은 실존적으로 존재한다고 볼 수 없습니다.

이런 몸의 흐름에 밀접한 영향을 미치는 것이 생각의 흐름입니다. 몸이 굳어 있는 물체처럼 보이는 것은 우리 생각이 그렇게 굳어 있기 때문입니다.

얼핏 보면 우리 몸은 수많은 감각기관이 모여 있는 생물체로 보입니다. 그러나 그렇게 보이는 이유는 나 자신이 그렇게 생각하며 굳게 믿고 있기 때문이라는 점을 꼭 이해해야 합니다.

사람들은 대개 눈에 보이는 경치, 귀에 들리는 소리, 코로 맡은 냄새, 여러 가지 느낌들이 몸이라는 고유한 실체에서 나오는 감각이라고 굳게 믿습니다. 그것을 자기의식이 반영된 것이라고는 절대로 생각하지 않지요.

그러니 '당신이 지금 무엇을 보고 있다고 상상하고 있을 뿐입니다'라는 말을 듣는다면 의아하게 생각할 뿐 믿지 않을 겁니다. '내 감각이 실제로는 내 몸 감각기관에서 나오는 여러 가지 전기적

신호를 내 생각 가운데서 번역한 결과'라는 사실을 확실한 증거를 들어 증명해도 도무지 믿어지지 않겠지요.

이처럼 어떤 생각과 오래도록 하나가 되어 지내다 보면, 그것이 꼭 사실처럼 보이게 되고 마침내는 고정불변의 현실이 되고 맙니다. 뚜렷한 현실이 된 다음에는 그 현실을 지어낸 '맨 처음 생각'을 찾아보려고 해도 현실과 너무나 친밀해져서 그것이 확실한 현실일 뿐 생각이 아닌 것으로 본다는 뜻입니다.

내 몸은 내 생각을 그대로 반영한다

우리 몸은 생각을 따라 쉴 새 없이 흘러가는 흐름이며, 우리 생각이 오랫동안 품어온 하나의 인상일 뿐입니다.

몸이란 시간적으로든 공간적으로든 고정된 존재가 아닙니다. 한순간도 머물러 있지 않으므로 고유한 존재로 볼 수 없으며, 몸 세포를 양자(量子) 차원으로 보면 에너지만 진동하는 텅 빈 공간일 뿐이니 물질적으로 실존한다고 볼 수가 없습니다.

생명의 근원, 즉 순수의식 차원에는 어떠한 파장도 물질도 없고 모양도 없습니다. 현상계의 몸이나 몸의 감각기관은 내 생각이 지어낸 인상일 뿐이므로 몸은 당연히 생각의 영향을 받습니다. 따라서 몸이란 우리 생각이 지어낸 환영(幻影)에 불과합니다.

미국에서 한 젊은이가 신장이식 수술을 받았습니다. 그는 이식 수술 전에는 햄버거를 좋아하지 않았는데, 수술 후 갑자기 햄버거를 무척 좋아하게 되었습니다. 알고 보니 신장을 기증한 사람이 생전에 햄버거를 아주 좋아했다고 합니다. 그러니 기증자의 생각과 인상이 그의 신장을 이식한 사람의 몸에 영향을 미친 것 아닐까요. 이식받은 사람의 몸에 기증자의 생각의 흐름이 합류한 것으로 볼 수 있겠습니다.

다른 사례로 아버지의 한쪽 신장을 이식받은 30대 남자는 이식된 신장의 만성거부반응(chronic rejection) 때문에 정기적으로 혈액 투석을 받고 있었습니다. 만성거부반응이 일어난 데는 여러 원인이 복합적으로 관여했겠지만, 아버지에 대한 이 환자의 강한 거부감 같은 심리적인 요인도 어느 정도 작용한 듯합니다. 그는 평소 아버지가 강압적인 독재자라며 두려워하고 불만이 많았다고 합니다.

그런데 이 환자는 2주에 한 차례씩 혈액 투석을 받으면서 아버지에 대한 '감사의 마음 회복하기'를 열심히 했다고 합니다. 그러면서 혈액 투석 주기가 3주, 4주로 차츰 연장되었습니다. 얼마 후 환자 마음속에서 아버지에 대한 거부감이 모두 사라지고 감사하는 마음으로 아버지를 받아들인 후로는 신장 거부반응도 사라져 더는 혈액 투석을 받을 필요가 없게 되었습니다.

이 사례를 통해 볼 때, 장기이식수술을 받은 환자들이 장기 제공자를 알든 모르든 그에게 감사하는 마음을 가진다면 이식 거부반응을 예방하는 데 도움이 되겠다는 생각이 듭니다.

이처럼 우리 몸은 우리 생각을 그대로 반영합니다.

몸을 단지 물질로 된 살덩어리로 믿을 수도 있고, 순수의식의 빛과 파동 집합체로 믿을 수도 있으며, 또 다른 무엇이라고 믿을 수도 있겠지요.

몸을 무엇이라고 생각하고 믿느냐에 따라서 몸에 나타나는 변화가 서로 다를 것입니다. 같은 병이라도 몸을 굳어진 물질로만 보게 되면 약이나 건강법이나 보약 등을 써서 좋아지길 바라겠지만, 몸을 빛과 파동이라고 본다면 주파수나 진동 폭을 자신이 마음먹은 대로 바꿈으로써 즉시 몸의 변화를 일으킬 수도 있겠습니다.

또 몸의 병이 어느 기관이나 조직의 특정 부위에만 나타났더라도 넓게 보면 신념과 생각의 영향을 받는 온몸의 모든 세포가 그 병을 만드는 데 다 같이 관여한다고 보아야 하겠습니다.

몸이 스스로 불러들이는 병

몸이 스스로 만들어내는 병의 대부분은 과도한 식욕·성욕과 재산·권력·명예에 대한 지나친 욕망, 조화롭지 못한 삶의 방식에서 비롯합니다.

동양의학의 고전인 『황제내경(黃帝內經)』의 소문(素問) 편은 이런 이야기로 시작합니다.

어느 날 황제가 스승인 기백(岐伯)에게 물었습니다.

"태곳적 사람들은 나이를 먹어 백 세가 지나도 여전히 그

동작이 쇠퇴하지 않았다고 하는데, 지금 백성들은 쉰 살이 되자마자 벌써 동작이 쇠퇴하게 되는 것은 어찌 된 까닭입니까?"

기백이 이렇게 대답합니다.

"태곳적 사람들은 자연의 기운에 조화를 맞추고 음식에 절도가 있었으며 몸도 마음도 다 함께 조화가 이루어졌습니다. 그래서 백 세의 수명을 다할 수 있었지요. 그런데 지금 사람들은 도리에 맞는 생활을 하지 않습니다. 음식을 절제할 줄 모르고 마치 과즙을 마시듯 술을 마구 마시며 심신을 함부로 과로케 하는 일이 다반사입니다. 술에 취해 여자를 찾아 정욕이 동하는 대로 그 정력을 소모하여 생명의 원천인 진기(眞氣)를 상실하고 있습니다. 심신의 진기를 온존하려 하지 않고 기분이 내키는 대로 행동하여 욕망을 충족시키며 장수의 도리를 모르고 생활 태도가 무절제하기 때문에 쉰 살만 되면 벌써 노화현상이 일어납니다."

이 문답은 2000년도 더 된 이야기입니다만, 지금 우리들에게도 여전히 최고의 교훈입니다. 이 간단한 대화에 몸 다스리기의 원리와 방법이 다 들어 있습니다.

음식 욕심과 성욕을 비롯한 여러 가지 욕망의 무절제한 추구가 몸을 잘못 다스리는 출발점입니다.

어두운 마음이 병과 괴로움을 부른다

세상 모든 일은 내가 믿는 대로 경험한다

세상 모든 일에 대해 내가 어떻게 생각하고 믿느냐에 따라서 나의 현실에 그대로 나타납니다. '내가 믿는 대로 경험한다'는 말이지요. 삶이 괴롭고 슬프다고 생각하고 그렇게 믿고 있다면, 늘 질병이나 고통이 따라다니는 삶을 살게 될 것이고 반대로 밝고 기쁜 마음으로 살면서 인생이 즐겁다고 믿는다면 건강하고 행복한 삶을 살게 되겠지요.

잠깐 저와 간단한 실험 하나 해보실까요?

손가락 늘이고 줄이기 실험

여러분의 두 손목 안쪽의 굵은 주름을 서로 포개서 손바닥과

손가락을 맞대보십시오. 양쪽 손가락 끝의 길이가 똑같지요? 혹시 길이가 다르다면, 그 차이가 어느 정도인지 기억해 두십시오.

자, 이제 눈을 감고 여러분의 한쪽 손만 들어 보세요(여자는 오른손, 남자는 왼손). 자신의 주의를 들고 있는 손가락에 모으고 그 손가락이 하늘을 향해 쭉 늘어나고 있다고 믿고 늘어나는 느낌을 느끼십시오. 어떠한 의심이나 다른 생각을 접어두고 오로지 손가락이 길게 늘어난다고 믿으세요.

(약 3분 후)

이제 눈을 뜨고 앞에서와 같이 양 손목의 주름살을 포개어 두 손의 손가락 길이를 비교해 보십시오. 들고 있었던 손가락 길이가 더 길어졌습니까?

(아마 길어졌을 것입니다.)

이제 다시 눈을 감고 그 늘어난 손을 들고 이번에는 반대로 손가락이 어린애 손처럼 작아지고 있다고 믿고 점점 작아지는 느낌을 느껴보십시오. 의심하지 말고요.

(약 3분 후)

이제 눈을 뜨고 양 손목의 주름을 포개어 손가락 길이를 비교해 보십시오. 길어졌던 손가락이 오히려 더 짧아지지 않았습니까?

(아마 짧아졌을 것입니다.)

지금, 이 실험을 실제로 해보았다면 제가 최면을 걸거나 독자

    마음은 어떻게 병을 치유하는가?

여러분이 착각한 것이 아닙니다. 실제로 그렇게 되고 있는 것입니다.

이 실험은 의심 없는 믿음에서 에너지가 나오고 그 에너지가 우리 몸을 변화시켜 주는 것을 보여줍니다. 이 에너지는 우주에 가득 차 있으며, 내 믿음대로 그 에너지가 내 몸과 물리적 현실에 그대로 나타나고 있는 것입니다.

우리 몸에서 일어나는 고통이나 질병을 해결하고 싶다면, 앞의 실험에서처럼 내 모든 주의를 모아 믿음의 파장을 보내십시오. 그러면 믿는 대로 경험할 수 있게 됩니다. 이 실험은 여러분이 더 아름다워지고 싶거나 삶에서 어떤 일이라도 이루고 싶을 때 언제든 응용할 수 있습니다.

성경에는 12년 동안 불치병인 혈루증에 걸려 있던 한 여인이 예수의 옷자락을 만진 후 곧바로 치유된 이야기가 나옵니다. 예수는 그 여인에게 "너의 믿음이 낫게 했다"고 말했습니다. 바로 '내가 믿는 대로 경험한다'는 원리를 보여주는 이야기입니다.

어떤 분들은 '믿는 대로 경험한다'는 이 원리를 부정하며 믿지 않습니다. 하지만 이분들 역시 '믿는 대로 경험하지 않는다'는 원리를 믿고 있기 때문에 사실은 그 역시 지금 믿는 대로 경험하고 있는 것이지요.

질병이 맨 처음 시작되는 곳

　어떤 믿음은 고통과 질병을 부르기도 합니다. 이렇게 말씀드리면, 과연 어떤 사람이 병에 걸리거나 사고가 나길 바라겠냐고 할지도 모르겠습니다. 하지만 저는 실제로 그런 환자분을 많이 보았습니다.

　고통과 질병을 가져오는 굳센 믿음, 즉 신념의 뿌리는 무엇일까요? 바로 욕망과 저항입니다. 무엇을 너무 좋아해서 가지려는 욕망과 무엇을 너무 싫어해서 내치는 저항, 이 둘이 병의 시작입니다.

　욕망은 음식, 이성, 재산, 명예, 권력 같은 것을 넘치도록 갖고 싶은 욕심입니다. 저항은 남을 미워하고 원망하는 마음이며 인생을 고통이자 슬픔이고 투쟁이라 여기며 상대를 늘 밀어내는 마음입니다. 혹시 질병과 고통을 맛보기 원하는 분이 있다면, 위와 같은 욕망과 저항의 마음으로 살아가면 됩니다. 틀림없이 그렇게 될 것입니다. 이처럼 질병이나 불건강이 맨 처음 시작되는 곳은 우리의 의식입니다.

　우리가 무엇을 볼 때 좋다 혹은 싫다는 생각이 저절로 떠오를 수 있습니다. 그래서 주저하지 않고 무엇을 좋아하기도 하고 싫

　　　　　　　　　　마음은 어떻게 병을 치유하는가?

어하기도 하면서 살아갑니다. 욕망과 저항이 늘 교차하여 일어
납니다. 이 욕망과 저항이 만병을 일으키는 최초의 원인입니다.
욕망과 저항의 신념 렌즈를 통과한 내 마음이 같은 성질을 띤 에
너지가 되고, 이 에너지는 불건강한 세포의 질료가 되어 질병과
불건강이 시작되기 때문입니다.

만일 이와 같은 좋아하고 싫어하는 생각이나 감정이 온전히 사
라진다면 아마 병은 생기지 않을 것이며, 있던 병도 사라질 것입
니다. 생명의 근원은 원래 질병도 노화도 죽음도 없는, 어떤 한계
도 없는 순수한 의식이기 때문입니다. 그런데 순수한 의식 가운
데 문득 '나'라는 생각이 일어나 '나'의 신념이라는 렌즈를 통해 내
밖의 대상을 판단하고 '무엇이 좋다(욕망)' '무엇이 싫다(저항)'는 생
각이 일어난 겁니다.

질병의 원인을 밝히는 수많은 의학이론

세균이 병을 일으킨다, 발암물질이 암을 발병시킨다, 잘못된
섭생이 병을 부른다, 음양오행의 부조화가 만병의 원인이다, 척
추의 역학적 구조의 잘못이 모든 병이 원인이다 등등 병이 생겨
나는 원리와 메커니즘을 설명하는 서로 다른 관점의 수없이 많은
이론이 있습니다.

이런 이론들을 영화에 비유하여 설명하면, 각 이론은 중간 장
면 몇 개만 보여줄 뿐 영화 전체의 주제와 줄거리를 모두 보여주
지는 못하는 것 같습니다. 대체로 드러난 질병 모습으로 판단하

고 설명하기 때문입니다.

저는 이런 이론들에 앞서 '욕망과 저항의 자아의식이 만병의 시초이며, 불편한 생각과 감정이 불편한 몸으로 표현된다'고 보는 것이 최고의 병리학적 관점이라고 생각합니다.

어떤 사람이 좋다(욕망)와 싫다(저항)의 구분이 분명해 늘 불편한 감정을 지니고 살아간다고 생각해 봅시다. 그 사람은 자주 심한 분노에 사로잡히고 두려움을 잘 느낄 겁니다. 또 비탄이나 피해의식 같은 감정을 늘 지니고 있을 겁니다. 그러면 이 사람의 신체 세포들은 그런 신념 체계에 따라 변성되고 재배열됩니다.

현대 양자물리학은 의식이나 생각이 에너지 파동이자 물질 입자임을 증명했습니다. 의식과 에너지와 물질은 하나라는 말입니다. 사람의 의식은 물질 입자로 굳어져 몸의 모습으로 나타나며, 반대로 몸을 구성하는 물질 입자는 분해되어 의식으로 되돌아갈 수 있습니다. 따라서 어떤 사람이 지금 몸에 병이 있을 때 몸을 의식으로 되돌릴 능력이 있다면, 즉 신념과 생각, 감정 다스리기를 잘할 수 있다면 그것만으로도 병에서 풀려날 수 있다는 뜻입니다.

신념과 생각, 감정 다스리기만으로 질병을 치료할 수 있다고 말씀드리는 것은 아닙니다. 대부분 환자에게는 몸을 치료하는 다양한 의학적 방법들이 필요합니다. 그런데도 이 말씀을 드리는 이유는 병을 지어내는 원형인 신념, 생각, 감정을 잘 다스리는 일이 모든 환자에게 꼭 필요하며 매우 중요하다는 점을 강조하기

     마음은 어떻게 병을 치유하는가?

위해서입니다.

병을 지어낸 근본 원인은 제쳐두고 몸만 치료해도 얼핏 보기에는 병증이 완화되거나 치료된 것처럼 보일 수 있습니다. 그러나 어두운 신념과 생각과 감정이 끊임없이 지어내는 병의 에너지는 곧 다시 돌아와 또 다른 병의 모습으로 나타날 것입니다.

20세기 미국 의학의 대부로 불리는 오슬러(W. Osler) 교수는 존스홉킨스대학 퇴임 고별 강의에서 다음과 같은 유명한 교훈을 남겼습니다.

"의사들이 대학에서 배운 과학적 지식은 환자를 이해하는데 삼 분의 일 정도만 쓸모가 있습니다. 의사들은 환자의 감정이나 신념 같은 다른 측면들도 잘 살펴볼 줄 알아야 합니다."

환자를 잘 이해하려면 단편적인 의과학 지식 외에도 다양한 관점으로 두루 살펴야 하며, 건강과 질병의 최초 원인인 환자의 의식에 대한 이해가 가장 중요하다는 말입니다.

세상의 모든 문제는 그것이 맨 처음 시작된 출발점인 의식에서 해결되어야 하듯 몸의 고통도 그것이 만들어진 최초의 바탕인 의식을 다룰 때만이 뿌리째 해결할 수 있습니다.

머리카락을 습관적으로 뽑는 아이 사례

어떤 여성에게 초등학교에 다니는 아이가 있었는데, 이 아이는 늘 자기 머리카락을 습관적으로 뽑아댔습니다. 그러다 보니 머리 한쪽에 원형탈모처럼 동그란 구멍이 생겼습니다. 아무리 못하게 타일러도 소용없었고, 손에 장갑을 끼우거나 혼을 내도 그때뿐 머리카락을 뽑는 습관을 고칠 수가 없었습니다. 피부과와 정신과 상담 치료를 병행했는데도 효과가 없었습니다.

이 아이 엄마와 대화를 나누다 보니, 평소 시어머니가 미워서 시어머니를 볼 때마다 왠지 '저 노인네 머리채를 홀랑 뽑아버렸으면 시원하겠다'는 마음이 들었다고 했습니다. 이런 엄마의 생각이 아이를 통해 경험되고 있었던 것 아닐까요?

저는 엄마의 마음을 바꾸게 했습니다.

"부인을 걱정하게 만드는 이 아이는 누구와의 사이에서 낳았습니까?"

"남편과 좋아해서 낳았지요."

"그 남편은 누가 낳았습니까?"

"시어머니요. 머리채를 홀랑 뽑아버리고 싶은 시어머니가 낳았지요."

저는 이분에게 시어머니가 보이지 않는 곳에 조용히 앉아 하루 종일 '어머니, 당신의 머리채를 뽑고 싶었던 제 마음을 용서하십시오. 당신을 사랑합니다'를 반복해서 말하라고 했습니다. 이분은 처음엔 그 말을 하는 것에 저항감이 컸지만, 그래도 며칠 계속했다고 합니다. 그러면서 뜨거운 눈물이 많이 흘러나왔고 시어머니에 대한 미움이 차츰 사라지면서 시어머니를 용서하게 되었습니다. 엄마의 마음이 완전히 바뀌게 되자 아이도 더는 머리카락에 손대지 않게 되었습니다.

휴가 대신 입원하게 된 여성 사례

교통사고로 입원한 한 여성의 이야기입니다. 이분은 고등학교를 졸업하자마자 취업하여 5년 동안 매우 바쁘게 살았습니다. 친구들은 여행도 다니며 즐기는데 자신은 휴가 한 번 제대로 못 가서 늘 불만이었죠.

이분은 통근버스를 타고 출퇴근할 때마다 '이 차가 교통사고가 나서 전복되면 내가 좀 쉴 수 있을 텐데' 하고 생각했다고 합니다. 결국 승용차를 운전하다가 차가 전복되는 사고를 당했고, 폐에 구멍이 나고(기흉) 갈비뼈가 골절되어 오랫동안 입원하여 쉬게 되었습니다.

이처럼 교통사고가 나서라도 조용히 쉬고 싶다는 생각은 욕망과 저항에 치우친 삶에 매우 지쳐 있었음을 보여줍니다. 욕망이나 저항 없이 즐겁게 살아왔다면 이처럼 교통사고를 소망하지도, 병원에서 치료받으며 쉴 필요도 없었을 것입니다.

부정적 신념을 긍정적 신념으로 바꾸는 실천법

뒤에서 구체적인 실천법을 살펴보겠지만, 건강을 비롯한 삶 전반을 부정적으로 여긴다면 밝고 긍정적인 생각으로 바꾸는 것이 좋습니다. 어두운 생각과 마음은 내 진짜 모습이 아니라고 지워

버리고 아름답고 건강한 자기 모습을 그려보는 것입니다.

　내가 원하는 모습을 그림으로 그리거나 글로 써서 벽이나 냉장고 등 늘 눈에 띄는 곳에 붙여두면 좋습니다. 매일 아침 잠자리에서 일어날 때 잠깐 자신의 밝은 모습을 떠올리며 속삭이는 습관도 좋습니다. 자기가 자신의 모습을 감사하며 바라보는 것입니다. 가족 모두의 건강도 같은 방법으로 믿음을 가지면 좋습니다. 그렇게 했는데도 또 불안한 생각이 든다면 계속 반복하여 밝은 생각과 믿음이 각인될 때까지 합니다.

　이 방법은 단순하게 보이지만, 매우 강력한 효과가 있습니다. 어두운 내용이 담긴 녹음테이프를 고속으로 지우고 밝은 내용을 녹음하는 방법입니다. 고통스러운 생각과 감정이 잔뜩 녹음된 마음의 테이프를 고속으로 지워버리지 않는다면, 앞으로도 끈질기게 괴로움을 당하게 될 것입니다. 이처럼 묵은 신념을 지우고 자신의 밝은 모습을 떠올리며 이것이 나의 참모습이라고 믿고 말로 표현하면 밝은 신념이 녹음될 것입니다.

밝은 마음이 건강과 즐거움을 부른다

나는 어떤 색안경을 끼고 있을까?

우리는 가끔 한자리에 같이하고 싶지 않은 사람을 어쩔 수 없이 만나기도 합니다. 왠지 싫고 밉고 천해 보이고 추하게 느껴지지요. 그런데 이들이 실제로 그런 사람들일까요? 아닙니다. 사실은 내 마음의 필터[相, Identity]로 지어낸 인상일 뿐 그 사람들의 참모습이 아닙니다.

나에게 누군가가 싫은 사람으로 보이는 것은 그를 싫어하는 마음의 색안경을 끼고 보고 있기 때문입니다. 그러므로 그 사람의 참모습을 보려면 색안경을 벗고 바로 보아야 합니다.

필터나 색안경은 내 마음의 신념입니다. 사람과 사물을 볼 때마다 일일이 좋다 나쁘다, 예쁘다 밉다, 선하다 악하다로 나누어 판단하다 보면 생명에너지를 많이 쓰게 됨으로써 지쳐버립니다. 결국 불안과 고통을 맛보게 됩니다.

이렇게 나누고 따지기보다는 모든 사람과 사물을 한결같이 아름다운 경치를 바라보듯 하면 우선 내가 편해집니다. 필터와 색안경을 벗고 바로 보면 모두 다 곱고 좋습니다. 상대를 위해서가 아니라 내가 편해지기 위해서라도 이렇게 하면 좋습니다.

가끔 몇 사람이 모여 이야기를 나누다 보면 그 자리에 없는 어떤 사람 흉을 보거나 비난할 때가 있습니다. 한 사람이 흉보기 시작하면 이 사람 저 사람이 덩달아 흉보기 경쟁을 하게 되고 그러다 보면 그를 몹쓸 사람으로 만들기도 하지요. 남을 칭찬할 때도 비슷해 정도 이상으로 높여 말하기 일쑤고, 주변을 웃기기 위해 농담할 때도 으레 이 소리 저 소리로 꾸며댑니다.

이처럼 우리 마음은 자신을 드러내고 더 재치 있게 보이며 남에게 인정받기 위해 자신을 꾸미고, 가끔은 남을 가혹하게 매도하기도 합니다. 대체로 사람 마음은 한시도 쉬지 않고 이런 짓을 합니다. 그래서 성인들은 사람 마음을 원숭이에 비유했습니다. 한시도 가만히 있지 않고 이 나무 저 나무로 방정맞게 옮겨 다니는 원숭이와 우리 마음이 똑같다는 것이지요.

우리는 어느 자리에서나 남에게 잘 보이려고, 능력 있게 보이려고, 혹은 인기를 모으기 위해서 자신을 꾸며대고 있지나 않은지 살펴보아야 합니다. 혹시 자신도 모르는 사이에 내 마음의 원숭이가 까불대는 것을 보면, 금방 멈추기보다는 '너 참 잘한다, 더

     마음은 어떻게 병을 치유하는가?

까불어보거라' 하며 내 마음을 주의 깊게 살펴보십시오. 그러면 스스로 부끄러워서 꼬리를 내린다고 합니다. 우리는 내 원숭이뿐만 아니라 남의 원숭이도 늘 살펴보아야 합니다. 원숭이들 놀음에 덩달아 휩쓸리다 보면 뒷날 고통을 맛보게 될 수 있습니다.

상대와 대화할 때도 대개는 상대를 잘 설득하면서 자신을 잘 보이려 합니다. 말재주를 부리거나 겸손한 척하면서 머리를 이리저리 쓰지요. 이런 식의 대화는 상대와 나를 하나로 연결하지 못합니다. 두 사람 모두의 내면에 감동이 일어나지 않습니다. 자기를 잘 보이려 하기보다는 상대에게 진정으로 관심과 주의를 모으고 대하는 것이 나도 편안하고 상대도 편안함을 느끼게 됩니다.

내 배우자, 자녀, 부모 등 가족에게도 좋은 생각과 감정을 가지도록 노력하면 좋습니다. 늘 의식적으로 진심을 다해 관심과 주의를 보내는 것이 필요합니다.

배우자에게 좋은 믿음 갖기

배우자의 외도 때문에 고통받는 남편이나 아내를 만나 본 적이 있습니까? 많은 경우 가정이 파탄 나거나 본인의 건강이 크게 상하기도 합니다.

얼마 전 50대 후반의 여성이 저에게 찾아왔는데, 지난 3년 동안 자궁암으로 어느 대학병원에서 치료했지만 이제 치료의 한계에 도달했다고 선고받은 상태였습니다.

이분 이야기를 들어 보니, 이분 어머니가 자신을 비롯해 딸 둘을 내리 낳자, 아버지가 아들을 얻겠다며 첩을 들였답니다. 이때부터 어린 마음은 아버지와 첩을 무척 미워하면서 불만을 품게 되었고, 남자는 배신을 잘하며 믿을 게 못 된다는 강한 믿음이 생겼습니다.

그런데 결혼한 후에는 본인의 남편이 춤바람이 나서 사흘 걸음으로 외박이 시작되었습니다. 이 환자는 남편의 버릇을 잡으려고 온갖 노력을 다했지만, 30년이 지난 오늘까지도 계속되고 있다고 했습니다.

이 환자의 오랜 마음고생이 자궁암을 낳은 뿌리가 된 것입니다. 어릴 적부터 마음 가운데 새긴 '남자는 배신자이며 믿을 게 못 된다'는 신념을 친정아버지에 이어 남편을 통해서도 경험하고 있었던 겁니다.

이 환자는 의학적으로 치료하는 것도 필요하지만, 아버지와 남편에 대한 뿌리 깊은 저항심을 치유하는 것이 무엇보다 중요했습니다. 그들을 용서하고 큰 사랑으로 받아들이는 것이 우선 되어야 했습니다.

어떻게 마음을 그렇게 쉽게 바꿀 수 있겠느냐고들 합니다. 하지만 진정으로 건강을 회복하고 싶다면 그렇게 할 수 있지 않을까요? 그 대상을 위해서가 아니라 자기 자신이 편안해야 치유되니까요.

   마음은 어떻게 병을 치유하는가?

배우자가 외도하거나 허튼짓할 때, 배우자만 공격하며 고치려 해서는 잘 해결되지 않습니다. 이 환자처럼 결혼 이전에도 상대를 배척하고 원망할 만한 사건과 거기서 생긴 어떤 강한 믿음이 분명히 있을 것입니다. 그 신념을 먼저 지워야 합니다. 자기 생각과 믿음을 바꾸지 않은 채 배우자만 바뀌길 바라는 것은 원판 필름은 그대로 두고 스크린에 펼쳐진 화면만 없애보려고 덤비는 것과 같습니다.

어떻게 하면 될까요? '배우자 존중하고 사랑하기' 훈련을 하면 됩니다. 배우자에 대한 자신의 부정적인 믿음을 지우며 그 모습이 진짜 배우자의 모습은 아니라고 생각하는 겁니다. 밝고 훌륭한 배우자상을 마음에 두고 항상 큰 사랑으로 존경하고 바라보면서 그 모습이 배우자의 원래 모습이라고 믿습니다. 의심 없이 굳게 믿으며 배우자 존중하고 사랑하기 훈련을 계속하다 보면 사랑하는 척이 아니라 실제로 그런 마음이 우러나오고, 그때는 배우자에게 외도하라고 해도 하지 않을 것입니다.

부부 간 갈등이 질병이나 사고를 불러온 사례가 무척 많습니다. 우리는 늘 '배우자 존중하고 사랑하기' 훈련으로 그런 비극적인 일을 예방하고 해결할 수 있습니다.

배우자의 어떤 허물이 눈에 띄면 그것을 고치려 다투기보다는 배우자에 대한 나의 부정적 생각을 먼저 지우면서 그 허물이 내 배우자의 참모습이 아니라고 스스로 선언해 보세요.

멋지고 사랑스러운 배우자의 모습을 떠올리면서 '존경하며 바라보기'를 계속하다 보면 배우자는 서서히 바뀔 것입니다. 배우자보다 나 먼저, 내 생각과 믿음을 밝은 쪽으로 바꾸는 것이 해결의 열쇠입니다.

자녀에게 밝은 마음 갖기

어린 자녀의 건강 상태나 운명은 부모가 평소 먹는 마음과 밀접한 관계가 있는 것 같습니다.

아이가 아직 갓난아이였을 때, 남편의 외도로 속상했던 아기 엄마가 남편을 상대하지 않고 대화를 끊기로 작정했습니다. 오랫동안 남편이 하는 말에 대꾸조차 하지 않았지요.

그런데 아이가 자라 다섯 살이 넘도록 말을 못 하는 것입니다. 병원에서 정밀검사를 해보아도 몸에 특별한 이상이 없었습니다. 왜 아이가 말을 못 하고 있는 걸까요?

요즘은 자녀를 적게 두는 시대라서 아이를 과잉보호하며 늘 불안해하는 부모가 많습니다. 멀쩡한 아이를 두고 '아이 건강에 나쁠 수 있어, 무슨 사고라도 당하면 안 돼' 하면서 온갖 걱정을 사서 하는데, 이는 아이를 도와주는 것이 아닙니다. 오히려 아이의 머리를 걱정과 불안의 주먹으로 때리는 것과 같습니다.

내 아이는 밝고 완전하다고 늘 상상하며 사랑하는 것이 좋습니다. 아이뿐만 아니라 배우자와 다른 가족에게도 이러한 밝은 믿음의 에너지를 보내면 좋겠습니다.

가끔 아이들이 화상을 입거나 교통사고를 당하거나 심하게 아

    마음은 어떻게 병을 치유하는가?

파 병원에 옵니다. 보호자인 부모와 대화하다 보면, 아이 엄마의 마음 상태와 아이 건강이 관련된 경우가 있는 것 같습니다. 특히 엄마가 시부모나 남편 또는 주변과 갈등을 반복하는 상태일 때 아이의 건강이나 운명에 나쁜 영향을 미치는 것이 확실해 보입니다.

아이가 밝고 건강하게 자라기를 원한다면 부모 마음 가운데 어두운 그림자가 없는지 찾아서 지우고 밝은 마음으로 바꾸는 것이 우선되어야 합니다. 부모 마음이 밝고 행복해야만 자녀도 밝고 행복할 것입니다.

부모에 대한 좋은 마음 갖기

여러 해 전 30대 후반의 젊은 여성이 자주 정신을 잃고 쓰러지는 증세로 병원에 왔습니다. 이 환자는 결혼한 지 10년가량 되었는데, 결혼 전엔 건강했으나 첫아이를 낳은 뒤부터 자주 그랬다고 했습니다.

이 환자의 증세는 뇌전증(간질)과는 매우 달랐습니다. 멀쩡히 있다가 정신을 잃고 혼수상태에 빠진 것처럼 몇 시간이고 깨어나지 않았다고 했습니다. 이 증세로 스무 번 이상 병원에 입원했고, 뇌신경 계통 명의들을 찾아가 각종 검사와 진료를 받았습니다. 하지만 별 이상 소견을 찾아내지 못했고 증세는 조금도 나아지지 않았습니다. 어떤 의사가 뇌전증으로 진단하여 약을 처방해 주어 여러 해 동안 먹고 있었습니다.

이분은 연애결혼을 했는데, 남편이 장남이라 시부모를 모시고 잠시 시댁에 살게 되었습니다. 시집간 날, 기독교인인 시어머니가 '우리 집 식구가 되었으니 이제부터는 교회 가자'고 했답니다. 그런데 이분은 불교 집안에서 태어나 어릴 적부터 늘 절에 다녔기에 도저히 교회에 갈 마음이 들지 않았습니다. 부처님을 배신하는 것 같아서였겠지요.

시어머니는 몇 차례 권유에도 꿈쩍하지 않는 며느리한테 무척 화가 났습니다. 어느 날, '네 배 속에 있는 아기 지워버리고 우리 집을 나가라'며 엄청난 폭언까지 퍼부었습니다. 첫아이를 임신하여 8개월 정도 지나 몸이 무거웠을 때였는데, 너무나 큰 충격을 받은 나머지 1주일 동안 먹지도 못하고 자리에서 일어나지도 못했다고 합니다.

이 사건 후부터 이분 눈에 시어머니가 무서운 독사처럼 보이기 시작했습니다. 시어머니와 마주치면 소름 끼치며 가슴이 뛰었습니다. 정신을 잃고 쓰러지는 증세도 늘 시어머니와 충돌한 후에 일어났습니다. 이 환자의 병은 '시어머니 공포증'이고, 그 원인은 시어머니에 대한 지독한 저항이었습니다.

제가 이렇게 말했습니다.

"지금 시어머니로부터 엄청난 고통을 당하고 있으니 세상 도리로 보자면 당신에게 잘못이 없지요. 종교의 자유가 보장되는 시대에 자기 종교를 강요하며 며느리를 학대하는 시어머니가 잘못했습니다. 그런데 당신이 믿는 불교 도리에 비추어보면, 지금 당

   마음은 어떻게 병을 치유하는가?

신이 겪고 있는 고통은 과거에 그만한 고통의 씨를 심은 인과이
지 않습니까?

　당신은 이 집에 시집올 때 갚아야 할 부채 장부를 가지고 왔습
니다. 그 부채는 당신이 고통을 겪어야만 갚아질 텐데, 시어머니
가 악역을 맡아가면서 그 부채를 갚아주고 있는 셈입니다. 그렇
게 보면 시어머니는 독사가 아니라 우러러 모셔야 할 관세음보살
입니다.”

　이때부터 이분의 심경에 큰 변화가 온 듯 눈물을 흘렸습니다.
저는 그분에게 이런 방법을 권했습니다.

　“집에 돌아가면 남편이 출근한 후 방에 홀로 앉아서 하거나 혹
은 산책하면서 시어머니가 사는 쪽을 향해 이렇게 말해보십시
오. ‘어머니, 저를 용서하십시오. 당신은 관세음보살입니다.’ 이
말을 계속 되풀이해서 귀에 울릴 만큼 외워보십시오. 시어머니
듣는 데서 직접 하지 않아도 됩니다.”

　이분은 일주일가량을 온종일 시어머니 쪽을 향해 ‘어머니, 저를
용서하십시오. 당신은 관세음보살입니다’를 외웠습니다. 뜨거운
눈물도 많이 흐르고 시어머니가 차츰 좋게 느껴지기 시작했습니
다. 그전까지는 시어머니를 떠올리기만 해도 소름이 끼쳤는데
말입니다. 적대감으로 꽉 차 있던 눈꺼풀이 편안하게 풀렸고 얼
굴에 생기가 돌기 시작했습니다.

　저는 이분에게 완전히 편안해질 때까지 몇 달이고 매일매일 계
속하라고 하면서 이분을 지지해 주었습니다.

서너 달쯤 지나 이분이 이웃분들과 함께 제게 찾아왔습니다. 얼굴이 환하게 밝아져 딴 사람같이 보일 정도였습니다. 이분은 자신에게 많은 변화가 있었다고 했습니다. 수면제를 먹지 않아도 푹 자고 몸도 편하다고 했습니다. 더 놀라운 건 그날 아침 시어머니가 오랜만에 전화해서 '너희들 사는 아파트가 좁으니 좀 더 큰 곳으로 옮기거라. 내가 돈을 대주마'라고 했다는 것입니다. 상상도 할 수 없었던 일이 일어났다고 했습니다. 너무도 놀랍고 기뻐서 제게 온 것입니다.

이분은 시어머니를 독사로 보았던 마음을 바꾸어 밝은 관세음보살로 보게 되었는데, 시어머니가 실제로 관세음보살의 모습으로 나타난 것이지요.

모든 병의 최초 원인은 생각과 감정

제2의 히포크라테스이자 의학의 황제로 일컬어지는 파라켈수스는 '모든 병의 최초 원인은 생각과 감정'이며 이를 '엘리멘타리(Elementary, 상념체 혹은 감정체)'라는 의학 용어로 표현했습니다.

오늘날 몸이 아파 병원에 찾아오는 환자의 반 이상은 각종 검사를 해도 별 이상 소견이 나타나지 않습니다. 그러다 보니 현대의학의 물리적인 약물 치료만으로는 별로 효과가 없습니다.

19세기 과학혁명 이후 지난 세기를 지나면서 현대의학은 물질의학 쪽으로 더 강화되고 있지만, 현대의학의 이런 경향에 대한 반성 역시 함께 일어나고 있습니다.

   마음은 어떻게 병을 치유하는가?

미국 아이오와대학의 웰레스 교수는『깨달음의 신경생리학』이
라는 저서를 통해 신념 및 정서와 건강의 관계를 과학적으로 설
명했습니다. 알코올 중독이나 마약 중독, 자살 기도 같은 심리적
문제뿐만 아니라 암과 에이즈 같은 끈질긴 난치병의 배경에 어두
운 신념과 감정이 파괴적인 에너지로 작용하고 있다고 보는 것입
니다.

이것을 말끔히 해소하지 못하면 건강을 완벽하게 회복하는 것
이 불가능합니다. 암 환자의 치료 결과가 좋았던 경우 대부분은
치료 과정에서 어두운 믿음이나 감정, 생활 태도가 바뀐 사람들
이었다는 연구 보고가 있습니다.

돈의 고통, 죽음의 두려움에서 벗어나려면

돈 때문에 괴로움을 겪고 있다면

물리적인 현실 세계에서 사람의 마음을 사로잡고 있는 것 중에 돈만 한 것도 없는 것 같습니다. 필요한 만큼 돈이 항상 있으면 좋겠지만 그렇지 못할 때가 많으니까요. 그런데 절대다수의 사람은 필요한 만큼이 아니라 그 이상의 많은 돈을 갈망합니다. 늘 부족하다고 여기며 더 많았으면 더욱더 많으면 좋겠다고 갈망하지요.

오늘날 인류의 이기적인 문명 구조는 남과 경쟁하고 싸워서 이길 때 명예와 권력과 부를 누릴 수 있는 구조입니다. 이런 사회에서 살아가면서 돈을 벌어보려고 무진장 애쓰는데도 돈이 생기지 않는다면 왜 그런지 그 이유를 찾아볼 필요가 있겠습니다.

그 이유 중 하나는 많은 사람이 겉으로는 돈을 갈망하면서도 마음속 깊은 곳에서는 돈을 배척하며 저항하는 의식이 있습니다. 돈이나 부자에 대해 좋지 않게 생각하는 부정적인 믿음을 가지고 있으면서 돈이 생기지 않는다고 불평하는 상태인 겁니다.

또 자신은 성공하고 싶어 하면서도 다른 사람의 성공을 은근히 싫어하여 이를 시기 질투하거나 그의 실패를 은근히 좋아하면서 용인하는 것도 자신의 마음속에 실패의 씨를 심는 것과 같습니다. 다른 사람의 어떠한 실패도 마음속에 담아두지 말고, 다른 모든 사람의 성공을 나의 성공으로 받아들이는 것이 마음속에 성공과 풍요의 씨를 심는 방법입니다.

돈은 선과 악의 잣대로 저울질할 대상이 아니다

부자가 도둑같이 보인 적이 있습니까? 그렇게 보인다면 실제로는 밖으로 투사한 나의 부정적인 믿음이 되비쳐 보이는 것입니다. 내 마음속의 욕망과 저항이 싸워서 만든 결과물이기도 합니다.

돈이란 내 믿음과 생각의 상징이며, 돈을 내 믿음의 정보가 담긴 에너지로 보는 것이 좋습니다. 따라서 물질적인 수량인 몇백만 몇천만 원 같은 화폐 단위로 환산하지 말고 내 의식의 풍요와 행복 에너지로 보는 것이 돈을 바라보는 가장 무난한 관점일 것입니다.

그러므로 단돈 몇천 원을 주고받는 상황에서도 그것을 보잘것

없는 화폐가 아닌 풍요와 행복이 충만한 생명에너지를 나누는 것으로 느끼는 것이 좋겠습니다. 어떠한 다른 인상이나 감정을 떠올리는 대신 행복과 사랑의 감정만 돈에 실어서 주고받는 것이 가장 좋겠습니다.

돈은 선과 악의 잣대로 저울질할 대상이 못 됩니다. 세상 어떠한 사물도 얕은 생각으로 좋다 나쁘다, 옳다 그르다를 가릴 필요가 없습니다. 마음속에 욕망과 저항을 담은 채 내리는 판단의 대부분은 도리에서 빗나가 있습니다.

그러니 사람이나 다른 사물을 대할 때와 마찬가지로 돈을 대할 때도 욕망이나 갈망, 부정적인 감정을 버리고 대하는 것이 좋겠습니다. 자연스러운 에너지의 흐름처럼 이해하고 돈을 미워하지도 집요하게 갈망하지도 말고요. 돈을 아름다운 예술 작품처럼 감사하며 바라볼 수 있다면 돈으로부터의 고통에서 자유롭게 될 것입니다.

마음이 편하고 행복할 때 돈이 따라온다

사실 돈이란 내 마음이 편하고 행복하며 하는 일이 즐거울 때 자연히 따라오는 에너지라고 합니다. 그러니 돈을 숫자로만 보지 말고 좋은 일과 좋은 감정에 따르는 에너지 흐름으로 이해하는 것이 좋겠습니다.

돈을 대할 때도 편한 사람이나 익숙한 사물을 대할 때처럼 대하면 좋을 것 같습니다. 돈에 저항하지 말고 반대로 집요하게 손에 쥐려고 하지도 말고 자연스러운 흐름으로 대합니다. 그렇게 돈을 이해하고 감사하며 바라보면 돈으로부터 비롯된 고통에서 벗어날 수 있지 않을까요?

돈 때문에 고민하며 고통당하다가 몸에 병이 생긴 분들이 가끔 병원에 옵니다. 빚을 주었다가 떼였거나, 감당하기 어려운 빚을 내었거나 여러 이유로 돈이 부족해 시달리는 분들이지요. 특히 억울하게 이런저런 이유로 모아둔 돈을 날린 분들은 더욱 고통스러워합니다. 자신에게는 잘못이 없는데 상대가 잘못해서 그렇게 되었다고 억울해하지요.

그러나 돈 때문에 겪는 고통은 우리 모두가 공동으로 창조한 것이며, 더 정확히 이야기하면 자신이 지어낸 것입니다. 특히 내게는 책임이 없고 상대에게만 책임이 있다고 생각하면 고통이 창조됩니다. 따라서 현실을 받아들이고 자신에게 책임이 있다고 마음먹어야 해결의 실마리를 풀 수 있습니다.

돈 때문에 화병이 난 사람들은 그와 같은 현실을 본인 책임이라고 인정하며 받아들이고 상대를 원망하지 않게 될 때 비로소 어떤 약으로도 듣지 않던 병이 좋아지는 것 같습니다. 나아가 경제적 어려움도 차츰 풀리겠지요. 나는 아무 잘못한 게 없다고 끝끝내 고집하며 원망을 계속하면 병도 깊어지겠지만 경제적으로도 해결의 실마리는 보이지 않고 고통만 더할 수 있습니다.

내가 경험하고 있는 이 모든 현실은 내 믿음과 생각이 반영된 것이기에 전적으로 내 책임입니다. 이 원리는 돈에도 똑같이 적용됩니다. 다른 현실과 마찬가지로 돈도 나 자신의 믿음과 생각의 반영입니다.

앞에서도 간단히 언급했지만, 돈이 정말로 많았으면 좋겠다고 갈망하며 돈을 벌기 위해 무던히 애쓰는데도 돈이 생기지 않는다면, 왜 그런지 그 이유를 곰곰이 따져볼 필요가 있습니다. 혹시 오래전부터 마음속 깊은 곳에 돈과 부자에 대한 부정적인 신념이 있지는 않았는지 말입니다.

'돈은 더러운 것이다, 돈은 모든 부정과 부패의 근원이다.'

'부자들은 양심이 불량하다, 부자들은 돈을 벌기 위해 온갖 나쁜 짓도 서슴지 않는다.'

'나는 돈이 부족하고 궁핍하다, 돈은 절대로 쉽게 벌리지 않는다, 나는 금전 운이 없다.'

'청빈한 삶이 아름답다.'

혹시 마음 한편에 이런 생각과 믿음을 가지고 있지는 않습니까? 이처럼 돈과 부자에 저항하면서 돈이 생기지 않는다고 불평하는 것이 이상하지 않습니까? 또 자신이 보기에도 그릇된 욕망으로 돈에 집착하며 돈을 벌려 애쓴다면 그것 역시 풍요의 흐름과 에너지를 거스르는 일이니 공연히 애만 쓰는 꼴입니다.

돈은 선과 악의 잣대로 저울질하는 대상이 아닙니다. 다른 사람에게 봉사하고 사회를 위해 선한 일을 하는 사람은 청빈하게 살아야 한다는 대중 신념이 있는 것 같습니다. 하지만 착하고 선한 일에 풍요와 번영이 뒤따를 때 그러한 일을 더 오래 계속하며 더 확대해 갈 수 있지 않을까요? 그러니 풍요와 행복의 흐름에 자연스럽게 마음을 함께하는 것이 좋겠습니다.

왜 죽음을 두려워할 필요가 없는가?

죽음이야말로 우리가 세상에 태어나는 일과 함께 가장 큰 사건입니다. 그래서 생사대사(生死大事)라고 하지요. 우리가 살아가면서 해결해야 할 가장 큰 일이라고 할 수 있겠습니다.

이처럼 크고 어려운 문제를 다루는 것은 쉽지 않습니다만, 우리 삶에서 가장 큰 일이니 제가 서투르나마 조금 이야기할까 합니다.

죽음의 문제는 다른 사람이 대신 해결해 줄 수 있는 것이 아닙니다. 현대의학이나 병원도 죽음에 대한 두려움을 해결해 주지 못합니다. 죽음은 경험하거나 실험해 볼 수 없으니 그 실체를 파헤쳐 대처하는 것은 불가능합니다. 그러나 죽음에 관한 생각과 믿음을 어떻게 가지느냐에 따라 우리의 삶은 분명 달라질 수 있습니다.

모든 사람이 각자 지닌 종교나 철학적 관점에 따라 죽음을 달리 생각합니다. 저의 경우, 죽음 같은 것은 없다고 봅니다. 우리는 몸이 사라지는 것을 보고 죽음이라고 여깁니다. 이것은 우리가 '몸이 나'라는 착각과 환상을 가지고 살아가기 때문입니다.

죽음은 새 옷으로 갈아입는 것

사실 우리의 몸이란 이를테면 우리가 입고 있는 옷과 같습니다. 아무리 좋은 옷이라도 날마다 같은 옷을 계속 입고 있어야 한다면 옷은 묵어 낡아지고 싫증도 나지 않겠습니까? 어느 때인가는 자연히 그 옷을 벗고 새 옷으로 갈아입게 되겠지요. 묵은 옷을 벗는다고 해서 내가 사라지는 것은 아니지 않습니까?

저는 특정 종교의 윤회설을 설명하는 것은 아닙니다. 죽음은 우리 생명의 근원이 새로운 단계의 경험을 시작하는 것이라고 말씀드리는 겁니다.

어떤 사람이 죽음의 본체를 바로 알고 그 본질을 가슴으로 느끼면서 죽음의 공포에서 벗어났다면, 그의 삶은 어떤 성취와도 비교할 수 없을 만큼 큰 성공을 이루었다고 할 만합니다.

우리가 태어나고 죽는 것은 끝없이 넓고 깊은 바다 표면에서 크고 작은 파도가 일었다가 사라지는 모습과 비슷하다고 생각합니다. 수없이 많은 파도가 일었다 사라지기를 계속하지만 바다는 그대로입니다. 바다라는 하나의 생명은 영원히 계속되지요.

나의 죽음을 이처럼 생명의 근원인 한정 없는 바다 위에서 나라는 파도 하나가 떠올랐다가 사라지는 모습으로 떠올려보십시오. 잠시 파도의 모습을 보이고 사라지지만, 나는 원래 바다였고 여전히 바다이며 영원히 바다인 것입니다.

이처럼 생명의 근원에서 보면 생사가 없으며 '참 나'는 바다라는 하나의 큰 생명으로서 영원히 살고 있다고 할 수 있습니다. 다만 하나의 파도 같은 내 몸의 모습은 내 믿음대로 나타났다 사라졌다 하는 것이지요.

이 몸(파도)이 진짜 내가 아님을 바로 알고 그 몸을 품고 있는 한정 없는 의식의 바다가 참 나인 것을 알게 되면, 바다 위에 잠시 떠올랐던 파도가 사라져 보이지 않는다고 해서 슬퍼할 이유가 없을 것입니다. 죽음을 애석하게 여길 필요가 없지 않을까요?

자유롭고 편안한 삶을 회복하는 법

참으로 복잡 미묘한 마음

우리가 날마다 쓰고 있는 마음은 참으로 복잡 미묘합니다. 일상의 마음을 크게 둘로 나눈다면, 좋아하는 마음(욕망)과 싫어하는 마음(저항)일 것입니다. 이 두 마음은 서로 나뉘어 따로 놀고 있는 것처럼 보이지만 실제로는 동전 앞뒷면처럼 하나입니다.

어떤 대상이 악독해 보이고 부정직해 보이고 밉게 보이고 천하게 보이고 미련해 보이고 무능해 보이고… 아무튼 내 눈에 싫게만 보인다고 합시다. 게다가 내가 그렇게 볼만 한 충분한 증거도 있다고 합시다. 그러나 이런 모습들은 나의 저항하는 마음이 밖으로 드러난 것입니다.

이렇게 드러난 저항하는 마음 뒷면에는 드러나지 않은 욕망의 마음이 반드시 붙어 있습니다.

예를 들어, 상대를 향해 '저 사람은 못됐어'라고 말하는 순간 내 마음속은 '나는 선량해'라는 생각이 차지합니다. 이처럼 상대에게 투사한 내 믿음(저항) 뒷면에는 스스로가 차지하는 믿음(욕망)이 있는 거지요.

'그는 부정직하다'고 밖으로 투사하자마자(저항) '나는 정직하다'를 내가 차지합니다(욕망). '그는 불친절하다'에는 '나는 친절하다'가, '그는 무능하다'에는 '나는 유능하다'가 한 짝으로 함께 있습니다.

'나는 이것이다'라고 생각하자마자 자동으로 '나는 저것이 아니다'라는 생각을 동시에 지어내고 있습니다. '나는 잘났다'라는 생각에는 '다른 사람은 못났다'라는 생각이, '나는 영리하다'라는 생각에는 '다른 사람은 미련하다'는 생각이 함께 자리 잡고 있습니다.

내가 좋아하는 욕망의 자아상(自我相)을 자신이 차지하기 위해 내가 싫어하는 저항의 상(相, Identity)을 내 밖의 다른 사람에게 들씌우려고 합니다. 좋아하는 옷은 내가 입고 싫어하는 옷을 남에게 입히려 하는 거지요. 좋아하는 배역은 내가 맡고 싫어하는 배역을 남이 맡게 합니다.

내 눈에 어떤 사람의 양심이 불량해 보인다고 합시다. 양심이 불량한 증거도 틀림없이 있습니다. 그러나 나도 모르는 사이에 '나는 양심이 바르다'는 생각을 차지하면서 '다른 사람은 양심이 나쁘다'는 생각의 짝을 동시에 창조하여 그 사람에게 투사한 결과입니다.

누가 당신에게 '당신은 불친절하고 건방지다'고 비판하며 공격하고 있다고 합시다. 당신은 그런 비난을 이해할 수도 용납할 수도 없으니 화가 나겠지요. 공격하는 대상에게 더 이상 친절을 베풀며 겸손하게 대할 마음이 나지 않겠지요.

그러나 이것은 당신이 평소에 '나는 친절하고 겸손하다'는 생각을 스스로 차지하면서 나도 모르는 사이에 '다른 사람은 불친절하고 건방지다'는 생각의 짝을 동시에 지어내서 상대에게 들씌워 놓은 결과입니다. 당신이 생각한 대로 상대가 불친절하고 건방진 모습을 당신에게 보여주고 있는 겁니다. 당신이 싫어해서 밖으로 투사한 생각이 반작용으로 나에게 돌아온 것입니다. 이 얼마나 기가 막힌 자기 배신입니까?

이러한 양면성을 바로 보지 못하면 내가 지어낸 욕망과 저항의 양면성에 속아 넘어가기 쉽습니다. 내 외부의 잘못된 대상과 싸우고 있다고 착각하면서 사실은 자기 자신과의 내부 투쟁을 계속하는 거지요.

내가 살아오는 동안 대립하며 싸웠던 대상들이란 다름 아닌 내 마음의 반쪽 면, 즉 내가 싫어하여 밖으로 내팽개친(저항한) 마음과 생각의 투영임을 꼭 이해해야 합니다.

내가 경험하는 대립과 갈등은 내 의식 가운데 있는 욕망과 저항의 대결이 겉으로 드러난 것입니다. 따라서 내가 대상을 어떤 사람이라고 규정하는 것은 내가 나를 어떤 사람이라고 규정하는가에 따라 달라집니다.

나는 어떤 사람으로 보이길 바라나?

우리는 주변에서 자기를 이러이러한 사람으로 보아주기를 원하며 그렇게 보이기 위해서 애쓰는 사람들을 흔히 볼 수 있습니다. 예를 들면, 나를 '정의롭고 선량하며 유능한 사람'처럼 보이려고 애쓰는 거지요.

그러나 이것이야말로 매우 이기적이고 허황한 발상에서 나온 것입니다. 내가 자신을 정의롭고 선량하고 유능한 사람으로 만들기 위해서는 동시에 내 밖에다가 '정의롭지 못하고 악독하고 무능한 사람'들을 만들어내야 합니다.

가장 좋지 못한 경우는 '내가 세상에서 가장 옳다'고 생각하는 것입니다. 그렇게 생각하는 동안, 나는 외부에 옳지 못한 사람들을 수없이 만들게 되고, 따라서 옳지 못한 사람들의 홍수 속에서 일생을 허우적거리다가 생명을 모조리 소모해 버릴 것입니다. 이것은 자기 삶을 어두운 비극으로 마감하게 하는 어리석은 짓입니다.

어떤 사람의 마음 내부에서는 갑자기 욕망이 저항으로, 저항이 욕망으로 자리바꿈하는 일이 일어나기도 합니다. 어제까지 '나는 이것이고 저것이 아니다'라고 했던 사람이 '나는 저것이고 이것이 아니다'로 뒤집히는 것이지요. 이런 경우는 어떤 대상이나 사물을 좋아할 것인가(욕망), 또는 싫어할 것인가(저항)를 곰곰이 생각하다가 갑자기 욕망과 저항의 자리를 서로 뒤바꾼 것입니다.

우리 주위에서도 어떤 종교를 광적으로 추종하던 사람이 어느 날 갑자기 그 종교를 극심하게 비판하는 데 앞장서거나, 극좌 이데올로기 추종자가 극우 추종자로 변신한 사람을 볼 수 있는데, 그 배경은 바로 욕망과 저항이 서로 자리바꿈한 것입니다. 역사 가운데 종종 애국자가 매국노 짓을 하거나, 포악한 정권 찬탈자가 집권 후에 성군(聖君)으로 바뀌는 이유가 여기에 있습니다.

이런 극적인 경우도 있지만, 우리 일상에서도 미움(저항)과 사랑(욕망)이 교차하는 경우를 흔히 봅니다. 이성이나 친구를 처음에는 미친 듯이 좋아하다가 한순간 그 마음이 바뀌어 오히려 미워하는 마음이 일어날 때가 있습니다. 욕망이 저항으로, 저항이 욕망으로 자리바꿈을 한 결과입니다.

이처럼 우리 마음은 대체로 동전의 앞뒤처럼 두 개의 신념을 동시에 지어냅니다. '나는 다른 사람보다 우월하고 잘났다'는 내가 차지하고(욕망), '다른 사람은 나보다 열등하고 못났다'는 내 밖의 사람들에게 투사합니다(저항). 이때 자신이 현명하고 위대해질 수 있는 비결은 내가 우월하고 잘났다는 신념도(욕망), 내가 열등하고 못났다는 신념도(저항) 다 그만두는 것입니다.

내가 좋아해서 차지하고 있는 욕망의 신념도, 내가 싫어해서 남에게 들씌워놓은 저항의 신념도 모두 내려놓는 것이 인간관계를 성공으로 이끄는 비결입니다.

나의 신념은 악인과 성자를 동시에 창조한다

'나는 내 평생 불쌍하고 소외당하는 사람들을 도와주겠다'는 신념을 가지게 되면 내 밖에 불쌍하고 소외당하는 사람들을 계속 창조하고 있는 것입니다. '나는 일생 동안 불의와 맞서 싸운다'는 신념을 가지면 세상 속에 맞서 싸워야 할 불의를 동시에 창조하는 것입니다. '나는 성자 같은 사람이다'를 맡게 되면 그 순간 내 밖에 악인들을 동시에 창조해 내는 셈입니다.

그러므로 우리가 자기 자신을 좋게 여기든 나쁘게 여기든 그 생각이 욕망과 저항에서 나온 것이라면 궁극적으로 다 잘못입니다.

생명의 근원으로서의 나는 '나는 무엇이다'라는 생각이 없습니다. 누구나 순수의식의 존재로 있을 때는 '나'라는 생각도 욕망이나 저항도 어떠한 한정도 없습니다. 그러나 '내가 있다'는 생각을 지어내는 순간 '나'는 내 밖의 대상들을 좋아하거나(욕망) 싫어하게(저항) 됩니다.

나는 하나의 어떤 것이 아닙니다. 근원은 자기편도 반대편도 없습니다. 욕망과 저항이 없으며 좋아함도 싫어함도 사랑도 미움도 없습니다. 그러므로 욕망과 저항, 좋아함과 싫어함, 사랑과 미움에서 벗어나는 것이 너와 나 모두를 자유롭고 해방된 삶으로 가게 합니다.

인생의 근본 목적은 생명의 본성을 자각하는 것

저는 1991~1992년에 의학의 역사와 의학 철학을 공부하기 위해 미국 위스콘신대학 의과학센터에서 연구교수로 지냈습니다. 이때 도서관에 소장된 여러 종류의 의학잡지를 창간호부터 두루 살펴볼 기회가 있었습니다. 대개 100년 이상의 역사를 지닌 저널들이었는데, 그 잡지들을 살펴보며 느낀 점은 100년 전이나 50년 전 의학의 모습은 현대인의 눈으로 보면 참으로 우스꽝스러운 골동품처럼 보였다는 것입니다.

우리는 모두 시간과 공간의 제약 속에서 살고 있지만, 늘 시간과 공간의 한계 너머로 나아가 사물을 바라보는 훈련을 할 필요가 있습니다. 그래야만 진실에 더욱 가까이 다가갈 수 있기 때문입니다.

여러 차원, 여러 관점에서 사물을 융통성 있게 보는 것이 어떤 특정한 관점으로만 보아야 한다는 신념보다 훨씬 좋습니다. 그렇게 할 때 관용과 자비심이 커지고 사물을 바로 보는 지혜와 능력도 개발됩니다. 있을 수 있는 모든 관점에서 진실을 살펴보아야 한다는 것이 이 책이 전하려는 메시지이기도 합니다.

인생의 근본 목적은 생명의 본성을 자각하고 체득하는데 있다고 할 수 있습니다. 그것은 지식이나 학문처럼 머리로 이해하는 것만으로는 성취될 수 없습니다. 오직 경험으로만 깨달을 수 있습니다.

자연계 우주 만물은 분리할 수 없는 하나의 생명입니다. 죽음이 없는 영원한 생명입니다. 무한한 가능성인 당신의 생명에 대해 어떠한 한계나 제약도 상상하지 마십시오. 온 우주가 당신 품에 들어오도록 마음을 활짝 여십시오. 지금이야말로 당신 삶에 새로운 전기를 가져오기 위해 일생 동안 기다려왔던 바로 그 시간입니다.

3부

완전한 마음 리셋으로 나아가는 길

마음이 기쁘고 삶이 즐거우면
병이 낫는다

병이 나아야 즐거울까,
즐거워야 병이 나을까?

"내 병이 나으면 참 행복하고 기쁘겠어요."

"병만 낫는다면 즐겁고 행복하게 살 것 같아요."

환자들이 저를 만나면 늘 하는 이야기입니다. 특히 암이나 자가면역질환 같은 난치병을 가진 환자들과 이야기를 나누다 보면, 자신의 병만 낫는다면 그때부턴 즐겁고 행복한 삶을 살 것 같다고 합니다.

하지만, 사실은 그 반대입니다. 이렇게 해야 병이 낫습니다.

"내 마음이 기쁘고 삶이 즐거워야 병이 낫는다."

그리스 철학자인 플라톤은 이미 2,000년 전에 이렇게 말했습
니다.

우리는 마음이 몸에 영향을 미치는 걸 늘 경험합니다. 마음이
슬프면 눈에서 눈물이 나오고, 즐겁고 기쁘면 저절로 눈꼬리가
내려가고 입이 벌어지며 웃음이 나옵니다. 화가 날 땐 어떤가요?
얼굴이 빨개지고 심장이 두근거리며 혈압이 올라가지요. 무섭거
나 두려울 때도 몸이 반응합니다. 손이 막 떨리거나 근육이 경직
되고, 근심 걱정이 많아지면 잠을 제대로 못 자게 되고 입맛이 떨
어집니다.

이처럼 마음과 몸은 함께 움직입니다. 평소의 마음 상태가 생
리(生理, 생명을 유지하는 기능과 원리)와 병리(病理, 병의 원인과 발생, 경과 등)
에 직접적이고 절대적으로 영향을 미치고 있습니다.

예부터 많은 의학자들은 이와 같은 몸과 마음의 관계에 주목했
습니다. 사람의 병을 고치기 위해서 어떻게 마음을 잘 쓸 것인가
를 탐구한 것입니다.

조선 7대 왕이었던 세조는 의학에 관심이 많아 자신의 경험을
바탕으로 『의약론(醫藥論)』을 쓰고 직접 의사(의원) 자질을 8등급으

로 나누어 평가했는데, 이른바 '팔의론(八醫論)'입니다. 심의(心醫), 식의(食醫), 약의(藥醫), 혼의(昏醫), 광의(狂醫), 망의(妄醫), 사의(詐醫), 살의(殺醫)로 나누고 의사들로 하여금 자신이 어느 등급인지 스스로 깨닫게 한 것입니다.

아래 네 등급 이하는 좋지 않은 의사로 분류되니 거론하지 않고, 어떤 의사를 좋은 의사로 보았는지만 간단히 소개합니다. 3등인 '약의'는 약을 잘 활용하여 환자를 치료하는 의사를 뜻하고, 2등인 '식의'는 음식을 잘 조절하여 환자의 병을 고치는 의사입니다. 으뜸으로 꼽은 의사는 '심의'로, 환자의 마음을 고쳐 병을 치료하는 의사입니다. 조선의 명의 허준은 '마음이 산란하면 병이 생기고, 마음이 고요하고 안정되면 있던 병도 저절로 좋아진다'고 했습니다.

마음을 바꿔 병을 고친 세계 최고의 의사들

이처럼 마음의 힘으로 병을 고치려는 시도와 탐구는 21세기 서양 의학에서도 많이 이루어지고 있습니다.

심신의학(Mind-body Medicine)은 마음과 몸의 조화를 통해 병을 치료하는 효과가 있음이 증명되어 새로운 의학 체계로 받아들여졌습니다. 20세기 후반부터 꾸준히 연구를 진행해 왔고 21세기 들어서는 더 적극적이고 광범위하게 탐구되고 있습니다.

심신의학의 대표적인 학자는 스탠퍼드대 의과대학의 데이비드 스피걸(David Spiegel)입니다. 그는 1976년부터 약 10년 동안 전이된 유방암 환자 861명을 대상으로 실험을 진행했습니다. 사실 이 실험의 목적은 환자의 마음 상태가 암의 진행에 영향을 미치지 않는다는 점을 증명하기 위해서였다고 합니다.

슈피겔은 환자를 두 그룹으로 나누고, 두 그룹 환자 모두에게 수술과 약을 쓰는 표준 의학 치료를 받게 하면서 한 그룹 환자들에게만 마음 치유 프로그램을 병행했습니다. 10년 후 두 그룹 환자를 추적 조사했는데, 뜻밖의 결과가 나왔습니다. 마음 치유 프로그램을 받은 그룹 환자들의 평균 생존율이 다른 그룹에 비해 압도적으로 높았던 것입니다.

질병 치료가 마음 상태와 별 관계 없음을 증명하려 했던 연구 목적과는 달리 마음 치유가 병을 낫게 하는 데 좋은 영향을 미친다는 결과가 나오자, 많은 의사들이 관심을 가지게 되었습니다.

암을 녹여버린 믿음의 상상

미국 오리건대학교의 방사선치료 전문의인 칼 사이먼튼(Carl Simonton)은 '긴장이완과 상상법(Relaxation & Imagination)'이라는 치료법을 개발했습니다.

사이먼튼은 레지던트 과정에 있을 때, 담당 교수가 지시하는 대로 암 환자들에게 방사선치료를 했습니다. 그런데 심신의학에 관심이 많았던 그는 교수가 지시한 대로 하면서 몇몇 환자에게는 '지금 방사선치료와 항암제 치료로 내 몸에 있는 암이 아이스크림 녹듯 다 녹아 버린다'고 믿고 상상하는 방법을 추가로 알려주

마음은 어떻게 병을 치유하는가?

었습니다.

어떤 환자가 더 잘 치료되고 생존율도 더 높았을까요? 고통과 혼란스러움 가운데 자신의 병이 나을까 근심 걱정하며 치료받는 환자와 비록 암이 있지만 이미 나는 낫고 있다고 믿는 환자 가운데 어느 쪽 치료 경과가 더 좋을지는 독자 여러분도 이미 짐작하실 겁니다.

사이먼튼은 여러 환자의 마음 상태와 암 진행 관계를 주의 깊게 관찰하였고, 이런 임상 경험을 통해서 암의 발병에 심리적 배경이 크게 작용한다는 사실을 발견한 것입니다.

사이먼튼이 만난 환자 중에는 고엽제 후유증으로 후두암에 걸린 사람이 있었습니다. 그는 베트남전쟁에 참전했던 전투기 조종사였는데, 수술과 항암, 방사선치료를 받았는데도 암은 계속 재발했습니다. 암이 가슴에 퍼져 목과 가슴을 눌러 물도 잘 넘기지 못했고 숨쉬기조차 어려워했습니다. 더는 의학적 치료가 불가능했고, 여명이 한두 주 정도밖에 남지 않은 상태였습니다.

사이먼튼은 이 환자에게 아랫배로 숨 쉬는 호흡법으로 몸의 긴장을 풀게 한 다음 이런 상상을 하게 했습니다. 머리에서 밝은 빛이 내려와 내 목과 가슴에 있는 암을 아이스크림 녹이듯 다 녹여 발바닥으로 빠져나간다고요. 그 환자는 2주 정도 이 상상을 계속했는데, 놀랍게도 물과 음식을 삼킬 수 있게 되었고, 몸에 힘도 생겼다고 합니다. 두 달 정도 계속 상상하자 암이 모두 사라져 버렸다고 합니다.

사이먼튼의 치료법은 여러 암 관련 의학 문헌에서 소개되었으며, 현재는 표준 치료와 함께 병행하는 보조적·통합적 치료 접근으로 널리 활용되고 있습니다. 그의 프로그램을 이수한 의료진은 암 표준 치료법과 '긴장이완과 상상법'을 통합적으로 적용해서 환자를 치료하고 있습니다.

인도의 전통의학인 아유르베다(Ayurveda)를 서양의학에 접목한 인도 출신의 미국인 의사 디팩 초프라(Deepak Chopra)도 이와 같은 심신요법을 활용합니다. 암 환자에게 암이 다 나아 완전해졌음을 믿고 상상하게 하는 거지요.

저는 1992년 아이오와 페어필드의 아유르베다 메디컬센터에서 디팩 초프라에게 아유르베다 의학을 고급과정까지 배워, '한국인 아유르베다 메디컬 닥터 1호' 자격증을 받았습니다. 닥터 초프라는 암 환자들이 마음으로 병이 다 나아서 완전해진 것을 믿고 상상하는 명상법을 심신의학 치료에 적극적으로 활용하고 있습니다.

날마다 암만 생각하기 vs. 날마다 건강을 상상하기

우리는 환자들을 마음 상태에 따라 두 부류로 나누어 생각할 수 있습니다. 어떤 환자는 날마다 암을 생각하고, 그러니까 병에 대해서만 생각하고 병을 보고 병만 말하는 환자들이 있습니다. 어떤 환자는 건강을 생각하고 건강만 보며 건강만 말하지요. 이

   마음은 어떻게 병을 치유하는가?

렇게 크게 둘로 나누었을 때 어느 쪽이 더 생존율이 높을까요? 환자의 완치율은요?

실제로 마음 상태에 따른 건강 상태와 치료 경과에 관한 연구가 많이 이루어져 있습니다. 그중에는 의사 집단을 대상으로 한 연구도 있습니다. 왜 오늘날 전 세계의 의사들은 일반인들보다 대체로 건강이 더 나쁘고 평균 수명도 더 낮은가 하는 겁니다. 그 원인으로 의사들은 스트레스를 많이 받고 늘 과로하며 병원 내 감염에 노출되어 있는 것 등을 꼽습니다.

그런데 더 중요하게 따져볼 부분도 있습니다. 의사들은 병원에서 환자를 보는 내내 계속 병만 생각하고 병에 대해서만 말하고 병만 보고 있기 때문에 건강도 좋지 않고 수명도 짧다는 겁니다. 의사의 마음은 병으로 가득하기 때문에 자기의식에 병의 청사진을 만든다는 연구도 있습니다.

마음이 병을 치유하는 핵심 요소임을 주장하는 또 다른 학자가 있습니다. '신념의 생물학(The Biology of Belief)'을 내세운 세포생물학자 브루스 립튼(Bruce H. Lipton)입니다. 그는 저서 『신념의 생물학(국내 출간 도서 제목은 '당신의 주인은 DNA가 아니다')』을 통해 유전자를 변화시켜 우리의 세포와 병을 치유하는 청사진을 그려냈습니다. 립튼이 얻은 결론은 다음과 같습니다.

'약을 쓰거나 수술받는 것보다 마음을 바꾸는 것, 즉 그 환자
가 마음속으로 뭘 믿게 하는가가 유전자를 발현시키는 데 가

장 직접적이고도 절대적인 효과가 있다.'

립튼은 자신의 홈페이지에서 3일짜리 자기 진화 프로그램(Self-Evolution Program)을 소개하고 있습니다. 자기 신념을 바꿔 유전자 발현을 바꾸고, 유전자 발현을 바꿈으로써 몸의 병을 치유하는 방법이라고 합니다. 립튼의 '신념의 생물학'은 세상이 놀랄 만한 생물학적 업적으로 평가받는 귀중한 발견입니다.

병은 자연의 질서를 떠난 상태다

저는 외과의사로, 마음과 몸을 함께 치유하는 심신의학과 통합 의학에 관심을 가지게 되었습니다. 잠시 제 지난날 이야기를 하겠습니다.

저는 1977년부터 1982년까지 광주기독병원에서 외과 수련을 받았습니다. 저 같은 수련의들은 제너럴 클리닉(General Clinic)이라 해서 외과 수련과 함께 1차 진료도 보았는데, 당시 환자 수에 비해 의사가 턱없이 부족해 밤낮없이 근무했습니다. 당시 제 스승은 별명이 '신의 손(God's Hand)'으로 추앙받은 미국인 닥터 디트릭(Dr. Dietrick)으로 수술 솜씨가 뛰어난 분이었습니다.

이처럼 위대한 외과 의사에게 수련받고 전문의가 되었을 때, '나는 어떤 병도 다 고칠 수 있겠다'는 교만한 마음이 들기도 했습니다. 그 후 종합병원 외과 과장으로 지내다 잠시 개업도 했고, 의과대학 교수로 재직하면서 수많은 환자를 보았습니다.

사실 어떤 환자도 고칠 수 있겠다던 제 자만심은 얼마 가지 않아 다 무너졌습니다. 다들 아시다시피 고혈압, 당뇨, 류머티스, 만성간염 같은 만성질환은 약을 써도 잘 치료되지 않았고, 통증 환자 역시 약이나 수술로 잘 낫지 않았습니다. 암 환자를 수술하고 항암제와 방사선으로 치료하여 퇴원하게 했는데, 그 환자가 재발하여 다시 찾아왔을 때나 제 손으로 수술한 암 환자의 임종을 지켜볼 때는 정말 견디기 힘들었습니다.

오늘날 현대 서양 의학에는 뛰어난 장점이 많습니다. 진단, 응급 환자 치료, 교통사고 등의 수술, 예방의학, 공중보건의학 등에서 놀랄 만한 발전을 거듭하고 있습니다. 하지만 만성질환 치료에는 한계가 있다는 생각이 들었습니다.

60대 남성 간암 환자 사례

1986년 어느 날, 60세 남성 간암 환자가 제게 찾아왔습니다. 그는 당시 우리나라 최고의 암센터에서 치료 불가능 판정을 받았다면서, 통증이 너무 심해 진통제 처방을 받으러 왔다고 했습니다. 누가 봐도 더 치료할 여지가 없어 보이는 환자였습니다.

그때 저는 자연치유 의사인 와타나베 쇼의 『현대병에의 도전』, 고오다 미쓰오 교수의 『생채식 건강법』, 하버드 보건대학원 닥터 버나드 라운(Bernard Lown)의 『잃어버린 치유의 본질에 대하여』 같은 책을 읽고 있었습니다. 이 자연치유 의사들은 현대 서양의학으로 왜 암과 같은 만성질환이 잘 치유되지 않는지에 관해 이렇게 이야기하고 있었습니다.

'병의 원인을 치료하는 것이 아니라 병의 결과만 치료하려 하기 때문이다. 병은 자연의 질서를 떠난 것이니, 자연의 질서로 돌아가면 병은 쉽게 낫는다.'

저는 이미 치료 불가능 선고를 받은 이 간암 환자에게 앞에 소개한 책들을 보여주면서 자연치유 의학에서 사용하는 방법을 권했습니다. 그러자 이분은 이미 치료 불가능이라는 선고에 자신의 장례 준비까지 마쳤다면서 기꺼이 그 방법대로 해보겠다고 했습니다.

그 환자는 과일채소즙, 생채식, 자연식 등으로 식사하고 피부호흡과 온열요법, 사지운동, 햇볕 쬐면서 맨발걷기, 커피관장 등의 보완요법과 '나는 다 나아 온전하다'고 믿고 상상하는 마음 치유 훈련 등을 실천했습니다.

석 달 후 그분은 암센터에 가서 검사를 받았는데, 암 크기가 반으로 줄어들었고 6개월 후에는 암이 다 사라지는 놀라운 일이 일어났습니다. 사실 저는 암이 어떻게 사라졌는지 몰랐습니다.

50대 여성 심부전 환자 사례

비슷한 시기에 심장 판막 장애로 심장이 축구공만 해진 50대 여성 심부전 환자의 남편이 찾아왔습니다. 환자가 병원에 올 수

마음은 어떻게 병을 치유하는가?

조차 없으니 한 번만 왕진해달라고 했습니다. 제가 가서 만나보니, 환자는 눈도 뜨지 못하고 간신히 숨만 쉬는 상태였습니다. 그분도 국립대학병원에서 치료를 포기한 상태였습니다.

이분은 제가 권한 방법대로 실천하면서 두 달 만에 남편에게 아침 식사를 차려줄 정도로 회복되었습니다. 이분께는 누운 채 두 팔 두 다리를 들어 올려 미세 진동하는 운동과 섬유소 섭취, 단중(양측 유두의 중간 지점) 쑥뜸과 커피관장 등을 권했고, 마음으로 이미 완쾌되었다고 믿고 상상하는 법을 알려드렸습니다.

이처럼 회복될 가망이 없다던 두 환자가 좋아지는 것을 보면서, 제가 배운 서양의학은 죽을 수도 있는 환자를 응급의료로 살려내는 뛰어난 장점이 있는 반면에 만성질환에 대해서는 매우 무력하다는 것을 느끼게 되었습니다. 그 후 저는 더 공부하기 위해 일본과 미국의 자연치유 의사들을 찾아다녔고 그들에게 배웠습니다.

수천 년 의학 역사에서 배운 교훈

저는 외과의사이지만, 부전공이 '의학의 역사(medical history)와 의학 철학(medical philosophy)'으로 대학에서 교수로 있을 때는 그것도 가르쳤습니다. 수천 년 의학의 역사에서 우리가 배울 수 있는 교훈은 크게 보면 두 가지입니다.

첫째, 질병과 건강을 설명할 수 있는 단일 이론은 영원히 존재할 수 없다.

둘째, 인간의 지성으로는 질병과 건강을 알 수 없다.

산 정상에 오르는 길은 하나가 아니라 여러 갈래이듯이, 질병과 건강을 이해하고 치료하는 방법도 수없이 많을 겁니다. 산 중턱까지 올라간 사람은 자기가 걷는 그 길만 생각할 수밖에 없지만, 산 정상에 올라 보면 여러 갈래의 등산로가 있음을 알게 되는 것과 같지요.

만약 어떤 의사나 환자가 암을 치료하는 데는 수술과 항암제, 방사선치료밖에 없다고 하거나 혈압이나 당뇨는 평생 약을 먹어야만 한다고 말하고 있다면 그는 아직 산 중턱을 오르는 중이기 때문에 자기가 가는 길 하나만 보고 있지 않을까요? 그렇다고 제가 산 정상에 오른 의사라는 말은 아닙니다.

저는 그때부터 10여 년을 자연치유 방법을 응용해 환자를 치유하기 위해 무던히 애썼습니다. 그동안 병원 치료를 받으면서도 도무지 낫지 않는 암 환자나 심장병, 자가면역질환, 통증 환자 같은 분들 가운데 음식 습관을 바꾸고 피를 맑게 하여 면역을 높이니 좋아지는 분들이 있었습니다. 그분들을 보면서 '아, 내가 이제야 제대로 된 의학을 만났구나' 하는 생각이 들었습니다.

그러나 제가 권한 방법으로 낫지 않는 환자분들도 많았습니다. 심지어 어떤 분은 오히려 병이 나빠졌다면서 불평하기도 했지

　　　　　　　　　　마음은 어떻게 병을 치유하는가?

요. 저는 당황했습니다.

'왜 그런 것일까? 같은 병이고 똑같은 방법으로 치료했는데, 왜 어떤 사람은 병이 낫고 어떤 사람에겐 전혀 차도가 없을까?'

환자들을 자세히 들여다보니, 마음이 변하지 않은 환자들에겐 그 방법이 소용이 없었습니다. 결국 마음이 바뀌어야 병이 치유됨을 배우게 된 것입니다.

병은 의사가 치료하는 것이 아닙니다. 의사는 도와줄 뿐입니다. 한마디로 정리하면 '병은 환자 자신이 치료한다'고 말씀드릴 수 있겠습니다.

75세 여성 췌장암 환자 사례

2000년, 저는 아주 놀라운 환자 한 분을 만났습니다. 75세의 여성 췌장암 환자였는데, 암센터에서 췌장암 4기여서 수술이나 항암요법 등 어떤 치료도 불가능하다고 했답니다. 제게 오신 이유는 이분 따님이 어머니에게 마지막으로 아봐타프로그램을 해보시라고 권했기 때문이었습니다.

저는 1994년부터 아봐타프로그램을 환자 치유에 활용했는데, 그 프로그램은 사람의 마음을 변화시켜 그 사람을 행복하게 하고, 더 나아가 건강을 개선하는 데 도움이 되기 때문이었습니다.

환자의 따님은 아봐타프로그램에 참여한 적이 있었는데 무척 행복하고 좋았다고 합니다. 따님은 어머니가 곧 돌아가실지도 모르니 그 전에 마음의 한이라도 풀면 좋겠다고 모시고 온 것입니다.

그런데 환자분은 미음 정도만 먹을 수 있었고 잘 걷지도 못할 뿐 아니라 앉았다가도 금세 누워야 할 정도로 쇠약했습니다. 아바타프로그램에는 밖에서 산책하면서 자연과 하나 되는 연습도 있고, '나는 정말 이대로 행복하다'는 신념요법이나 '내 삶에서 일어나는 모든 것은 전적으로 내 책임이며, 내가 바로 근원'임을 자각하게 하는 프로그램 등을 따라 해야 하는데 이분은 도저히 그 연습을 해낼 수 있는 상태가 아니었습니다.

따님이 너무나도 원해서 환자분을 억지로 이끌어 아바타코스를 간신히 끝냈습니다. 그때 저는 '아, 이제 이분이 곧 돌아가시겠다'는 마음이 들었습니다.

이후 한두 달 정도 지난 추석 무렵에 그 환자분이 떡을 드시고 체기가 있다며 저를 찾아오셨는데, 상태가 꽤 좋아 보였습니다. 그때도 저는 '아, 일시적으로 이렇게도 좋아지는구나. 그래도 곧 돌아가시겠어' 하는 생각이 들었고, 이후 이 환자분을 잊고 지냈습니다.

한 3년쯤 지났는데, 미국 뉴저지에서 이 환자분이 전화를 해왔습니다. 저는 깜짝 놀랐지요. 제 마음에는 이분이 진작 돌아가셨는데, 유령도 아니고 도대체 어찌 된 일인가 싶었습니다. 이분이 전화 해온 이유는 그 무렵에 제가 낸 책을 한인 서점에서 구입하고는 너무 반가워서였다는 겁니다.

그제야 저는 이분께 췌장암이 어떻게 되었는지 물었고, 다 좋아졌다는 대답을 들었습니다. 그래서 '어떻게 했기에 좋아졌냐'고 묻자, 이분은 제가 권유한 자연치유 실천법인 생채식과 생채소즙 절식, 맨발걷기 등을 따랐고, 무엇보다 아봐타프로그램에서 연습한 방법을 열심히 실천했다고 했습니다.

아봐타프로그램에는 '나는 지금 이대로 행복하다' '나는 완전히 건강하다' 등 자기가 원하는 신념을 만들어 말로 선언하고 마음으로 믿는 훈련이 있는데, 이분은 바로 이 훈련을 열심히 한 겁니다.

자신이 원하는 것을 종이에 써서 집 안 곳곳에 붙여놓고 날마다 읽으며 선언했습니다. 지금 자신의 상태는 췌장암 말기라 의사나 가족 모두 곧 죽을 거라고 여겼지만, 자기 자신은 절대 그렇게 생각하지 않은 겁니다. '나는 지금 이대로 행복하다' '나는 완전히 다 나았다'고 믿었습니다. 브루스 립튼이 말한 '신념의 생물학'에서처럼 환자가 마음속으로 뭘 믿는가가 유전자 스위치를 켜서 건강을 가져온 것입니다.

사람은 몸과 마음과 영혼이 어우러진 존재다

통합의학은 사람을 몸과 마음과 영혼이라는 세 단위로 나누어 이야기합니다. 영화관 스크린에 펼쳐진 영화를 예로 들어 설명해 보겠습니다.

우리가 어떤 영화를 볼 때 비극으로 끝나는 슬픈 영화라면, 영사기에 걸려 있는 필름 내용이 그렇기 때문이지요. 그런데 영사기의 빛이 없다면, 필름 내용이 어떻든 스크린에 아무것도 나타나지 않을 것입니다. 결국 영사기의 빛과 필름과 스크린이 있어 영화를 감상할 수 있게 됩니다.

이때 필름은 나에게 일어나는 생각이 모두 모여 있는 마음이며, 스크린에 펼쳐진 영상은 내 몸이 살아가며 경험하는 현실이라고 할 수 있습니다. 내 마음(필름)이 어떠한 생각을 품고 있는가에 따라 내 몸이 경험하는 현실(스크린에 펼쳐지는 영상)이 결정됩니다. 즐거운 생각을 품으면 유쾌한 현실을, 불만이 가득하면 만족스럽지 못한 현실을 겪으며 살아가게 되는 것입니다.

그러니 비극적인 영화를 보고 싶지 않을 때, 스크린만 어떻게 한다고 달라지지 않습니다. 필름 자체를 즐겁고 행복한 내용을 담은 것으로 바꾸어야 합니다.

어떤 심리학자가 '사람은 하루에 얼마나 많은 생각을 하는가'를 조사해 보았다고 합니다. 그 결과, 하루에 수천 가지에서 수만 가지 생각이 일어났다고 합니다. 그중 99%는 매일, 그러니까 어제도 오늘도 내일도 하는 생각이어서 별로 다르지 않았고, 대체로 부정적인 생각을 많이 한다고 합니다. 이 결과를 보면, 우리가 하는 생각 대부분은 노폐물 같다고 표현할 수도 있겠습니다.

이렇게 우리한테 일어나는 생각을 다 모아놓은 바구니를 마음이라고 한다면, '고통을 경험한다' '어려움을 경험한다'는 것은 거의 틀림없이 내 마음에 고통스러운 생각, 즉 불쾌한 생각이 많이 들어 있다고 볼 수 있습니다. 게다가 이런 생각들이 모인 마음을 바로 나 자신이라고 생각한다는 것이죠.

영화 이야기로 다시 돌아가 봅시다. 영화관 스크린에 펼쳐진 영상은 몸, 필름은 마음, 영사기의 빛은 영혼으로 비유할 수 있습니다.

필름(마음) 뒤쪽에는 이 필름을 비추는 조명, 즉 영사기의 빛이 있어야 스크린에 영상(현실)이 펼쳐집니다. 이 빛은 어떤 빛입니까? 아무런 내용물이 없는 그저 순수한 빛이지 않습니까? 내 마음(필름)을 뒤에서 비추는 빛은 마음과 생각 따위가 전혀 없는 온전히 순수한 빛입니다.

이 빛은 '나'라는 의식조차 없이 순수합니다. 그저 순수한 빛 그 자체이니 '순수의식'이라고 할 수 있겠습니다. 그냥 있을 뿐, '내가 있다(I Am)'는 느낌 외에는 아무것도 없으며, 이를 '영' '생명의 근원' 혹은 '신성' 등으로 부를 수도 있습니다. 사람은 이처럼 몸과 마음과 영혼이 어우러진 존재입니다.

오늘날 많은 환자들이 병을 치료하기 위해 무던히 애를 씁니다. 수술도 받고 약을 먹으며 열심히 노력하는데도 병이 잘 낫지 않는 것은 마음속 병의 원인은 그대로 둔 채 몸 치료에만 매달리기 때문입니다.

병든 몸의 현실(영상)은 스크린만 깨끗하게 닦거나 비싼 것으로 바꾼다고 해서 달라지지 않습니다. 필름을 바꾸어야 영상이 바뀝니다. 심신의학자들의 주장도 이와 같습니다. 환자들이 가장 먼저 해야 할 일은 필름을 다시 만들어야 한다는 겁니다.

미국 뉴저지에서 건강하게 지내고 있다는 그 췌장암 환자가 좋아진 경험을 다시 돌아봅시다.

그분은 스크린(몸)에서 곧 죽을지도 모르는 상황이 펼쳐지는 고통스러운 장면을 겪고 있었습니다. 그런 비극이 펼쳐지지 않게 하려고 수술과 항암요법과 방사선치료 등으로 스크린(몸)을 바꾸거나 영상을 지우려 했으나 달라지지 않았습니다.

그러나 필름(마음)을 바꾸자 스크린에 펼쳐진 영상이 달라졌습니다. '내 병은 이미 다 사라졌다' '나는 이대로 행복하다'는 내용이 담긴 필름이 돌아가자, 즉 내 마음을 바꾸자 내 몸이 경험하는 현실이 달라진 것입니다.

이분을 도운 아봐타프로그램은 마음(신념)을 바꾸는 기술이며,

그 원리대로 연습한 이 환자분은 결국 필름을 바꾸어 행복한 삶의 영상이 펼쳐지게 한 것이죠. 사실 많은 명상법들이 이처럼 마음을 조절하거나 영성을 조절하는 방법을 다루고 있습니다.

80세 남성 간암 환자 사례

2016년에 80세 할아버지 환자가 저를 찾아왔습니다. 이분은 C형간염이 간경화, 간암으로 진행된 상태였습니다. 이런 경우엔 예후가 아주 좋지 않지요. 이분이 다니던 어느 대학병원 암센터에서도 어쩌면 3개월, 한 계절을 넘기기 어렵다며 호스피스를 권유했다고 합니다.

제가 무슨 재주로 이런 분을 치료할 수 있겠습니까만, 이분에게 몸 치유법과 마음 치유법을 알려드렸습니다. 저는 우리 병원에 온 환자분들에게 오전에는 몸 치유법과 자연으로 돌아가는 법을, 오후에는 마음 치유를 위해 마음을 변화시키는 법을 훈련하게 합니다.

우선 몸 치유를 위해 피부호흡과 깊은 심호흡을 하게 하고, 커피관장이나 레몬즙관장 하루 4~5회, 그리고 섬유소즙을 많이 마시면서 햇볕 쬐며 맨발걷기를 하게 했습니다. 이러한 물리 요법은 몸속에 산소가 충분하게 하고 핏속 독성을 제거하며 필수영양소를 보충하는 방법입니다.

마음 치유로 필름(마음)을 바꾸게 했습니다. 지금까지 계속 병난 것만 생각하고 병 이야기만 하면서 본인이나 가족 모두 병에 붙

들려 있었지요. 여기서 벗어나 건강을 바라보고 건강만 생각하며 이야기하게 했습니다.

이를 위해 아봐타프로그램의 '몸 돌보기' 연습을 하게 했습니다. '몸 돌보기'는 내 몸을 반려동물처럼 사랑스러운 눈길로 바라보고 쓰다듬고 귀여워하면서 '사랑한다'고 말해주는 것입니다. 내 몸을 나로 여기는 것이 아니라 내가 기르는 반려동물로 여기고 바라보는 연습입니다.

이 방법은 환자가 말기 암 상태의 자기 몸을 미워하거나 자책하거나 비난하거나 두려워하거나 싫어하고 저항하는 걸 멈추게 해줍니다. 대신 자기 몸을 있는 그대로 반려동물 귀여워하듯 사랑하게 만들지요.

저는 이분에게 이 연습과 더불어 마음의 신념을 바꾸게 했습니다. 지금 상영되는 두려움과 좌절과 질병에 관한 필름을 건강 회복과 삶의 희망과 행복에 관한 필름으로 바꾸고, '다 나음을 입어 감사합니다' '완전케 되어 감사합니다'라는 믿음대로 사는 거지요.

저는 환자들에게 믿는 종교나 신앙에 대해 물어봅니다. 제가 종교에 관심이 있다기보다는 환자가 지금 어떤 것을 믿고 있는가에 따라 그에 맞추어 이야기하려는 거지요. 찾아오는 분 중 70~80%가 개신교나 천주교, 불교, 기타 신자라고 자처합니다. 종교가 없는 사람은 10명 중 두세 명 정도 되는 것 같습니다.

환자와 이야기를 나누어보면 자기가 믿는 성경이나 불교 경전을 정확하게 이해하고 제대로 믿는 분은 많지 않습니다. 머리로는 알고 있지만 그 말씀을 온전히 믿는 분은 아주 드물지요.

성경에 이런 말씀이 있습니다.

기독교 신앙을 가진 환자분들에게 '성경의 이 말씀을 믿습니까?' 하고 물으면 대부분 믿는다고 대답합니다. 하지만 믿는 것과 믿는다고 생각하는 것은 다릅니다. 그분은 자기가 환자라는 것은 믿지만, 자기가 다 나았다는 것은 믿지 않는 겁니다. 믿는다기보다 그냥 생각하고 있는 겁니다.

보통 사람들의 마음속에는 수많은 생각이 실타래처럼 얽혀 있기에, 거기에 '나는 나음을 입었다'라는 성경 말씀을 갖다 올려놓은들 뚜렷하게 드러나지 않는 거지요. 그 말씀을 믿으려고 애는 쓰지만 잘되지 않는 겁니다.

나는 죽을병에 걸린 환자라고 믿고 있는 사람의 필름(마음)을 바꿔서 '다 이미 나았다'고 믿게 하려면 어떻게 해야 할까요? 공자는 이렇게 말했습니다.

남겨야 한다.' (회사후소 繪事後素)

이미 많은 낙서가 있는 칠판이라면 아무리 좋은 그림을 그려 넣어도 낙서 하나가 더 추가될 뿐입니다. 공자의 말은 낙서를 모두 지워 칠판을 완전히 깨끗하게 한 다음 자신이 원하는 새 그림을 그리라는 말이지요. 그래야 새 그림이 뚜렷하게 나타납니다.

이 할아버지 환자는 기독교인이었습니다. 저는 꾀를 좀 내어 이분에게 이렇게 실천하라고 권했습니다. '몸 돌보기'를 하면서 '나는 다 나음을 입어 감사합니다' '완전케 되어 감사합니다' 이 두 문장을 하루에 1만 번씩 말하기를 하시라고요. 이렇게 1만 번 말하는 데 보통 3시간 정도 걸립니다.

이분은 한 계절도 넘기기 어렵다고 했는데 그 후 2년이 지난 뒤에도 잘 지내고 계셨습니다. 언젠가 이분이 병원에 방문한 적 있었는데, 그때 병원에 있는 암 환자들과 이야기를 나누다 '나처럼만 하면 다 산다' '나는 하루에 '다 나음을 입어 감사합니다' '완전케 되어 감사합니다' 두 문장을 5만 번씩 말했다고 했답니다. 죽음의 문턱에 있었기에 더 절실하게 했을지도 모르겠습니다.

그때 스무 명 정도의 암 환자들이 모여 있었는데, 이 할아버지 얼굴이 가장 좋았습니다. 이분은 앞의 성경 말씀 '기도하고 구하는 것을 받았다고 믿으라, 그러면 그렇게 된다'를 확실하게 믿은 겁니다.

마음은 어떻게 병을 치유하는가?

앞서 미국 뉴저지의 췌장암 환자 역시 아파서 누워 있으면서도 '나는 나인 것이 행복하다' '나는 완전히 건강하다'고 온종일 선언했지요. 그래서 저는 이 두 분을 통해 이 방법이 효과 있음을 배우게 되었습니다.

제가 이런 환자들의 사례를 말씀드리는 것은 마음 바꾸는 것이 이처럼 확실한 치유 효과가 있기 때문입니다.

앞에서 우리는 사람들이 하루에 수천수만 가지 생각을 떠올리지만 대부분 부정적인 생각이었다는 조사 결과를 살펴보았습니다. 환자의 경우, '나는 환자다'라는 부정적인 생각에 갇혀 병만 떠올리며 고통스럽게 지냅니다. 그래서 저는 환자들에게 하루 1만 번씩 '나는 다 나음을 입었다' '나는 완전케 됐다'고 입으로 말하면서 부정적인 생각이 들어올 틈을 주지 않게 했던 것입니다. 일종의 긍정 신념으로 융단폭격하는 방법이랄까요.

실제로 입으로 말하고 있을 때나 노래를 부를 때는 대체로 다른 생각이 일어나지 않습니다. 그러니 환자가 병에서 낫고자 한다면, 말로 계속 '나는 이미 나았다'고 하면서 마음의 공간에 병이 있다는 생각이 떠오르지 못하도록 틈을 주지 않는 겁니다. 그렇게 부정적인 생각을 완전히 지워버리는 것이 중요합니다.

이 할아버지 환자의 실제 상태는 어떻게 달라졌을까요? 환자마다 조금씩 다르지만, 이분의 경우 초음파검사를 해보니 암이 다 없어지지 않고 여전히 남아 있었습니다. 그런데 그 암은 더는 활동하지 않고 정지되어 있었지요. 이런 경우를 의학 용어로 암 면역 평형상태(Cancer Immune Equilibrium)라고 합니다.

우리 삶의 목표는 무엇입니까? 고통을 줄이고 오래 사는 것 아닌가요? 암을 완전히 없애는 게 목표가 아니라 어떻게든 건강을 유지하여 오래 사는 것을 목표로 하게 되면, 무리하게 암을 공격하여 몸을 상하게 하기보다는 내 마음을 바꿔 암을 가지고도 평화 공존하면서 오래 살겠다고 생각하는 것이 도움이 됩니다.

그 후로 저는 환자들에게 '몸 돌보기'와 더불어 '나는 이미 다 나았고 완전하다'는 것을 계속 선언하는 실천을 하도록 했습니다. 이 외에도 '화해의 언덕 오르기' 연습을 계속하게 했는데, 이 방법은 병의 근본 원인을 해결하는 데 굉장한 효과가 있기 때문입니다.

병이 생기는 최초의 원인은 무엇일까?

병이 생기는 최초 원인은 갈등인 것 같습니다. 독일 의학자인 리케 게르트 하머(Ryke Geerd Hamer) 박사는 저서 『독일신의학(German New Medicine)』에서 암 환자 거의 대부분은 마음에 갈등이 있다는 연구 결과를 발표했습니다. 환자들의 의식에 갈등의 그림자가 있음을 실증적으로 확인했다고 합니다. 그 갈등은 한마디로 두려움과 분노입니다.

갈등이라는 단어는 칡덩굴 갈(葛)과 등나무 등(藤)의 합성어로 둘이 서로 엉켜 있는 모습을 나타냅니다. 칡은 왼쪽으로 덩굴을

   마음은 어떻게 병을 치유하는가?

감으며 성장하고 등나무는 오른쪽으로 덩굴을 감으며 자랍니다. 만약 이 둘이 서로 얽히면 풀기 힘들고 자르기도 힘들고 뿌리도 잘 뽑히지 않습니다. 결국 오래 가지 못하고 둘 다 죽고 맙니다. 사람들 마음에 갈등이 풀리지 않으면 이와 같이 고통을 당하다가 죽을 수도 있습니다.

'화해의 언덕 오르기'는 두려움과 분노의 갈등을 해결하는 기적적인 방법입니다. 과거에서부터 지금까지 자기 삶의 두려움과 분노가 동기가 되어 했던 생각과 일을 모두 사라지게 하고 모든 대상을 축복하게 하는 훈련법입니다.

산책하면서 화해의 언덕 오르기 연습을 늘 반복하다 보면 내 마음속에 있는 갈등이나 두려움, 분노, 슬픔 같은 것들이 모두 지워집니다. 과거의 어둡고 부정적인 생각과 사건은 다 잊어버리고 지금 이 순간 눈에 보이는 경치나 소리, 세상 만물을 다 곱고 감사하게 바라볼 수 있게 됩니다. 마음이 바뀌는 것입니다. 돌아오는 길에는 모든 사람을 축복하면서 눈에 보이는 천지 만물과 경치, 들리는 소리 등이 다 아름답고 고와서 저절로 감사하는 마음이 회복됩니다.

방에 돌아와서도 '나는 다 나아서 감사합니다' '완전케 되어 감사합니다'라고 말로 선언하며 암에 걸린 이 몸 그대로를 온전히 감사하고 사랑해 줍니다.

이처럼 말로 '나는 다 나았고 완전하게 됐다'고 선언하는 방법이 확실한 효과가 있음을 저는 환자들을 통해 늘 보고 있습니다.

그래서 지금은 어떤 어려운 환자가 와도 할 수만 있다면 이 두 가지 방법을 꼭 실천하게 합니다. 병에서 벗어나는 가장 효과적이고 확실한 방법이기 때문이지요.

이상이 마음 치유, 마음을 바꾸는 방법에 관한 간략한 소개였습니다. 다음은 영성 치유에 관한 이야기입니다.

나는 어떤 존재인가?

여러분은 자신을 어떤 존재라고 믿고 있습니까?

어떤 사람은 육체를 나의 전부로 생각하며 '육체 = 나'라고 믿습니다. 어떤 사람은 날마다 내가 부려 쓰는 마음과 몸, 즉 '마음 + 육체 = 나'라고 생각합니다. 또 어떤 사람은 몸이나 마음과는 상관없이 '나 = 완전한 영적 존재'라고 믿고 있습니다.

나에 관한 이 세 가지 믿음 가운데 여러분은 어느 쪽입니까?

저는 그동안 많은 환자들을 만나면서 몸 치료와 더불어 마음 치유를 하기 위해 여러 방법을 사용해 보았습니다. 어떤 분이 교회에 다닌다고 하면 '교회 가서 기도하십시오'라고 권유하고, 불교를 믿는다고 하면 '절에 가서 기도하십시오'라고 말씀드렸습니다. 심지어 어떤 사람은 점 보는 것을 좋아해 그렇다면 무당한테

　　　　　　마음은 어떻게 병을 치유하는가?

가보라고도 했습니다. 그런데 이런 방법이 환자의 마음 치유에 별 효과가 없음을 알게 되었습니다.

온갖 궁리를 하고 별 방법을 다 써보았는데, 현재로선 앞에서 언급한 미국 심리학자 해리 팔머의 아바타프로그램이 가장 강력한 효과가 있었습니다. 물론 이보다 더 뛰어난 프로그램이 앞으로 나올 수도 있겠지요.

어떻게 마음을 바꿀 수 있을까?

최근 우리 병원에 온 환자 두 분 이야기를 하겠습니다.

한 분은 유방암 수술을 받은 젊은 여성으로, 암이 너무 두렵고 재발될까 무서워 찾아왔다고 했습니다. 다른 한 분은 B형 간염이 간경화에서 간암으로 진행되어 우리 병원에 왔는데, 이분도 너무 두려워서 잠을 잘 수조차 없다고 했습니다.

저는 이 두 분을 아바타프로그램에 참여하게 했습니다. 이분들이 다녀와서 저에게 이런 문자를 보내왔습니다. '이 세상에 태어나서 처음으로 정말 행복해요. 그리고 병이 아무것도 아니게 느껴집니다.' 이분들은 마음(필름)을 바꾸는 기술을 제대로 배운 것입니다.

우리는 어떻게 마음을 바꿀 수 있을까요? 바꿀 수만 있다면 꼭 바꿔야 합니다. 그런데 아바타프로그램에는 쉽게 마음을 바꾸는 방법이 있습니다. '몸 다루기 런다운(Body Handling Rundown)'으로, 이 훈련은 내가 몸(물질)과는 독립된 영적(비물질) 존재임을 경험하게 해줍니다.

많은 사람이 육체를 나라고 생각합니다. 이 생각이 나쁘다는 이야기가 아니라, '육체 = 나'란 단지 생각일 뿐이니 마치 확실한 진리처럼 믿으면 자신의 생명력을 너무 협소하게 제약시켜 버립니다.

'몸 다루기 런다운'은 '이 육체가 나다'라는 믿음을 '내가 그렇게 생각한 것뿐이구나' 하고 알아차리게 도와줍니다. 내가 계속해서 이 육체를 나라고 믿으며 살 것인지, 육체에서 독립해 영적인 존재로 살 것인지 스스로 선택할 수 있습니다. 그런데 내 결정과 선택이 '나는 영적 존재다'일 때 놀라운 치유가 일어납니다.

이 프로그램을 개발한 해리 팔머는 여러 사람에게서 기적이 일어나는 걸 보았다고 했습니다. 저 역시 여러 환자에게서 기적적인 치유가 이루어진 것을 여러 번 목격했습니다. 지금까지는 이 육체를 나라고 여기고, 또 내가 날마다 부려 쓰는 이 마음 곧 뭘 좋아하거나 싫어하고 판단하는 마음을 나라고 여겼는데 이제는 육체와 마음을 대상으로 보게 되었고, 마치 바깥 경치를 보듯 내 육체와 마음을 보게 되자 기적이 일어난 것입니다.

이처럼 나 자신이 영적 존재임을 알게 되었을 때 어떻게 놀라운 치유가 일어나는 걸까요?

드럼통을 굴리는 두 가지 방법

상상 연습을 하나 해봅시다.

바닥에 빈 드럼통 하나가 가로누이어 있습니다. 그 드럼통을 굴리려면 어떻게 해야 할까요? 두 가지 방법이 있습니다. 하나는 빈 드럼통 안으로 들어가 굴리는 방법이고, 다른 하나는 밖에서 빈 드럼통을 밀어 굴러가게 하는 방법입니다. 드럼통 안에서 몸을 숙인 채 드럼통을 굴리려면 힘이 많이 들고 쉽게 굴러가지 않을 것입니다. 그러나 빈 드럼통을 밖에서 밀어 굴리는 것은 별 힘이 들지 않는 쉬운 일일 겁니다.

몸 다루기 런다운은 드럼통 안에서 애쓰는 우리를 밖으로 나오게 하여 쉽게 드럼통을 굴릴 수 있게 하는 방법이라고 할 수 있습니다.

여러분은 이 이야기를 읽으면서 도대체 어떤 바보가 빈 드럼통 안에 들어가 그걸 굴릴 생각을 하겠냐면서 코웃음 칠 수도 있겠습니다. 하지만, 이 드럼통이 내 몸과 마음이라고 생각해 보십시오. 우리는 분명 내 몸과 마음속, 즉 드럼통 안에서 어떻게든 잘 굴러가게 하려고 애쓰고 있습니다.

이제 내 몸과 마음이라는 드럼통에서 빠져나와 보십시오. 나는 원래 완전한 영적 존재이기에 그저 드럼통(내 몸과 마음)이라는 대상을 굴리면 됩니다. 그렇게 연습하다 보면, 쉽게 원하는 대로 자유자재로 드럼통을 굴리듯 내 몸과 마음을 원하는 대로 다루는 무한한 능력이 생기게 됩니다.

오늘날 많은 사람들은 자기를 몸(육체)과 동일시합니다. 내 몸뚱어리가 병에 걸려 아프기라도 하면 죽을까 봐 벌벌 떨고 잠도 못

잡니다. 이 몸을 나 자신이라고 믿기에 근심 걱정과 불안에 떠는 것입니다.

너 자신을 알라

우리는 '나라는 존재가 진짜로 무엇인가'를 깊이 생각해 볼 필요가 있습니다. 사람의 몸과 마음과 영적 부분에 관해서는 철학, 신학, 심리학 등 거의 모든 학문에서 끊임없이 논쟁을 벌이고 있습니다. '나는 어떤 존재인가'라는 주제는 인류 역사를 통해 계속 이어온 궁극의 탐구 목표입니다.

소크라테스의 말 '너 자신을 알라'는 누구나 알고 있습니다. 저도 초등학생일 때 4대 성인 중 한 분인 소크라테스가 왜 이처럼 싱거운 질문을 하는지 무척 궁금해하면서 이렇게 생각했습니다.

'너 자신을 알라고 하는데, 내가 왜 나를 모를 수 있지? 나는 나를 잘 알아. 어느 집안에서 태어났는지, 어느 학교를 다니는지, 내 얼굴과 몸은 어떻게 생겼는지도 잘 알지. 이게 나인데, 왜 소크라테스는 그런 싱거운 질문을 했을까?'

소크라테스는 진짜 내가 누구인가는 알기 쉽지 않고, 대부분 사람 좀 과장해서 말하면 99%는 진짜 내가 누군지 모르고 살기 때문에 그렇게 질문했을 겁니다.

나는 천국을 보았다

신경외과 의사이자 뇌과학자인 이븐 알렉산더(Eben Alexander)는

2008년 뇌염에 걸려 일주일 동안 혼수상태에 빠져 있었습니다. 산소호흡기만 떼면 곧 사망하는 임사상태였지요. 이분은 당시 버지니아대학 신경외과 교수로 날마다 환자들의 뇌를 수술해 왔는데, 이제 자신이 뇌염에 걸려 거의 죽어가고 있었던 것입니다. 의사들은 이분이 회생할 가능성이 없다고 했는데 극적으로 깨어났습니다. 그 후 자신이 임사상태에 빠져 있던 일주일 동안의 경험을 담아 『나는 천국을 보았다(The Proof of Heaven)』이라는 책을 출간했습니다.

알렉산더 박사는 이 경험 이전에는 우리 마음이나 의식의 작용과 일어나는 모든 생각이 뇌세포의 생화학적 반응으로 나온다고 여겼습니다. 인간에게 영혼이 있다는 말은 전혀 근거 없으며, 자신은 절대 믿지 않는다고 했지요. 하지만 임사체험(臨死體驗, Near-death experience)을 통해 신념이 바뀐 것입니다.

혼수상태로 누워 지내는 동안 자기 영이 몸에서 빠져나와 병실 천장 위에서 자기 몸을 바라보았다고 합니다. 가족들이 곁에서 슬퍼하고 의료진들이 치료하는 상황을 지켜본 것이지요. 혼수상태에서 깨어난 후 이분은 육체가 나라는 것은 헛된 생각이며 착각임을 깨닫고 책을 펴내 그 사실을 알리려 한 것입니다.

저는 중환자실에서 환자의 임종을 많이 보았습니다. 의료계에 계신 분들은 많이 볼 겁니다. 환자가 숨이 멎어 사망한 직후의 모습과 조금 전 살아 숨 쉴 때의 모습은 너무 다릅니다. 부부 사이여도 배우자의 숨이 떨어지면 그 옆에 있고 싶어 하지 않습니다.

쳐다보는 것도 어려워 시선을 돌리기도 하죠. 모습이 너무나도 확연하게 달라지기 때문입니다. 알렉산더 박사의 표현에 의하면, 사람에게서 영이 빠져나가면 그다음엔 뭐랄까 낙엽같이 보인다는 말입니다.

알렉산더 박사의 경험을 살펴보면서 우리가 진정으로 영적 존재임을 더 실감하게 됩니다. 물론 개인의 신념에 따라 자신을 영적 존재로 인정하는지 여부는 달라지기도 합니다.

저는 아봐타프로그램을 하면서 저 자신이 영적 존재임을 깨닫게 되었습니다. 1994년 처음 아봐타프로그램을 했고, 그 후 여러 번 이 프로그램을 복습하던 중 1995년 일본 아따미 온천에서 '몸다루기 런다운'을 하면서 '아, 이 육체가 오늘 세상을 떠나 내 몸을 화장이나 매장하여 흙으로 돌아가더라도 내 의식은 영원히 죽지 않는구나' 하는 것을 분명하게 경험했습니다. 이처럼 아봐타프로그램은 '나는 완전한 영적 존재이며, 순수의식이 진짜 나'임을 알게 하는 것이 궁극의 목표입니다.

알렉산더 박사도 똑같은 이야기를 합니다. 우리 몸과 마음은 죽지만 의식은 영원히 죽지 않음은 확실한 진실이라고 주장합니다.

전도망상: 거꾸로 잘못 보는 헛된 생각

현자들은 어떻게 말씀할까요? 먼저 청화스님이 쓰신 '전도망상(顚倒妄想)'이라는 글을 소개합니다. 스님께서 이 글을 친히 직접 써

   마음은 어떻게 병을 치유하는가?

서 제게 주셨는데, 본문은 한글보다는 한자가 더 많아서 여러분이 쉽게 읽을 수 있도록 한글로 바꾸었습니다. 청화스님은 불교계의 아주 위대한 스승으로 존경받는 분으로 지금은 세상을 떠나셨습니다.

전도망상

무엇이 생명(生命)의 창조력(創造力)을 방해하는가 하면 전도망상(顚倒妄想) 곧 자기를 무한력(無限力) 있는 불성(佛性), 신아(神我), 영(靈) 또는 영생(永生)하는 생명이라고 자각하지 않고 자기를 물질(物質) 또는 육체라고 보는 망상이다.

그러한 전도망상은 하나의 역(逆)의 사념(思念, 파동(波動))이므로 생명의 창조력(생명의 파동)을 방해한다.

전도망상을 떠날 때 이 장해는 제거되고 생명의 창조력은 스스로 발현되어 병은 소멸하고 법계무한(法界無限)의 공급은 그 사람의 필요에 따라서 들어오고 모든 인생고(人生苦)는 자멸한다.

청화스님은 불교라는 종교의 한계에 갇혀 있지 않았습니다. 8만 4천 법문을 한마디로 요약하면 이렇게 말할 수 있다, 신구약 성경의 핵심을 이렇게 이야기할 수 있다, 이 천지 우주의 진리는 이렇게 이야기할 수 있다고 하셨지요. 제가 이 글을 만난 것도 큰 복인 것 같습니다. 진실이 무엇인지를 이렇게 짧은 글로 표현할 수 있음이 놀랍습니다.

이 글을 찬찬히 살펴보겠습니다.

전도망상이란 '거꾸로 잘못 보는 망상'입니다. 우리 감각기관인 눈으로 지금 보고 있는 것이 사실을 사실대로 보고 있는 게 아닐 수 있다는 겁니다.

'무엇이 생명의 창조력을 방해하는가 하면 전도망상 곧 자기를 무한력 있는 불성, 신아, 영 또는 영생하는 생명이라고 자각하지 않고 자기를 물질 또는 육체라고 보는 것이 망상이다.'

여기서 자기 자신이 무한한 능력을 가진 불성이라는 말은 부처를, 신아라는 말은 한자로 하나님을 뜻합니다. 영적 존재, 영원히 사는 생명이 자기 자신인데 그걸 깨닫지 못하고 자기를 물질이나 육체로만 보니 이를 망상이라고 한 것입니다.

가장 중요한 포인트는 나를 지금 이 몸뚱어리 육체로 볼 것인가 아니면 나를 영원히 죽지 않는 영적 존재, 그것도 무한한 능력을 지닌 존재로 볼 것인가 하는 것입니다.

나는 진짜 누구일까요?

20세기 성자라고 일컬어지는 인도의 라마나 마하르시(Ramana Maharshi)는 이렇게 말했습니다.

'네가 누구인지 정확하게 알아라. 그리고 진짜 너로 존재해라.'

이분 주장도 소크라테스가 말한 '너 자신을 알라'와 같습니다. '이 육체가 나라는 생각과 이 마음이 나라는 생각'은 완전히 거꾸로 잘못 보고 있는 착각이니, 나라는 존재가 영원히 죽지 않는 영적 존재임을 분명히 깨닫고 그런 존재로 살라는 뜻입니다.

나라는 생각은 어디서 일어나는가

마하르시는 생각에 관해 이렇게 이야기했습니다.

우리는 많은 생각을 하며 삽니다. 날마다 이런 생각 저런 생각 등 하루에 수천수만 가지 생각이 일어나지요. 마하르시는 생각이 일어날 때 이 생각이 누구한테서 일어나는가, 어디서 일어나는가를 스스로에게 물어보라고 합니다.

예를 들어볼까요. 나한테 누구는 좋아하고 누구는 싫어하는 생각이 일어납니다. 이때 이렇게 물어보는 겁니다.

'이 생각이 누구한테서 일어나는가?'

대답은 '나한테서 일어난다'일 겁니다. 마하르시는 이때 다시 물어보라고 합니다.

'그럼 나라는 생각이 어디에서 일어나는가?'

생각이 일어나는 근원(source)인 '나'라는 생각이 어디에서 일어나는가를 계속해서 추구해 보라는 것입니다. 그러다 보면 마지막에 'I AM(내가 있다)'만 남는다고 합니다.

여러분도 시간 나실 때 한번 해보십시오. '이 생각이 어디서 일어나는가?' 묻고 대답한 다음, 이어서 '나라는 생각은 어디서 일어나는가' 하고 나에게 주의를 모으고 물어보면, 모든 생각이 금세 사라져 버릴 것입니다.

마하르시는 모든 생각이 '나'라는 생각에서 일어난다고 말합니다. 우리에게 일어나는 최초의 생각이 '나'라는 생각입니다. 아침에 잠에서 깨어났을 때 바로 드는 첫 번째 생각이 '나' 즉 '아, 내가 있구나'라는 것인데, 이 '나'라는 생각이 어디서 일어나는가를 계속 따라가 보라는 것입니다. 그러면 나라는 존재가 영원히 죽지 않는 영적 존재라는 깨달음에 도달한다고 합니다.

'I AM, 내가 존재한다'

아봐타프로그램을 개발한 해리 팔머는 감각차단탱크라는 플라스틱관에 들어가 지낸 적이 있습니다. 이 탱크는 미 해군에서 훈련용으로 만든 것으로, 사람 체온과 같은 37℃의 소금물로 채워져 있으며, 뚜껑을 닫으면 중력을 비롯해 피부 자극과 빛, 소리, 냄새, 맛 등을 느끼는 촉각, 시각, 청각, 후각, 미각 등 우리 몸의 모든 감각이 차단된다고 합니다.

우리가 지금 그 탱크에 들어가 있다고 한번 상상해 봅시다. 소금물에 둥둥 떠 있으니 중력이나 피부의 감각을 느낄 수 없고, 빛이 없어 눈을 뜨나 감으나 깜깜하고, 아무 소리도 들리지 않고, 아무 냄새도 맡아지지 않고, 맛도 느껴지지 않으니 모든 감각이

     마음은 어떻게 병을 치유하는가?

사라졌습니다. 이제 무엇이 남아 있을까요?

해리 팔머는 모든 감각이 차단되어 바깥에서 들어오는 정보가 전혀 없게 되자, 마음속에서 오만 가지 생각이 일어났다고 합니다. 과거에 일어났던 수많은 일들, 평소 전혀 생각하지 않았던 수많은 기억이 떠올랐고, 순간순간 '아 이러다 내가 죽어 버리지는 않을까, 그러면 어떻게 될까' 하는 생각이 떠올랐고, '내 미래에는 어떤 일이 일어날까'를 상상하는 등 공항의 수하물 컨베이어벨트에서 짐이 줄줄이 흘러나오듯이 수많은 생각이 흘러나왔다고 합니다.

그런데 그 생각이 끝없이 계속되는 게 아니라 한 달 반 정도 지나니 모두 사라져 버렸다고 합니다. 마지막에, 전에는 한 번도 없었던 한 가지 생각 바로 'I AM' 즉 '내가 존재한다'는 의식만 있고 어떤 생각도 일어나질 않았다고 합니다.

해리 팔머는 이 과정을 이렇게 표현했습니다. 나이트클럽에서 밴드가 엄청난 사운드로 미친 듯이 연주하고 있는데, 그 곁에는 클래식 음악이 조그맣게 흘러나오는 트랜지스터 라디오가 있는 상황 같았다고 합니다. 밴드가 연주할 때는 라디오 소리가 전혀 들리지 않았지만, 연주를 멈추었을 때 클래식 음악이 들리듯 'I AM'이 떠오른 겁니다.

'I AM' 의식은 원래 있었습니다. 하지만 엄청나게 시끄러운 생각 폭풍 가운데 살고 있기에 전혀 의식하지 못했던 것입니다. 생각이 멈춘 순간 드러난 'I AM, 내가 있다'는 순수의식이자 영이며

신이라는 말입니다.

아봐타프로그램의 '몸 다루기 런다운'은 이처럼 육체가 나라는 생각을 사라지게 하고 'I AM' 곧 내가 영적 존재임을 깨닫게 하는 훈련입니다.

하나님의 이름은 무엇일까

성경 출애굽기에는 이런 이야기가 있습니다.

모세가 하나님의 이름을 뭐라고 부르는지 물었을 때, 하나님은 모세에게 이렇게 대답합니다.

'나는 스스로 있는 자다.'

(영어 성경은 'I AM WHO I AM', 중국어 성경은 '我是自有永有的' 즉 '나는 스스로 있는 자(자유)이며 영원히 있는 자(영유)'이다.)

하나님은 왜 이렇게 대답했을까요? 우리는 '스스로 있는 자'가 될 수 없습니다. 우리가 존재하는 이 세상은 스스로 있는 게 하나도 없지요. 우선 이 육체나 나한테 일어난 생각 같은 것은 스스로 존재할 수 없습니다. 부모가 있고 그 부모로부터 몸을 받았기 때문이지요. 부모는 조부모로부터, 조부모는 증조부모로부터 받았으니 스스로 존재할 수 없습니다.

공간적으로도 우리는 스스로 존재하지 못합니다. 땅이 있어야 하고 공기를 마셔야 하고 햇볕을 쬐어야 하고 음식을 먹어야만 합니다. 사회적으로도 가족과 공동체, 국가 등 수없이 얽힌 관계 속에서 우리는 존재합니다.

시간적으로 보면 우리는 한순간도 머물지 않습니다. 우리 세포는 생로병사를 계속하고 있습니다. 나서 자라고 늙어 죽습니다. 손톱만 보아도 계속 자랍니다. 머리카락도 계속 자라고 빠지며 각질도 계속 생기고 떨어집니다. 우리 몸의 세포 중 위나 창자의 점막 세포는 수명이 일주일 정도로 7일 만에 다 바뀝니다. 간과 폐 세포는 3개월 만에, 가장 오래 사는 두개골 세포는 10개월 정도에 모두 바뀝니다. 몸속에서도 생로병사가 순간순간 끊임없이 진행되고 있습니다. 그러니 1년이나 2년 전 내 몸뚱어리는 지금 하나도 없다는 말입니다.

강물이 흘러가듯이 모든 것이 한순간도 머무르지 않고 계속 변하며 흘러갑니다. 그러니 존재할 수가, 아니 존재하지 않는 것입니다. 다만 존재하는 것처럼 보이는 것이지요. 이처럼 우리는 스스로 존재하지 않지만, 하나님은 자신이 '스스로 있는 자'라고 합니다.

우리 역시 영적 존재임을 느낌으로 알 수 있습니다. 몸이 나라는 생각 같은 것이 사라질 때 남아 있는 '내가 있다'는 느낌이 바로 그것입니다. 그 느낌은 내가 시간적으로나 공간적으로나 변화하지 않고 영원히 있는 존재임을 경험하게 합니다. 이 경험은 무척이나 중요하기에 제가 반복해서 이야기하는 겁니다.

말로 설명하자니 무척 어렵습니다. 내가 방금 먹은 사과 맛이 어떠하다는 것을 말로 그대로 설명하기 어렵지요. 또 사과를 먹어보지 않았다면, 사과 맛에 관한 책을 수백 권을 읽어도 그 맛을 알 수 없을 겁니다. 수영에 관한 책을 수백 권을 읽어도 수영할 수 없는 것처럼요. 직접 사과를 먹고 수영해 보는 체험만이 순식간에 사과 맛과 수영을 알게 합니다.

해리 팔머는 모든 육체 기능이 멈추고 모든 생각도 더는 떠오르지 않게 되자 남은 마지막 최후의 생각이 'I AM'이라고 했습니다. 이것은 성경에서 말하는 'I AM'이고, 라마나 마하르시가 말한 'I AM'도 같습니다. 근원에 이르는 느낌(체험)이 중요합니다.

생각은 아무 힘이 없는 허무가 아니다

청화스님의 전도망상 이야기로 돌아가 봅시다.

진짜 생명의 근원, 'I AM'이 바로 나인데, 그저 피부로 감싸인 보잘것없는 몸뚱어리를 나라고 여기며 거꾸로 잘못 생각하고 있는 전도망상 상태에선 자신을 무한한 능력을 지닌 불성, 신아, 영, 영생하는 생명이라고 자각하지 못합니다. 이처럼 자기를 물질 육체라고 여기면 생명력이 고갈되어 버립니다. 이러한 망상이 내 생명의 창조 능력을 방해한다는 이야기입니다. 전도망상은 일종의 역(逆)의 파동이기 때문입니다. 파동은 진동(vibration)하는 에너지로, 생각은 아무 힘도 없는 허무가 아니라 에너지를 만들어내는 파동입니다.

현대 물리학의 기초이론인 양자물리학에서는 이 파동을 양자의 특징 중 하나로 봅니다. 물질을 계속 쪼개고 쪼개서 더는 쪼갤 수 없는 가장 작은 입자, 물질의 최소 단위를 양자라고 하는데, 이 양자는 입자(particle)와 파동(wave)의 특징을 다 가지고 있습니다. 하지만 입자의 위치와 파동을 동시에 알 수 없는데, 이것이 양자역학의 특징을 설명하는 이른바 불확정성의 원리입니다.

최근 새로운 의학으로 떠오른 양자의학(Quantum Medicine)은 양자물리학의 이 이론을 적용하여 인체의 생명 현상을 연구합니다. 몸을 다루는 생의학과 양자 파동장을 다루는 에너지의학, 마음을 다루는 심성의학을 통합한 새로운 의학이라고 볼 수 있지요. 우리가 품고 있는 생각이 그대로 물리적 현실로 나타난다는 것을 의학적 과학적으로 증명하고, 특히 마음 차원에서 어떤 신념을 갖느냐에 따라 일어나는 변화를 연구하고 있습니다.

이처럼 복잡하고 어려울 수도 있는 이야기를 하는 이유는 우리에게 일어난 하나의 생각이 아무 힘이 없는 허무가 아니라 반드시 에너지를 만들어내는 파동이기 때문입니다. 생각은 강력한 힘이 있습니다. 생각을 바꿀 때, 신념을 바꿀 때 우리 육체 역시 바뀌는 그런 힘이 있다는 이야기입니다. 육체라는 한계 속에 있을 때의 생명력과 내가 영적 존재로 있을 때의 생명력은 크게 다르다는 점을 꼭 기억하기 바랍니다.

지혜로운 새는 바람 따라 날아간다

많은 사람이 돈을 벌기 위해 사업을 벌입니다. 제가 있는 지역에서도 매년 창업하는 인구가 2만 명가량 된다고 합니다. 하지만 안타깝게도 70~80% 이상이 2년 이내에 폐업합니다. 사업에 실패하게 되면 마음에 분노와 갈등이 쌓입니다. 세상을 비판하며 욕하기도 하고 자신을 비하하며 절망하기도 합니다. 그러면서 자기 생명력을 제약하고 고갈시켜 버리기도 하지요.

이런 현상은 자신의 몸을 나라고 믿는 분들에게 더 가혹하게 나타납니다. 육체와 육체에 따른 조건을 자기 자신으로 여깁니다.

'나는 별 볼 일 없는 집안에서 태어났고, 학력도 별로고, 내가 가진 기술은 고작 이거밖에 안 되고, 가진 돈도 겨우 이 정도가 전부다.'

이처럼 나를 보잘것없는 몸뚱이라고 생각하면서 자신의 생명력을 꺾어버린 겁니다. 이것은 무한한 능력이 있는 영적 존재인 진짜 나를 깨닫지 못하고 있기 때문입니다.

한 스님 이야길 들려드리겠습니다. 이분은 산속 암자에서만 지내던 순진한 구도자였습니다. 어느 날 스님은 이제 세상에 나가 포교당을 지어야겠다고 마음먹었습니다. 그동안 시주받은 돈이 5억 정도 있었는데, 원하는 대로 포교당을 지으려면 수십억이 필요했습니다.

그때 증권회사에 다니는 한 신자가 주식에 투자하면 돈을 빨리

마음은 어떻게 병을 치유하는가?

벌 수 있다고 스님에게 조언했습니다. 스님은 바로 주식에 투자했는데, 5억이 그만 1억이 되어버렸습니다. 그때 스님 마음이 얼마나 힘들었겠습니까? 많은 신자가 시주한 귀한 헌금인데, 그걸 잃자 너무 괴로웠다고 합니다.

스님은 아바타프로그램에 참여해 자신을 돌아보게 되었습니다. 그때까지 돈 5억을 가지고 있다가 1억밖에 남지 않게 만든 무능력한 몸뚱어리를 자기 자신으로 여겼음을 깨닫게 되었습니다. 이처럼 자신의 몸뚱어리를 나라고 생각하는 전도망상은 천지 우주의 진리에 거스르는 생각이자 파동이므로 생명의 창조력과 파동을 방해한 것임을 깨달은 것입니다.

훈련을 통해 육체가 나라는 생각에서 벗어나 자신이 무한한 생명력을 지닌 영적 존재임을 정확하게 알게 된 스님은 마음을 달리 먹게 되었습니다. 기독교식으로 표현하자면, 내가 하나님의 아들이고, 우리 아버지 재산이 하늘 창고에 무궁무진하니 내가 언제든 필요한 만큼 꺼내 쓰면 된다고 생각하게 된 것입니다.

오늘날 많은 사람이 이런 한계에 갇혀 있습니다. 물론 사회적 조건도 중요하겠지만, 자기 생명력을 극도로 제약하며 살아가고 있는 것입니다. 옛 가르침에 이런 말이 있습니다.

'사람이 마음을 좁히면 바늘구멍만큼 좁아지고 마음을 넓히면 천지 우주를 감쌀 만큼 넓어진다.'

내가 어떤 존재가 될 것인가, 이런 존재가 될 것인가 저런 존재
가 될 것인가는 내 선택의 문제입니다.

세상을 살아가면서 육체를 나라고 여기는 것은 미련한 새가
바람을 거슬러 날아가는 것과 같습니다. 애쓰며 고생하지만 얻
는 것이 별로 없습니다. 지혜로운 새는 천지 우주의 진리를 아는
새입니다. 무한한 능력을 갖춘 영적 존재(I AM)가 진짜 나임을 확
실히 믿고 그 존재로서 살아가는 것입니다.

라마나 마하르시는 이렇게 말했습니다.

'진짜 너로 존재하라.' (Be as you are)

진짜 나로 존재하면, 육체가 나인 것이 가짜이니 육체를 나로
여기는 것을 그만두게 됩니다. 바로 그 존재가 될 때 놀라운 치유
가 일어납니다. 내 생명력은 무궁무진하기 때문입니다.

병은 소멸될 수 있다

우리가 전도망상에서 벗어날 때, 즉 이 육체가 나라는 생각에
서 벗어날 때 장애는 제거되고 자신의 무궁한 생명의 창조력이
스스로 발현하여 병이 소멸됩니다. 저는 이런 경우를 아주 많이
봤습니다.

청화스님 글에서 '법계무한의 공급'이란 나의 필요에 따라 우주
로부터 내가 필요한 만큼 들어온다는 말입니다. 앞에서 5억이 1

억으로 줄었던 스님의 돈은 그 후 20억으로 늘었다고 합니다. 자석이 쇠붙이를 끌어당기듯 한 것입니다. 과거에는 스님이 계속 밀어냈다면 이젠 그의 필요에 따라 들어오게 된 것입니다.

제가 성경을 읽어 보니, 창세기부터 요한계시록까지 모두 육체를 부정하며 육체가 나라는 생각을 버리라는 내용이 쓰여 있음을 알게 되었습니다.

예수가 십자가에 못 박혀 죽자 사람들은 그를 장사 지내고 시신을 무덤에 두었습니다. 그런데 3일 만에 예수는 다시 살아나 영원히 죽지 않는 영생의 존재가 되었다고 성경은 기록하고 있습니다.

갈라디아서에는 이런 구절이 있습니다.

'내가 그리스도와 함께 십자가에 못 박혔나니 이제는 내가 산 것이 아니라 오직 내 안에 그리스도께서 사신 것이라.'

이 구절은 십자가에 못 박혀 죽은 것이 예수 혼자만의 이야기가 아니라는 것입니다. 이 몸과 마음이 나라고 믿고 살았던 내가 같이 못 박혀 죽어야 한다는 이야기입니다. 내가 부려 쓰는 몸과 마음이 죽어야 내 안의 그리스도가 사는 것이란 뜻입니다. 내 안의 그리스도(영적 존재, 'I AM')가 살아 있는 것, 바로 그 존재가 진짜 나입니다.

불교의 『반야심경(般若心經)』 첫머리에 이런 말이 있습니다.

'이 육체와 나한테 일어나는 생각(오온: 실체 없는 것들) 모두를 비울 때 모든 고통과 재난이 끝난다.'

(오온개공 도일체고액 五蘊皆空 度一切苦厄)

'내 육체와 마음 즉 나한테 일어나는 생각이 나라는 망상에서 떠날 때 완벽한 대자유와 생명을 얻는다.'

(원리전도몽상 구경열반 遠離顚倒夢想 究竟涅槃)

제가 보기에는 성경이나 불교 경전이나 똑같은 말을 합니다. 진짜 내 존재가 무엇인가를 묻고 깨닫게 합니다. 라마나 마하르시나 아봐타프로그램이 같은 말을 하고 있어요. 맹자도 이렇게 말했죠.

'나한테 일어난 생각이 다 죽어버리면 성품을 알 수 있다. 그 성품을 아는 것이 하늘을 아는 것이다.'

(진기심자지기성야 지기성즉지천의 盡其心者知其性也 知其性則知天矣)

소크라테스를 비롯한 성현들의 모든 말씀은 제가 보기에는 다 같은 이야기입니다. 이 이야기들을 통해 우리가 배워야 할 점은 두 가지입니다.

하나는 우리가 지금 마음을 부려 쓰고 있는데 이 마음에서 '병이 있다'는 생각을 버리고 '다 나았고 완전한 행복이 있다'고 마음을 바꿔야 합니다. 육체에 병이 있더라도 이렇게 필름을 바꾸는 것이 중요합니다.

더 중요한 것은 이 몸과 내가 부려 쓰는 마음이 내가 아니기에 진짜 나를 정확하게 발견하여 그 존재로 살아가는 겁니다. 그렇게 될 때 건강 문제가 근본적으로 해결될 뿐만 아니라 내 삶의 모든 고통이 사라지고 안락한 삶을 누릴 수 있게 됩니다.

몸, 마음, 영성의 완전한 치유
통합의학적 치유와 생활실천법

통합의학이란 무엇인가?

통합의학(Integrative Medicine)이란 몸에 생긴 병의 증세만 고치는 것이 아니라 사람의 몸과 마음과 영성을 하나로 통합하여 치유하려는 의학입니다. 육체의 질병만이 아니라 인간 전체를 치유하는 의학으로, 다른 말로 전인치유의학(Holistic Medicine, 전체성의학)이라고도 합니다.

서양의학은 기계론적이고 분석적인 특징이 있는데, 점점 세분화하고 전문화하여 특정 부문의 치료에는 뛰어난 장점이 있습니다. 이처럼 세밀하게 나무 한 그루 한 그루를 볼 수 있게 되었지만, 숲 전체 모습을 보지 못하는 한계가 있지요. 그래서 나름의 협업 치료 시스템 등을 갖추어 그러한 약점에 대응하기 위해 노력하고 있습니다.

20세기 후반부터 인간 전체를 통합적으로 치유하는 쪽으로 의학이 발전해야 한다는 주장이 늘면서 새로운 의학의 사조가 나왔는데, 그것이 바로 통합의학입니다.

통합의학은 현대 서양의학, 동양 전통의학, 보안 대체의학의 장점을 통합해 치유 효과를 극대화하기 위한 의학입니다. 그 어떤 방법을 응용하든 인간의 치유에 유익하다면 이를 받아들여 통합하려는 특성을 가지고 있습니다.

미국이나 유럽에 가면 통합의학 의원(Integrative Clinic) 간판을 흔히 볼 수 있습니다. 우리나라에도 통합의학을 치유 방법으로 채택해 연구하는 통합의학 대학원이 있고, 통합의학을 치유 방법으로 내세운 통합의학 병원이나 통합의학 클리닉을 꽤 찾아볼 수 있습니다.

현대 서양의학과 통합의학은 무엇이 다를까

현대 서양의학의 특징과 통합의학의 특징을 조금 더 비교해 살펴보겠습니다.

서양의학의 중심 사상은 분석적인 기계론이라고 할 수 있습니다. 사람의 몸을 하나의 기계로 보고 그 부속품들을 분해하여 들여다보면서 과학적으로 측정, 측량하려 하지요. 사람 몸의 각 기관을 하나하나 객관적으로 관찰하고 잘못된 부분은 마치 기계를 수리하듯 고치는 방법입니다. 여기에서 더 나아가 사람의 몸을 환경과 분리하고, 몸과 마음(의식) 역시 나누어 오로지 몸만 집중적으로 연구합니다.

서양의학은 이렇게 분해해서 얻은 정보들을 조합하여 기계처럼 구성된 몸으로 사람의 생명을 이해하려는 의학이라고 말할 수 있습니다. 이와 같은 기계론적인 의학은 특정병인설(特定病因說)의 관점으로 질병을 해석합니다. '모든 질병에는 특정한 원인이 있으며, 그 원인을 찾아내 제거하면 병이 낫는다'고 보는 것입니다.

예를 들면, 우리 몸이 세균성 질환에 걸리면, 그 병을 일으키는 원인균을 찾아내고 그 균을 죽일 수 있는 화학약품을 쓰면 병이 낫는다고 보는 겁니다. 암의 경우에도 마찬가지로 대응합니다. 암이 생긴 부분을 수술로 제거하고, 제거할 수 없는 암세포는 화학약품(항암요법)이나 방사선치료 등으로 소멸시키는 방법을 사용하는 겁니다.

이처럼 기계론적인 관점으로 질병과 건강을 정의한다면, 질병은 몸의 생물학적 기능에 이상이 생긴 것이며 건강은 몸에 병이 없는 상태입니다. 마치 일직선을 긋고 한쪽 끝에는 질병이, 다른 쪽 끝에는 건강이 있다는 식입니다. 몸과 병과 건강을 단선적이고 일차원적으로 해석하지요.

반면에 통합의학은 사람의 몸과 자연을 기계처럼 고정된 사물이거나 독자적이고 단일한 개체로 여기지 않습니다. 늘 변화해가는 역동적인 흐름으로 봅니다. 자연이나 인체는 수많은 요소

　　　　　　마음은 어떻게 병을 치유하는가?

가 통합된 생명 단위이기에 나누어 분석하기보다는 전체 그대로를 보려고 합니다. '나무 + 나무 + 나무 + … = 숲'이 아니듯 '뇌 + 심장 + 위 + 간 + 콩팥 + … = 사람'이 아니라는 겁니다. 사람 몸의 요소요소를 연결하는 마음과 정보, 생명에너지 등을 매개로 하나로 어우러진 통합체로 보는 것입니다.

통합의학은 근래에 새로 등장한 의학이 아닙니다. 의학의 오랜 역사에서 중심 사상 가운데 하나였고, 현대 서양의학에도 어느 정도 그 자취가 남아 있습니다.

근대의학이 발전하는 과정에서 기계론(機械論, Mechanism) 대 생기론(生氣論, Vitalism)의 논쟁이 일어나게 되었고, 이 논쟁은 과학기술의 발전과 더불어 기계론의 절대 우위로 결론이 난 듯했습니다. 그러나 그 논쟁은 여전히 계속되고 있으며, 신생기론(新生氣論, Neovitalism) 같은 전체론(全體論, Holism)적 생명관은 여전히 큰 영향력을 미치고 있습니다.

전체론적 생명관은 사람이든 동물이든 살아 있는 모든 것 즉 생체는 세포 하나하나가 모여 만들어진 조립품이 아니라 생체 자체를 하나의 단위로 봅니다. 생체를 분해하면 생체로서의 특질을 잃어버리기 때문에 아무리 생물학적 화학적 작용이 분명해 보여도 항상 전체로서 관찰하고 이해해야 한다는 것입니다.

전체론적 관점으로 건강이나 질병을 볼 때는 생리와 심리를 살펴보아야 하고 생활방식과 환경, 의식 등 그물처럼 연결된 다차원의 현상을 이해하는 것이 중요합니다. 각각의 생체는 개체이기도 하지만 동시에 전체와 하나로 연결되어 있다고 보기 때문입니다.

조금 거칠게 서양의학의 기계론적인 관점과 통합의학을 비교하고 있는 이유는 통합의학의 특징을 좀 더 쉽게 설명하기 위해서입니다.

통합의학의 다섯 가지 관점

통합의학은 다음 다섯 가지 관점으로 요약할 수 있습니다.

첫째, 생명의 실체는 현상적인 몸뿐 아니라 마음과 생명에너지, 영성(靈性) 등이 하나로 통합된 유기체라는 것입니다. 마치 양파처럼 겹겹으로 정신과 육체, 심리와 생리, 각 기관과 조직이 상호 작용하는 통일체이기에 전체가 서로 어울려 평형상태를 유지하는 것이 건강에 이르는 길이라고 봅니다.

둘째, 치유란 질병의 병증만 없애면 되는 것으로 여기지 않습니다. 몸뿐만 아니라 마음과 정신 등 전체 건강을 회복하는 데 초점을 맞춥니다. 따라서 유기체의 자연치유시스템을 질병 치유의 중심 고리로 보고 이를 활용하여 자연치유력을 끌어올리는 것을 치료의 목표로 삼습니다.

셋째, 환자가 의사 앞에서 기계처럼 분해되어 분석되고 치료받는 것이 아니라 환자 스스로 질병을 치유하고 건강을 회복하도록 하는 것을 중요하게 여깁니다. 치료의 주체는 환자이며 의사는 환자를 도와주는 자리에 서야 합니다. 현대 서양의학이 발달할

　　　　　　　마음은 어떻게 병을 치유하는가?

수록 환자보다는 분석 자료와 통계수치를 더 중요시하면서 치료하다 보니 환자는 더욱 소외되고 있습니다. 통합의학은 환자의 관점과 의지를 중심에 두고 삶의 질을 개선하는 방법으로 치유 효과를 높이려 합니다.

넷째, 현대 의학의 장점뿐만 아니라 다양하고 다차원적인 치료 방법을 조화롭게 사용하여 치유합니다. 심리요법, 식이와 영양 요법, 운동요법, 자연요법 등 치료에 도움이 될 만한 모든 치료법을 통합하여 활용합니다.

다섯째, 질병을 환자의 자기실현 과정에서 나타난 현상으로 보고, 치유 과정을 통해 환자가 자기 삶을 변화시킬 수 있는 계기가 되도록 합니다. 병을 부정적으로만 보는 것이 아니라 왜 그런 병이 생겼는지 성찰하고 삶을 근본적으로 바꾸도록 돕습니다.

치유의 주체는 환자다

어떤 환자가 암 진단을 받게 되면 현대 서양의학에서는 먼저 그 암이 발생한 부위에 따라 위암, 폐암, 유방암 등으로 병명을 붙입니다. 치료할 때도 위암이면 위를, 폐암이면 폐를, 유방암이면 유방 부위를 집중적으로 치료합니다. 치료법으로 수술, 항암요법, 방사선치료 같은 기계적 방법을 주로 사용하며, 암 발생 부위를 물리적으로 공격해 암을 없애려 합니다.

통합의학도 이러한 방법을 완전히 배제하지는 않습니다만, 이보다는 암 환자의 생체가 자연치유시스템을 회복하는 것을 우선으로 합니다. 암의 진행 정도와 상관없이 암이 발생한 것 자체가 환자의 면역체계가 손상되고 변질되었기 때문으로 보기 때문입니다.

따라서 통합의학은 특정 부위의 암이 아닌 환자 전신의 자연치유시스템이 고장 난 것으로 보고 인간 전체를 치유하는 데 모든 힘을 쏟습니다. 몸과 마음, 영성, 생활방식, 주변 환경이나 사회적 관계 등을 총체적으로 변화시켜 암을 치유하려고 합니다.

암 환자가 기계적 치료를 받게 되면 치유의 주체로 나서기 어렵습니다. 수술과 항암, 방사선치료 등 짜여진 방법대로 따라야 하는 치료 대상이 되는 것입니다.

통합의학에서는 환자를 치유의 주체가 되게 하고 자신의 의지로 치유 과정에 참여하게 합니다. 스스로 암을 방어할 힘을 길러 면역력(자연치유력)을 높이게 합니다. 이를 위해 통합의학은 신체의 치유뿐만 아니라 마음 치유와 영성 치유도 중요하게 여기며, 이 세 차원이 조화를 이루도록 돕습니다.

통합의학의 마음, 몸, 영성 치유 실천법

1) 통합의학의 마음 치유법

마음은 한 개인의 의식이 지닌 다양한 관점, 신념, 생각, 감정, 의지 등을 모두 포함합니다. 의지나 신념이나 상상, 기대 같은 마음 상태는 그 사람의 몸 상태에 큰 영향을 미칩니다. 그래서 통합의학에서는 '몸을 변화시키고 싶다면 먼저 마음을 변화시키라'라고 합니다. 마음 치유가 중요함을 강조하는 말입니다.

현대 서양의학은 대체로 인체에 발생한 질병을 보고 치료할 때 그 사람의 마음과 연관 짓지 않습니다. 질병 자체만 살피며 몸을 마치 마음이 없는 기계처럼 취급하기도 하지요. 하지만 마음은 병의 치유에 큰 영향을 미치는 것이 분명합니다.

어떤 암 환자는 자신의 암을 불치병으로 생각하고 부정적인 태도를 가졌고, 다른 환자는 암에 걸렸어도 이를 극복할 수 있고 반드시 낫겠다는 태도를 가졌다면, 과연 어느 쪽이 더 경과가 좋을까요? 통계적으로 보면 긍정적인 마음을 가진 환자의 치료 경과가 훨씬 좋습니다.

미국 의사 디팩 초프라는 놀라운 변화를 일으킨 두 명의 암 환자를 소개한 적이 있습니다.

한 환자는 폐암으로 항암요법과 방사선치료를 받았으나 경과가 좋지 않았다고 합니다. 그러나 그는 '나는 낫는다. 반드시 완쾌한다'는 의지로 날마다 상상하며 자기암시를 하였는데, 약 3년 후 이 환자는 암의 임상적 흔적이 완전히 사라졌다고 합니다.

다른 환자는 20대로 비호지킨림프종 진단을 받았는데, 무척 절망적인 상태였다고 합니다. 항암제 부작용으로 극도로 쇠약해져 모든 치료를 중단해야 했는데, 환자 자신은 '나는 반드시 낫는다'는 의지로 조용한 시골 마을에서 마음 치유를 계속하였다고 합니다. 1년 후 이 환자의 암도 사라졌다고 합니다.

어떻게 이런 치유가 가능할까요? 조금 극단적인 사례들이긴 하지만, 암은 단순히 발암물질 같은 물리적 요인으로 발병한 것이 아님을 알게 합니다. 한 개인의 생활방식과 사회적 문화적 관계에서의 부조화와 불균형 같은 상황이 배경이 되고, 여기에 대응해 온 그의 마음 상태가 발병의 원인이 된 것입니다. 정신적 스트레스가 신체의 면역체계를 약화시켜 내분비계 균형을 파괴하여 암세포가 자라기 쉬운 최적의 조건을 만들었음을 알 수 있습니다.

암세포는 무척 약하고 혼란스러운 세포다?

암세포라 하면 강력하고 무서운 세포라고들 생각합니다. 하지만 암세포는 사실 매우 약하고 혼란스러운 세포입니다. 공격하고 침략과 파괴를 일삼는 세포가 아니라 잘못된 유전정보를 담은

   마음은 어떻게 병을 치유하는가?

세포 하나에서 시작되어 세포분열을 제대로 하지 못해 미숙한 세포를 과다 생산할 따름입니다.

환자가 자신의 암세포에 관해 제대로 알고 평온한 마음을 회복한다면, 혼란스러운 정보로 비뚤어진 상태인 유전자도 변하게 될 것입니다. 이것이 마음 치유의 배경입니다.

발암물질을 똑같이 투여한 쥐라도 계속 스트레스를 받은 쥐와 그렇지 않은 쥐의 암 발병률을 비교해 보면 큰 차이가 있습니다. 스트레스가 발암 유전자와 암 억제 유전자 사이의 균형을 파괴하는 방아쇠 역할을 하는 거지요.

많은 사람들이 암을 죽음과 동의어로 여깁니다. 그러나 암 환자가 두려움과 분노, 절망에서 벗어나 희망과 용기와 관용을 회복하면 치유의 힘이 커집니다. 마음 치유는 한마디로 '암은 절망적이다'라는 생각을 버리고 '암은 반드시 낫는다'와 같은 긍정적인 의지를 가지고 암이 치유된 상태를 상상하는 것입니다.

2) 통합의학의 몸 치유 실천법

통합의학에서 추구하는 몸 치유 목표는 노폐물과 독성의 침투를 예방하고 인체 내 노폐물과 독성을 제거하는 것, 호르몬계 기능과 각 기관의 대사작용을 원활하게 하고 면역력을 증강하는 것에 있습니다. 이를 위해 바른 섭생과 균형 잡힌 영양의 유지, 운동과 휴식, 기타 자연요법 등을 몸 치유 방법으로 활용하고 있습니다.

첫째, 음식과 영양

식이요법은 통합의학에서 가장 중요하게 여기는 몸 치유 방법 중 하나입니다. 의사들을 비롯해 거의 모든 사람은 '무엇이나 가리지 말고 잘 먹어야 한다' '아플 때는 더 잘 먹어야 낫는다'는 믿음을 가지고 있습니다.

하지만 이러한 통념은 많은 사례 연구와 실험을 통해 사실이 아님이 증명되고 있습니다. 무엇이든 맘껏 먹은 쥐들과 굶주림을 면할 정도로 적은 양을 먹은 쥐들을 비교한 실험에서 소식한 쥐들의 암 발병률이 현저히 낮다는 결과도 잘 알려져 있습니다.

또 섬유질이 풍부한 곡류와 채소, 과일을 주식으로 할 때 암 발병이 크게 줄어든다는 것도 이미 공인된 사실입니다. 동물성 지방 섭취를 줄이고 섬유질이 많은 채식 위주의 자연식물식 식사는 발암물질이 세포 DNA에 입히는 손상을 줄여 변이된 유전자가 암으로 발전하는 것을 막아주기 때문으로 추정합니다.

이런 원리를 응용한 암 치유를 위한 좋은 음식과 식사법은 다음과 같습니다.

· 섭취하는 총칼로리를 줄인다. 경우에 따라 절식(絕食, Fasting)이나 생식(生食, Raw Food Diet) 같은 적극적인 방법을 활용한다.
· 동물성 지방의 섭취를 줄이고 식물성 지방을 활용한다.
· 모든 종류의 단백질 섭취를 줄인다. 필요하면 콩, 해조류, 버섯, 견과류 같은 식물성 단백질을 섭취한다.

    마음은 어떻게 병을 치유하는가?

· 흡연, 음주, 약물, 염장 음식, 화학조미료, 기타 화학물질로 오
  염된 음식을 절제한다.
· 도정하지 않은 곡류와 채소, 해조류, 과일 등 섬유질이 풍부한
  음식을 섭취하고 천연 유기농산물이면 더 좋다.
· 흰 설탕과 단당류, 정제소금을 피하고 천일염을 사용한다.

둘째, 운동과 휴식

통합의학은 자연치유력을 높여주는 적당한 운동과 충분한 휴식을 적극 권장합니다. 적절한 운동은 호흡기가 정상적으로 작용하게 하며 혈액순환을 원활하게 돕습니다. 따라서 체내 독소가 제거되고 혈중 산소량이 높아지며 각 장기의 대사활동이 활발해집니다.

운동은 근육뿐만 아니라 내장 활동도 증가시키고 땀이 나게 해 체내 노폐물을 배출시키고 체온을 높이는 효과도 있습니다. 또 멜라토닌, 세로토닌 같은 행복 호르몬 분비도 증가시켜 스트레스를 해소시켜 주고 깊은 수면과 휴식을 돕습니다.

특히 햇볕을 쬐며 흙과 접촉하며 걷는 방법은 암 환자뿐 아니라 모든 사람에게 좋은 운동입니다. 가능하면 하루 2~3번, 30분 정도 시간 내어 하기를 권합니다. 몸에도 좋고 마음의 평화와 자연치유력을 높이는 데 도움을 줍니다.

셋째, 기타 자연요법

통합의학은 몸 치유에 유익한 자연요법의 활용을 권합니다. 자신의 질환과 몸 상태에 도움이 될 만한 자연치유법을 알아보고 자신에게 적용하는 것이 좋습니다.

예를 들면, 깊은 심호흡(복식호흡, 단전호흡)과 피부호흡 등 산소요법, 생채소즙 절식이나 생채식, 커피관장, 간 청소법 등을 정기적으로 활용하면 놀랄 만큼 몸 건강이 좋아지는 것을 알게 됩니다. 또 질환에 따라 온열요법, 찜질법, 목욕법 등을 활용하는 것도 좋겠습니다.

모든 사람에게 유익을 주는 만능 자연요법은 없겠지만, 일상에서 실천 가능한 자연요법으로 자연치유력을 높이는 생활을 하는 것이 몸과 마음 치유에 큰 도움이 됩니다.

3) 통합의학의 영성 치유법

통합의학은 몸과 마음의 치유뿐만 아니라 영성의 치유도 강조합니다. 영성(靈性, Spirituality)이란 무엇일까요? 영성은 모든 생명력과 자연치유력의 생성 배경, 즉 모든 생명체에 고루 스며 있는 생명에너지의 근원 등의 의미로 생각하면 좋겠습니다.

사실 영성은 정의하거나 묘사하기 어렵습니다. 모든 사람의 마음 밑바탕에 깊이 공유하는 '의식의 통일장(Unified field of consciousness)' 혹은 '순수의식(Pure awareness)'으로 표현하기도 합니다.

누구나 영성을 가지고 있기에 이를 자각할 때 놀라운 치유가 일어나기도 합니다. 육체를 나 자신으로 여겨왔던 것이 단지 생각이었을 뿐임을 깨닫고 질병에 대한 불안과 몸에 대한 집착에서 벗어나면서 근본적인 평화를 회복하는 것입니다. 더불어 죽음에 대한 공포도 사라집니다.

영성의 자각과 치유를 위해서는 여러 가지 명상법과 호흡법, 의식개발프로그램 등을 활용할 수 있습니다.

저는 그동안 마음을 편안하고 고요하게 할 수 있는 여러 방법을 스스로 체험해 보았습니다. 그중 단기간에 근본적인 심리 변화를 가능케 하는 아봐타프로그램은 몸 너머 마음과 영성까지 치유하는 방법으로 여러 환자에게서 큰 효과가 있었습니다.

통합의학의 마음 리셋법

통합의학은 환자의 마음 리셋을 매우 중요하게 생각합니다. 모든 질병과 불건강 상태는 결국 자기 자신에게서 비롯되기 때문입니다. 하지만 대부분 사람은 이를 의식하지 못하기에, 병에 걸리면 왜 이런 병이 자신에게 찾아온 것인지 이해하지 못하고 억울해하면서 분노하거나 우울증에 빠지기도 하지요. 고통이 마치 하늘에서 뚝 떨어진 것인 양 느끼기도 합니다.

우리가 사는 모습을 한번 솔직하게 들여다봅시다. 우리는 평소 걱정과 근심이 많고 사소한 일로도 자주 화를 냅니다. 일을 열심히 하면서 과로하는 날도 빈번하고, 크고 작은 스트레스에 시달리면서 마음 편한 날이 별로 없습니다. 스트레스는 지속적으로 받고 있지만, 이를 해소할 수 있는 마음의 여유나 몸이 푹 쉬는 날이 거의 없는 사람도 있습니다. 게다가 우리가 좋아하는 음식은 대체로 달고 짜고 맵거나 기름기가 많고, 과식하기 일쑤입니다.

이런 생활을 계속해 왔으면서도 자신에게 암이나 심장병, 당뇨병, 대사증후군 등이 찾아오면 놀라고 두려워하면서 의아하게 여기고, 다시 걱정과 분노와 스트레스가 쌓입니다. 우리는 이런 식으로 병과 고통을 스스로 만들어내서 경험하고 있습니다.

이 책을 통해 마음 리셋을 강조하는 이유는 자기 스스로 병과 고통을 만들어내듯이 건강과 행복도 자기 스스로 만들어낼 수 있기 때문입니다.

현대 서양의학의 뿌리인 히포크라테스 의학의 중심 내용도 마음가짐과 섭생입니다. 히포크라테스는 자연과 조화를 이루는 삶을 살라고 가르쳤습니다. 그는 환자의 병증을 약물로만 치료하는 것이 아니라 환자에게 자연과 생명의 도리에 맞는 삶을 살도록 가르치는 교사이며 병을 고치는 의사였습니다.

오늘날 현대 의학은 마음과 섭생 관리는 소홀히 하고 주로 약물과 수술 등에 의존하다 보니 만성질병에는 무력한 모습을 보이고 있습니다. 따라서 현대 의학에 부족한 부분들을 보완하고 대안을 모색하는 과정에서 여러 치유 모델이 등장했고, 자연요법역시 통합의학의 중요 방법으로 떠오르게 되었습니다.

자연요법 중 절식과 생채식 등은 손상된 자연치유시스템과 면역력을 회복시키고 건강을 근본적으로 개선하는 탁월한 자연치유요법으로 인정받았습니다.

그동안 자연요법으로 치유된 사례들은 서양의학의 기계론적인 관점으로는 도저히 이해되지 않는 경이로운 결과이기도 했고, 많은 환자에게서 기대 이상의 치유 효과를 가져왔습니다. 이미 많은 사례에서 소개했듯이 독특한 장점과 효능이 있음이 증명된 것이지요.

높은 산의 정상에 올라가는 길이 여러 갈래이듯 질병을 다루는 방식도 다양합니다. 같은 질병이라도 질병에 초점을 맞추어 증세를 직접 제거하는 서양의학의 치료 방법을 쓸 수도 있고, 그 병을 앓고 있는 사람의 건강에 초점을 맞추는 통합의학의 원인치유 방법으로 갈 수도 있습니다.

장구한 의학의 역사가 보여주듯 건강과 질병을 설명하고 해결하는 단일 이론은 결코 존재하지 않습니다. 세상에 존재하는 다양한 의학 체계는 서로 다른 관점에서 건강과 질병을 바라보고, 각각의 장단점과 한계를 지니고 있습니다. 물론 자연요법도 예외일 수 없습니다. 병증을 발생시키는 건강의 토양을 전체적으로 개선하여 만성 퇴행성 질환을 치유하려는 절식과 생채식을 비롯한 자연요법 역시 모든 병을 치유하는 건강법일 수 없습니다.

건강 회복에 실패하는 환자들도 있다

오랫동안 환자들을 치료해 오면서 건강 회복에 실패하는 경우도 많았습니다.

우선 질병의 진행 정도가 이미 회복될 수 있는 자기치유력의 한계를 넘어선 경우였습니다. 또 환자가 치유 방법을 온전히 신뢰하지 못해 제대로 실천하지 않거나 일관성 있게 지속하지 못한 경우입니다. 환자나 가족의 마음이 근심과 걱정, 두려움, 분노, 비탄, 절망, 피해의식 등 어두운 감정에 묶여 있거나 불안해하고 치료에 부정적일 때도 질병에서 회복되기 어려웠습니다.

건강 회복에 실패하는 분들은 설사 일시적으로 낫더라도 이전 생활로 돌아가면서 불건강과 질병을 다시 만들어내기도 합니다.

이처럼 우리는 자신의 생활방식을 통해 자기 몸에 병이 생기게도 하고 낫게도 하고 또다시 만들기도 합니다. 병도 자기 스스로 만들고 건강도 자기 스스로 만드는 것이지요. 따라서 근심 걱정이나 어두운 마음에 사로잡혀 있다면 아무리 뛰어난 치유법이 있어도 소용없게 됩니다.

몸과 마음에 나타나는 모든 병의 궁극적인 원인은 어두운 신념과 생각, 감정입니다. 이와 같은 부정적인 마음은 소홀하게 여기면서 몸만 치료하면 몸의 병증이 완화되거나 치유되는 듯하겠지만, 결국 어두운 마음이 지어내는 병의 에너지가 또 다른 질병과 불건강을 일으킬 수 있습니다. 따라서 어두운 마음에서 풀려나 고요하고 평화로운 마음, 모든 존재와 조화를 이루는 긍정적인 마음이 회복될 때 자연치유력이 크게 일어납니다.

    마음은 어떻게 병을 치유하는가?

의사라면 누구나 경험하는 일이지만, 병세가 너무 심각해 어떤 치료로도 나을 수 없을 것 같은 환자가 기적같이 회복되는 경우가 있습니다. 또 반대로 가벼운 병중으로 쉽게 회복되리라 생각한 환자가 점점 나빠져서 어떤 치료로도 낫지 않고 사망하기도 합니다.

왜 이런 일이 일어날까요? 그 비밀은 분명 환자의 의식에 있는 신념과 생각, 감정에 있지 않을까요?

저는 환자들을 치유할 때 마음에 분노나 두려움, 좌절 같은 감정으로 가득하다면, 이런 마음을 밝은 쪽으로 돌리고 자신감을 얻게 하는 훈련을 몸 치료와 병행하게 합니다. 그럴 때 놀라운 치유 효과가 일어나는 것을 여러 환자에게서 보았습니다.

특히 절식과 생채식을 즐겁고 재미있게 실천하면서 마음은 늘 고요하고 평화로우며 행복감으로 충만할 때, 몸에서는 놀라운 자연치유력이 일어납니다.

정리해 보면, 건강관리에서 가장 중요한 것은 첫째, 자신의 건강에 대한 책임은 전적으로 자신에게 있음을 자각한다, 둘째, 절식 또는 생채식, 햇볕 쬐며 맨발걷기 등을 실천하면서 분노와 두려움, 좌절 같은 어두움에서 벗어나 밝고 즐거운 마음을 가진다입니다.

4부

마음神·생기氣·몸精
리셋 실천법

신념·생각·감정 다스리기

완전한 몸·마음·생명을 얻는 건강법

질병을 치유하고 몸과 마음의 건강을 증진하기 위한 다양한 관점의 치유법과 건강법이 있지만, 다음 세 가지 치유법이 가장 중요할 것입니다. 첫째는 신념·생각·감정 다스리기, 둘째는 생명에너지 다스리기, 셋째는 몸 다스리기입니다.

서양의학과 동양의학 둘 다 이 세 가지 치유법을 어느 정도는 갖추고 있지만, 서양의학은 주로 몸 다스리기에 초점을 맞추고 있으며, 동양의학은 생명에너지, 다른 말로 기(氣) 다스리기에 특히 큰 비중을 두고 있는 것 같습니다. 물론 이 세 가지는 따로따로 명확하게 나눌 수 있는 것이 아니며 실제로는 한 덩어리로 어우러져 있습니다.

　그런데 이 치유법들만으로는 몸과 마음의 완전한 건강과 편안함을 얻기에는 부족합니다. 그래서 이 책에서는 이 세 가지와 더불어 '죽음에서 벗어나기'와 '생명의 근원과 하나 되기'를 더해 완전한 건강법이 되도록 구성하였습니다. 이 다섯 가지 방법은 몸과 마음의 불편함에서 근본적으로 벗어나 완전한 생명을 얻을 수 있도록 우리를 도와줄 것입니다.

　이 방법들은 누구나 일상생활을 하면서 쉽게 실천할 수 있으며, 그대로 따라 하기만 하면 몸과 마음이 편안해지고 더불어 건강과 행복을 얻는 데 도움이 될 줄로 믿습니다.

　간단히 소개하면 다음과 같습니다.

　첫째, 신념·생각·감정 다스리기는 고통과 질병의 청사진인 어두운 신념·생각·감정을 지우고 밝은 신념·생각·감정을 가지게 하는 실천법입니다.

　둘째, 생명에너지 다스리기는 병적인 에너지(기)를 정화하고 자연치유력의 통로를 확대하기 위한 실천법입니다.

　셋째, 몸 다스리기는 몸속의 병적인 세포들을 깨끗하게 정화하고 면역력을 증강하기 위한 실천법입니다.

　넷째, 죽음에서 벗어나기는 불안과 두려움의 근본 원인인 죽음을 다루는 실천법입니다.

　다섯째, 생명의 근원과 하나 되기는 질병도 죽음도 없는 생명의 본성을 자각하기 위한 방법입니다.

　　각 단계마다 일상생활을 통해 손쉽게 실행할 수 있는 몇 가지 실천법과 체험 사례를 소개합니다. 이 방법들에는 보완대체의학과 통합의학의 원리들도 포함되어 있는데, 잘 활용한다면 이 실천법들로 건강하고 편안한 몸과 마음을 유지할 수 있습니다. 또한 일상적인 생활요법이므로 의료기관의 전문 치료를 받고 있더라도 그 치료들과 모순되는 일은 없을 것입니다. 병행할 경우 치유 효과가 오히려 상승할 것임이 틀림없습니다.

신념·생각·감정은 왜 다스려야 할까?

　　신념(信念)이란 믿어 의심하지 않는 마음입니다.

　　생각이란 신념의 바탕에서 떠오르는 온갖 상념(想念)입니다.

　　무엇이 좋다, 싫다 또는 옳다, 그르다처럼 선악과 시비를 판단하고 분별하는 마음이 바로 신념과 생각입니다. 이런 신념과 생각은 우리 자아의식의 욕망과 저항을 반영하는 마음이라 할 수 있습니다.

　　많은 사람들은 이렇게 말합니다.

　　"우리가 살아가면서 무엇을 보고 옳다, 그르다와 같이 선과 악을 분별하는 마음은 꼭 필요하지 않을까요?"

"좋은 것을 볼 때는 좋다고 하고 싫은 것을 볼 때는 싫다고 하는 것이 당연하지 않나요?"

그러나 세상 사람들이 내리는 옳다, 그르다 같은 판단은 사실 생명의 본성에서 볼 때는 거의 다 빗나간 것입니다. 아무리 학식이 높고 위대하게 보이는 사람이라도 옳다, 그르다 같은 선악 시비를 하고 있다면 생명의 도리에서 어긋나 있는 것입니다. 생명의 근원과 본성에는 어떠한 판단이나 선악 시비도 없기 때문입니다.

세상만사는 자신의 신념대로 경험합니다. 신념을 영화의 필름에 비유한다면, 그 필름에 기록되어 스크린에 펼쳐지는 영상은 경험이라 할 수 있습니다. 필름에 밝고 고운 신념과 생각이 담겨 있다면 스크린에 펼쳐지는 영상은 건강하고 행복한 내용일 테지요. 하지만, 어둡고 고통스러운 신념을 담고 있다면 영상 역시 불행하고 불건강한 내용이 펼쳐질 것입니다.

이처럼 밝고 고운 신념과 생각은 건강과 행복을 경험하게 하고, 어둡고 왜곡된 신념과 생각은 질병과 고통을 경험하게 합니다.

만일 지금 질병이나 사고, 여러 고통스러운 일을 겪고 있다면 그 배경에는 어둡고 불편하며 조화롭지 못한 신념과 생각이 있나 살펴보아야 합니다. 내가 평소에 생각하고 믿는 것이 내 몸과 생활에 그대로 투영되기 때문입니다.

고통과 질병의 뿌리는 무엇일까?

무엇을 너무 싫어해서 배척하는 마음 ― 저항

무엇을 너무 좋아해서 소유하려는 마음 ― 욕망

고통과 질병의 뿌리는 바로 저항과 욕망의 신념입니다. 겉보기에는 이 둘이 양극단의 서로 다른 성질인 듯 보이지만 욕망이란 실은 '무엇이 부족한 것은 싫다'는 저항에서 출발한 것이므로 욕망이란 저항의 다른 이름일 뿐입니다.

어떤 누구라도 질병이나 고통을 경험하고 싶지 않겠지요. 그러나 아무라도 위와 같은 욕망과 저항의 마음을 꼭 붙들고 있다면 틀림없이 그런 경험을 하게 될 것입니다.

감정(感情)은 욕망과 저항의 신념이 어떤 대상이나 상태에 반응하여 일어나는 기분입니다. 기쁨, 슬픔, 환희, 분노, 희망, 좌절, 쾌감, 불쾌감 따위의 마음 현상을 말하지요.

감정은 크게 사랑과 미움으로 나눌 수 있습니다. 사랑의 배경은 욕망이며 미움의 배경은 저항이지요. 그러니 사랑과 미움 또한 질병이나 고통으로 가는 길목에서 나타나는 일종의 마음 작용입니다.

"미움은 나쁘겠지만 사랑은 좋은 것 아닌가요?"

이렇게 묻는 분도 계실 겁니다.

그렇습니다. 미움보다 사랑이 좋은 것은 확실합니다. 그러나 어떤 대상을 사랑할 때 무조건적인 자비심이 아닌, 어떤 조건에서 출발한 사랑이라면 그건 욕망의 표현일 것입니다. 즉, 조건부 사랑이지요.

부부가 서로 사랑하더라도 그것이 조건부 사랑이라면 그 사랑은 언제든지 미움으로 바뀔 수 있습니다. 욕망에서 출발한 조건부 사랑의 뒷면에는 반드시 미움이 따라붙어 있기 때문입니다. 욕망과 저항이 동전의 앞뒷면인 것처럼 세속의 사랑과 미움 또한 하나이기 마련이지요. 이성이나 친구 사이에서 처음에는 정신없이 사랑하거나 좋아하다가 나중에는 서로 미워하게 되는 이유가 바로 이 때문입니다.

좋아하고 싫어하는 마음, 사랑하고 미워하는 마음이 이 물리적 우주를 탄생시키고 확대해 나가지만 모든 괴로움과 만병을 만들어내는 원인이 되기도 합니다.

이렇듯 사랑과 미움의 감정은 질병과 고통의 원인이 되기도 하지만, 다른 한편으로는 이러한 감정이 신념과 생각의 작용을 누그러뜨리는 역할도 합니다.

우리가 거센 욕망과 저항으로 생명의 질서에 반하는 상태에 놓여 있게 될 때, 감정은 이를 생명의 본성 쪽으로 되돌려놓는 자기방어 메커니즘으로 표출되기도 한다는 뜻입니다. 인체는 호르몬 분비와 같은 생리 작용을 통해 항상성을 유지[Homeostasis 호메오스타시스]하려고 하는데, 여기에 감정이 작용하는 것입니다.

불편한 감정이 일어난다면 이를 강제로 눌러버리기보다는 오히려 의도적으로 크게 드러내 철저하게 다시 경험하는 일이 꼭

　　　　　　　　　마음은 어떻게 병을 치유하는가?

필요합니다. 신념·생각·감정 다스리기 방법을 통해 불편한 감정을 짧은 시간 동안에 겪게 하여 다시는 경험할 필요가 없게 만드는 것이지요. 그렇게 하지 않으면 그 불편한 감정을 오랫동안 끈질기게 다시 경험하게 되면서 몸에 습관처럼 붙어 있게 됩니다.

불편한 감정은 불편한 몸으로 나타나며, 불편한 감정을 지우고 편안한 감정을 가지게 되면 그대로 몸에 변화가 일어납니다. 제가 만난 많은 사례들에서 그와 같은 변화를 보았습니다.

따라서 편안한 몸을 가지고자 한다면 편안한 감정을 가져야 합니다. 불편한 몸을 편안한 쪽으로 바꾸고 싶다면 내가 저항하고 있는 모든 대상을 인정하고 받아들일 수 있을 만큼 마음이 편해져야 합니다.

심신을 변화시키는 결정적인 열쇠는 특히 싫어하는 모든 것을 다 인정하고 받아들이는 것입니다. 이것이야말로 저항 쪽에 끈질기게 달라붙어 있는 고통의 마음을 풀어내는 방법입니다. 욕망이나 저항의 양극단에 치우치지 않는 순수한 중도에서 진정한 자유를 느낄 수 있습니다.

이제부터 '신념·생각·감정 다스리기'를 어떻게 실천할 것인지 사례와 함께 몇 가지 방법을 소개하겠습니다.

58세 여성 유방암 환자 사례

어둡고 불편한 신념과 감정, 질병 때문에 고통스럽게 살아온 한 환자의 사례를 소개합니다.

58세 여성이 한쪽 유방에 생긴 몽우리 때문에 병원에 찾아왔습니다. 암인가 싶어서 지난밤을 뜬눈으로 새웠다고 했습니다. 알밤만 한 크기의 딱딱한 몽우리는 암으로 의심할 만했습니다. 여러 가지 검사를 통해 드러난 결과는 본인이 걱정하던 대로 악성 종양이었습니다.

환자와 가족들은 빨리 수술받아야 하는 것 아니냐면서 안절부절못했습니다. 현대의학에서는 줄곧 암에 대한 최선의 치료는 조기진단, 조기 수술이라고 홍보하고 있으니 수술을 재촉하는 것도 무리가 아니었습니다.

그러나 이 환자에게는 수술에 앞서 더 우선하여 처리해야 할 일이 있다는 인상이 강하게 느껴졌습니다. 제가 이렇게 생각하게 된 이유는 환자의 태도에서 느껴지는 특별한 인상도 있었지만, 과거의 병력 때문이었습니다.

이 환자는 십수 년 전부터 원인을 알 수 없는 심한 두통에 시달리고 있었고, 기능성 자궁출혈과 갑상선종양, 허리 디스크탈출증으로 각각 수술을 받았으며, 심한 요통이 여전히 계속되고 있었습니다. 또 고혈압과 당뇨, 지방간, 만성위염, 만성 방광염, 견비통 등으로 가끔 양·한방을 오가며 치료받고 있었는데, 주변 사람들은 이 환자를 '병 보따리'라고 부른다고 했습니다. 상황이 이러한데 또 유방암이 생긴 것입니다.

그동안 이 환자는 두통이나 요통에는 진통제로, 자궁출혈에는 자궁절제술로, 갑상선종양에는 갑상선절제술로, 디스크탈출증

   마음은 어떻게 병을 치유하는가?

에는 디스크절제술로, 고혈압에는 혈압강하제로, 당뇨에는 혈당
강하제로, 지방간에는 간장약으로, 만성위염에는 제산제나 소화
제로, 방광염에는 항생제 등으로 치료해 왔습니다. 이제 유방암
이 생겼으니 유방을 절제할 차례가 된 것입니다.

왜 이처럼 수많은 질병이 이 환자에게 잇따라 나타나고 있을까
요? 이 환자가 질병의 늪에서 빠져나올 길은 없을까요?

이 환자의 살아온 이야기를 들어 보니, 스무 살에 결혼했는데
남편은 한국전쟁 때 가족과 떨어져 홀로 북에서 피난 온 청년이
었습니다. 남편은 건설업 하청 일을 했는데, 결혼 초에는 고생도
많았지만 세월이 지나면서 그럭저럭 먹고 살 만큼 여유도 생겼습
니다.

제법 규모가 큰 건설회사로부터 일을 맡게 되어 잘 풀린다 싶
었는데 어느 날 감당하기 어려운 일이 이 집에 몰려왔습니다. 큰
공사를 따내려고 무리하게 돈을 끌어다가 어느 건설회사에 투자
했는데, 그 회사가 부도를 내고 도산해 버린 것입니다.

앞이 캄캄했습니다. 더구나 남편은 혈혈단신이라 어려움을 나
눌 사람이라고는 아무도 없는 처지였습니다. 사는 집마저 압류
되어 셋방으로 옮겨야 했고, 생계를 위해 남편은 막노동판으로
이 부인은 바구니 장사로 나서야 했습니다. 당시 중고등학교에
다니는 아이들의 학비를 제대로 댈 수 없는 것이 가장 큰 고통이
었습니다. 도산한 건설회사를 찾아다니고 아무리 사정하고 원망
해도 돈 받을 길이 없었습니다.

생각할수록 억울하고 분해서 가슴이 터질 지경이었고, 밤이면 단칸방에서 함께 자는 자식들 곁에서 서글픔으로 잠을 이루지 못했습니다. 이 무렵부터 부인은 불면증과 두통에 시달리기 시작했고, 얼마 후 남편은 뇌출혈로 쓰러지고 말았습니다. 남편은 오랫동안 병원에 입원하여 위기를 넘겼지만, 팔과 다리가 마비되는 바람에 정상적인 활동을 하지 못하는 처지가 되고 말았습니다. 이때부터 약 2년 후 부인은 자궁출혈로 자궁절제수술을 받게 되었고 이후 계속해서 이 병 저 병이 잇따라 나타났다고 합니다.

이분과 남편의 몸에 나타난 끈질긴 고통의 씨는 마음의 고통입니다. 이 부부의 의식에는 삶에 대한 두려움, 피해의식, 분노 같은 어둡고 고통스러운 신념이 깊게 자리 잡고 있어서 여기서 같은 성질의 생각과 감정이 끊임없이 흘러나오고 있었습니다. 불편한 감정을 표현하지 못하고 오랫동안 억눌렀던 탓에 그 불편한 감정이 몸의 불편함으로 천천히 그러나 끈질기게 표현되고 있었던 것이지요. 이들은 마음의 위안을 얻기 위해 교회에 다녔지만, 뿌리 깊은 불안에서 빠져나오지 못했습니다.

긴 세월 눈물겨운 고생 끝에 자녀들이 학교를 마치고 직장을 얻게 되었고, 집안 살림도 다시 안정을 되찾았습니다. 하지만, 환자의 마음속 깊은 상처는 계속해서 몸에 병을 만들어냈습니다.

저는 이와 같은 병 보따리가 끈질긴 감정의 불편함에서 비롯되었음을 여러 사례를 들어 설명해 주었습니다. 이분도 제 이야기를 전적으로 수긍하며, 아플 때마다 자신도 자기 마음이 병통이

 마음은 어떻게 병을 치유하는가?

라고 짐작했지만 어쩔 도리가 없었다고 했습니다.

자식들은 서울의 어느 유명한 암센터에 입원하기를 바랐지만, 이 환자는 우리 병원을 찾아와 입원했습니다. 당시에는 입원실을 운영하고 있었습니다.

입원 첫날부터 이 환자의 의식 속에 뿌리박은 두려움, 원한, 분노, 슬픔의 감정을 없애고 특히 자신이 희생자라는 신념을 지우는 데 초점을 맞추었습니다. 낮에는 주로 산책하면서 생각만 해도 지긋지긋한 15년 전의 충격적인 사건을 떠올리며 다시 모두 경험하게 했습니다.

그동안 그 뼈아픈 기억이 되살아날 때마다 가슴이 너무 아파서 애써 외면했지만, 이제는 그 사건과 관련된 온갖 고통스러운 감정과 눌러놓았던 느낌을 의도적으로 크게 확대하여 표현하게 한 것입니다.

산책길에서 한 걸음 한 걸음씩 옮길 때마다 원망과 분노의 대상들과 고통스러운 감정을 낱낱이 떠올려가며 그 감정 그대로를 크게 표현했습니다. 자신을 줄곧 희생자로 여겨왔던 신념과 자신을 비천한 사람으로 보아왔던 생각도 큰소리로 표현했습니다.

산책길에서 돌아올 때는 원망했던 대상들과 자기 자신에게 "당신을 사랑합니다, 감사합니다"라고 속삭이며 축복했습니다. 방으로 돌아와서는 눈에 보이는 모든 것, 귀에 들리는 온갖 소리, 떠오르는 모든 생각이 다 좋고 아름답다고 의도적으로 느끼고 생각했습니다. 이 방법을 하루에도 몇 번이고 되풀이했습니다.

밤에는 전깃불을 끄고 촛불 하나만 밝힌 채 촛불을 바라보면서 "○○○ 씨, 당신을 사랑합니다, 감사합니다" 하며 원망했던 대상들에게 수없이 반복했습니다. 초가 다 타서 촛불이 저절로 꺼질 때까지 네댓 시간을 계속하면서 촛농이 녹아내리는 것을 보며 자신의 원망과 서러움도 녹아내린다고 상상했지요. 마침내 촛불이 꺼질 때 그 모든 감정이 사라졌다고 믿었습니다.

이런 방법이 몸과 마음에 얼마만큼의 변화를 불러오는지는 실제로 해보지 않은 사람은 상상하기 어렵습니다.

이분은 밤낮을 가리지 않고 불편한 생각과 감정 다스리기를 계속했습니다. 입원한 지 6일째 되던 날 밤, 뜨거운 눈물이 비 오듯 쏟아지며 온몸이 전기로 감전된 것 같은 어마어마한 전율을 경험했습니다. 그날 밤 오랜만에 편안하게 깊은 잠을 잤습니다.

다음 날 아침, 환자는 심신이 완전히 이완되어 너무도 편안해진 것을 깨닫게 되었습니다. 이날부터 식사 후 30분 이상씩 거울을 보며 웃는 연습을 했습니다. 환하게 웃고 있는 자기 얼굴을 바라보며 '세상에서 내가 제일 행복하다'고 자기암시를 했습니다.

십수 년 동안 한 주먹씩 먹던 약을 모두 끊었습니다. 끈질기게 괴롭히던 두통도 완전히 사라져 하루도 먹지 않으면 못 견뎠던 두통약마저 먹지 않게 되었습니다.

그 후 퇴원하게 된 이 환자에게 며칠간의 절식과 몇 달간의 생채식을 권유했고, 이를 충실하게 따라주었습니다. 이를 권한 이유는 절식과 생채식이 장기간의 정신적 스트레스와 약물중독으로 오염된 세포들을 다시 활성화하는 물리적 효과뿐만 아니라 이른 시일 안에 몸의 균형을 회복하도록 도와주기 때문입니다.

석 달 뒤 이 환자는 재입원해 유방암 절제술을 했고, 수술 후 5년이 넘도록 어떠한 약물도 사용하지 않고 건강하게 지냈습니다.

이제 그분의 마음은 고요하고 편안해졌으며 지방간, 위염, 요통, 두통, 방광염 등 모든 병증도 다 사라졌습니다. 저는 이분이 편안한 마음을 계속 간직한다면 유방암도 재발하지 않을 것이며, 몸을 괴롭히는 어떠한 병도 나타나지 않을 것이라고 확신합니다.

신념·생각·감정을 다스리는 실천법들

화해의 언덕 오르기

앞의 환자를 건강하게 만든 실천법 중 하나인 '화해의 언덕 오르기'는 단순하지만 강력한 실천법입니다. 어느 지점을 목표로 정한 다음 혼자서 그 목표 지점까지 갔다가 돌아오는 산책을 하는 것입니다. 목표 지점까지 산책하면서는 화해, 즉 어두운 녹음을 지우는 작업을 하고, 돌아오는 산책에서는 축복, 즉 밝은 내용을 새로 녹음하는 작업을 합니다.

독자 여러분도 이 연습을 실제로 해보시길 권합니다. 목표 지점까지 산책할 때, 여러분의 기억 가운데 몹시 밉거나 원한이 맺힌 대상, 공포나 슬픔의 대상, 사업 실패나 퇴직, 배신당한 일, 사랑하는 사람과의 이별이나 사별 등 사람이나 사건을 하나씩 떠올려보십시오. 아직도 화가 나거나 미운 감정이 있다면 의도적으로 그 감정을 강하게 확장시켜 내 귀에 들릴 만큼 소리 내서 그 느낌을 다시 경험해 봅니다. 그런 방식으로 다음 상대나 사건을 떠올려서 그때의 느낌을 다시 경험합니다. 어릴 때 이후 지금까지의 모든 기억을 되살려냅니다. 아마 여러분은 놀라실 것입니다. 내가 이처럼 많은 사람을 미워하고 원망했나 하고요.

목표 지점에서 돌아오며 산책할 때는 저절로 떠오르는 대상들에게 내 귀에 들릴 만큼 축복하는 말을 속삭입니다. "○○○씨, 행복하게 잘 지내세요." 내 마음의 테이프에 어두운 내용을 지우고 밝은 내용을 녹음시키는 것입니다.

이 연습은 다른 사람만 대상으로 하는 것이 아니라 자신을 대상으로 할 수도 있습니다. 과거의 자신을 돌아보면 얼마나 부끄러운 일이 많습니까? 더 높은 자기가 육신의 자기에게 화해하고 축복하는 것입니다. "○○○아, 너는 사랑스럽고 훌륭하다"고 말해줍니다.

이 산책을 진심으로 하다 보면 눈물이 많이 흐릅니다. 미움과 질투심이 더는 나오지 않을 때까지 여러 번 반복해서 완전히 지워야 합니다.

흙탕물을 가만히 두면 알갱이들이 가라앉아 밑바닥에 쌓이고 맑은 물이 됩니다. 하지만 작은 돌멩이 하나만 그 속에 던져도 곧바로 다시 흙탕물로 돌아가지 않습니까? 이 산책은 흙탕물에 남아 있는 알갱이들을 없애는 방법입니다. 자주 반복하다 보면 가라앉아 있던 것들이 사라져 모든 것이 다 곱고 좋게 보일 때가 있을 것입니다.

'화해의 언덕 오르기' 실천법

이 연습은 기적적인 과정입니다. 산길, 숲속의 길 또는 계단을 오르면서 하는 것이 좋습니다. 한 걸음 한 걸음 의도적으로 걸으면서 아래의 방법대로 해나가기만 하면 아무 데서나 연습해도 됩니다.

이 연습은 당신의 삶 전반에 관하여 또는 어떤 특별한 상황이나 특정인에 관해서도 적용할 수 있습니다.

목적

혼란과 괴로움을 스스로 풀기 위함

기대 효과

적의, 혼란, 좌절, 희생된 느낌이 사라짐, 새 삶

방법

1. 먼저 방향과 목표 지점을 정합니다.

2. 목표 지점을 향해 나가는 걸음걸음마다 자기가 두려움이나 노여움이 동기가 되어 한 행동, 가졌던 생각 또는 의도를 속삭입니다. (뭐든 말하

기 싫은 또는 죄의식을 느끼는 행동, 자신을 합리화시키려는 신념이 있는 행동 또는 변명할 필요를 느끼는 행동 모두를 포함시킵니다. 또한 마땅히 했어야 했는데 하지 않았던 행동도 모두 포함시킵니다.)

3. 목표 지점에서 '시간의 길이'에 대해 깊이 생각해 봅니다.

4. 돌아오는 걸음걸음마다 누군가를 생각하며 "행복하게 잘 지내라"고 축복의 말을 속삭입니다.

5. 과거의 모든 생각과 사건들을 놓아두고, 현재의 경치, 소리 및 느낌, 감각을 음미·감상하며 경험합니다.

욕망과 저항을 떠나 큰 사랑으로 받아들이기

우리에게는 무엇을 볼 때 좋다 나쁘다, 예쁘다 밉다, 선하다 악하다 등을 순간순간 판단하는 경향이 있습니다. 단순히 길을 걸으면서도 예쁜 꽃, 더러운 쓰레기, 잘생긴 사람, 무섭게 생긴 개, 나쁘거나 선한 행동 등 매사를 판단하고 좋고 나쁨을 가리려고 합니다.

그러나 이와 같은 분별과 시비를 멈추어야 합니다. 무엇을 보든 싫다(저항), 좋다(욕망)는 생각 없이, 모두를 가장 아름다운 경치를 바라보듯 경탄하며 큰 자비심으로 바라보는 게 좋습니다.

이처럼 '욕망과 저항을 떠나 큰 사랑으로 받아들이기' 훈련을 하게 되면 마음속에는 밝은 내용만 녹음됩니다. 실제로 연습해 보실까요?

욕망과 저항을 떠나 큰 사랑으로 받아들이기 실천법

1. 눈을 감고 자신이 가장 좋아하는 사람을 마음속에 떠올리세요. 그 사람을 아름다운 경치를 보듯이 큰 사랑으로 감사하며 바라보십시오. (약 1분)

2. 이제는 자신이 가장 싫어하는 사람을 마음속에 떠올리세요. 이 사람도 가장 아름다운 경치를 보듯이 큰 사랑으로 감동하며 바라보십시오. (약 1분)

3. 이제는 다시 건강하고 잘생긴 젊은 사람을 떠올리세요. 아름다운 경치처럼 감탄하며 바라보세요. (약 1분)

4. 병에 걸려 죽어가는 환자의 모습을 떠올리세요. 이 사람도 아름다운 경치를 보듯 감사한 마음으로 바라보세요. (약 1분)

5. 좋아하는 동물이나 꽃을 떠올리고 감사하며 큰 사랑으로 바라보세요. (약 1분)

6. 혐오하는 동물이나 물체를 떠올리고 아름다운 경치처럼 감동하여 바라보세요. (약 1분)

7. 이제 눈을 뜨십시오. 이전의 느낌과 조금 달라지지 않았습니까?

좋고 싫음을 떠나 내 주변의 모두를 큰 자비심으로 받아들이면 우선 내가 편해집니다. 내가 편안하고 즐거우면 작은 집에 살아도, 돈을 적게 벌어도, 아이의 학교 성적이 높지 않아도 그저 행복합니다. 실은 내가 편안하면 건강과 풍요, 행복이 저절로 따라옵니다.

이와 같은 마음훈련법은 예부터 의학의 핵심적인 처방이었습니다. 오늘날의 의학이 물질 의학 쪽으로 너무 치우쳐 있는 셈이지요. 독자 여러분이 '욕망과 저항을 떠나 큰 사랑으로 바라보기'를 계속한다면 병원 갈 일이 생기지 않을 것입니다. 항상 이 마음을 유지하고 있으면 늘 편안하고 행복할 테니까요.

이제 이 방법을 구체적이고 실용적인 문제들에 응용해 보십시오. 일상에서 적용할 수 있는 몇 가지를 말씀드리면, 건강에 대한 바른 믿음 갖기, 상대와 자신을 좋은 마음으로 바라보기, 배우자에 대해 좋은 믿음 갖기, 자녀에 대해 밝은 믿음 갖기, 부모에 대해 좋은 믿음 갖기, 돈에 대한 바른 믿음 갖기, 죽음에 대한 편안한 믿음 세우기, 자유롭고 편안함 얻기 등입니다.

불쾌한 생각에서 벗어나기

스트레스란 마음이 불쾌한 생각들로 꽉 차 있는 상태입니다. 이런 마음이 오랫동안 계속되면 건강이 나빠지게 됩니다. 불쾌한 생각을 다 비워 버리고 유쾌한 생각만 마음의 공간에 남게 하는 것이 '불쾌한 생각에서 벗어나기' 훈련의 목표입니다.

마음에 떠오른 불쾌한 생각들을 즉시 사라지게 하는 쉬운 방법이 있습니다. 우선 그런 생각이 떠오르면 스스로에게 이렇게 물어보십시오.

"이 생각이 누구에게서 일어나는 거지?"

분명히 '나에게서!' 일어나는 것이지 않습니까? 그러면 이어서 이렇게 물어보십시오.

"나라는 생각은 어디서 일어나는가?"

그 순간 모든 생각이 사라져 버릴 겁니다.

왜 그럴까요? '내'가 모든 생각의 뿌리이자 최초의 생각이기 때문입니다. 모든 생각의 뿌리인 '나'에게 주의를 집중하면 나는 나일 뿐이기에 '내가 있다'는 생각 외엔 어떤 생각도 일어나지 않습니다. 매우 쉽고 단순해 보이는 방법이지만, 실제로 해보면 모든 생각을 곧바로 사라지게 하는 효과가 있습니다.

이때 계속해서 '나라는 생각은 어디에서 일어나는가' 하고 깊이 묵상하면 '나'라는 것이 실제로는 존재하지 않으며 다만 하나의 생각일 뿐임을 발견할 것입니다.

이처럼 스스로 계속 묻다 보면 모든 생각이 비워지고 '나'라는 생각까지도 모두 비울 수 있습니다. 모든 생각이 비워진 공간이 바로 '순수의식'입니다. 이 순수의식 상태가 가장 고요하고 평화로운 마음의 상태입니다.

불쾌한 생각에서 벗어나는 질문과 대답들

1. 이 불쾌한 생각은 어디에서 일어나는가?

2. 나에게서.

3. 나라는 생각은 어디에서 일어나는가?

* 평화로운 마음의 상태에 이를 때까지 반복합니다.

묵은 감정 지우기

'묵은 감정 지우기'는 앞의 '화해의 언덕 오르기'와 비슷한 체계이지만 무의식 속에 오랫동안 담아두고 억압해 온 묵은 감정을 다시 드러내 처리하는 데 강력한 효과가 있습니다.

  마음은 어떻게 병을 치유하는가?

대부분의 질병이나 고통은 오랫동안 억눌려 있던 묵은 감정들
이 부패하여 밖으로 드러난 결과입니다. 이런 감정의 찌꺼기를
모두 처리하여 철저히 정화해 버리면 몸과 마음이 아주 편안해지
는 것을 느낄 수 있습니다. 이 방법은 때와 장소를 가리지 않고
실행할 수 있습니다.

묵은 감정 지우기 실천법

1. 눈은 감아도 좋고 떠도 좋지만, 처음에 시작할 때는 잠시 감는 편이
   좋습니다.

2. 두 다리는 어깨너비만큼 벌리고 편하게 선 다음(몸이 불편한 분은 앉거
   나 누운 상태) 온몸의 힘을 빼고 긴장을 이완시킨 상태로 1~2분간 아랫
   배로 천천히 호흡합니다.

3. 이제 호흡에 관한 생각은 잊어버리고 온몸에 흐르는 어떤 기운, 에너지
   를 느낍니다. 몸이 움직여지는 대로 따라 움직이면서 저절로 올라오는
   분노, 증오, 두려움, 질투, 피해의식 등을 큰 소리와 함께 온몸의 몸짓으
   로 표현합니다. 가령 미워하는 사람에 대한 증오의 감정이 올라온다면
   그 대상이 지금 내 옆에 있는 것처럼 상상하고 그 대상에게 하고 싶은
   말이나 행동을 크게 과장하여 표현합니다. 아무리 그 감정이 격렬하더
   라도 그것을 절대 억압하지 말고 철저히 경험하여 끝을 봅니다.

4. 억압된 감정이 충분히 표현되고 경험되었다면 이제는 반대로 미워하
   고 두려워했던 대상을 내가 포옹하고 있는 것처럼 상상하며 그를 용서
   하고 축복해 줍니다. 이때 가슴으로부터 흘러나오는 큰 사랑으로 그를
   어루만지며 '당신을 사랑합니다, 감사합니다'라고 말해줍니다.

생명의 메시지 자각하기

내 생명의 근원은 나를 생명의 본성 쪽으로 이끌기 위해서 끊임없이 신호를 보내고 있습니다. 질병이나 고통도 실은 그것을 수단으로 삼아 '네가 지금 잘못된 방향으로 가고 있으니 그것을 자각하라'는 경고신호를 보내고 있는 것이지요. 다시 말해 나의 내면에서 가르침의 메시지를 질병이나 고통 같은 겉모양으로 포장해서 나에게 보내오고 있다는 말입니다.

이 메시지를 알아차리게 되면 놀라운 변화가 일어납니다. 질병이나 고통이라는 어두운 에너지를 영적인 생명에너지로 재활용하는 것이 바로 그 순간에 가능해집니다.

따라서 질병과 고통 속에 내재하는 생명 메시지를 자각하는 일은 어둠에서 빛으로, 좌절에서 승리로 갈 수 있는 비결입니다.

질병과 고난 가운데 담겨 있는 메시지는 어떤 것일까요? 예를 들면, '지금 나는 진짜 내가 아닌 것 같다'는 생각이나 '지금 이 상황이 너무나 어렵고 싫다' 같은 생각이 착각이나 망상에 불과함을 자각하라는 뜻입니다. 몸이나 물질세계는 일시적이며 진정한 실체가 될 수 없음을 일깨워주는 것일 수도 있습니다. 사람마다 깨닫게 될 메시지의 내용이 다를 것이니, 독자 여러분께서도 자신에게 주는 생명의 메시지를 들어 보시기 바랍니다.

생명의 메시지 자각하기 실천법

1. 눕거나 또는 편하게 앉은 자세로 몸의 긴장을 풀고 지그시 눈을 감습니다.

2. 약 1~2분 동안 아랫배로 천천히 호흡합니다.

3. 이제 호흡에 관한 생각은 잊어버리고 자신의 질병이나 고통으로부터 오는 아픔, 불편한 느낌을 거부하지 말고 잘 받아들여 그것이 느껴지는 대로 느낍니다.

4. 모든 주의를 아픔이나 느낌 속으로 보내 온몸으로 그것을 경험하면서 이 아픔, 이 느낌이 어디에서 오고 있을까 하며 그것을 찾아 주의를 넓혀 나갑니다.

5. 어떤 생각, 인상, 감정이 떠오르더라도 회피하지 말고 그것을 잘 따라가다 보면 어느 순간 '아하! 이것이 내 몸에 병을 만들어낸 근원이구나' 하는 통찰이나 가슴의 울림을 만나게 됩니다.

이렇게 질병과 고통의 근원을 자각하는 것만으로도 놀라운 치유가 일어날 수 있습니다. 이런 통찰은 자신만이 할 수 있고, 그것이 자신의 병과 고통의 근원이라는 확신도 자신만이 느낄 수 있습니다. 그 통찰의 내용은 자신도 모르는 사이에 가졌던 어떤 부정적인 믿음, 생각, 감정일 수도 있고, 슬픔이나 공포 같은 충격적인 사건일 수도 있습니다.

이 연습을 통해서 '내 생명의 근원에서는 질병이라는 고마운 선물을 통해 나로 하여금 이와 같은 어두운 생각과 감정에서 벗어나도록 가르치고 있구나' 하는 자각을 일깨울 수 있습니다. 또한 '질병이야말로 더 이상 재앙이 아니라 내가 생명의 빛을 따라가도록 안내해 주는 큰 축복이구나' 하는 자각이 일어난다면 그 사람은 이내 커다란 변화를 체험하게 될 것입니다.

이 연습을 여러 번 되풀이해 보았는데도 어떤 자각이 일어나지 않았다고 해서 걱정할 필요는 없습니다. 모든 사람에게 반드시 이런 자각이 일어나야만 하는 것은 아닙니다. 또 다른 방법을 통해서도 고통의 근본 원인을 찾아내 소멸시킬 수 있습니다.

어두운 신념·생각·감정에서 벗어나기

어둡고 불편한 생각과 감정, 질병에서 벗어나게 된 한 환자의 사례를 소개합니다.

74세 할머니 환자가 3년 전부터 심한 변비 때문에 고생하고 있다면서 저를 찾아왔습니다. 그동안 병원이나 한의원에서 줄곧 치료를 받아왔는데 약 먹을 때만 조금 나아질 뿐 별 차도가 없었다고 했습니다. 그런데 최근 들어 그런 약조차 아무 효과가 없다는 것입니다. 이분 병력을 알아보니 젊은 시절에는 대체로 건강했으나 5년쯤 전부터 심한 요통에 시달리고 있었습니다.

서울의 한 대학병원 척추센터에서 정밀검사를 받았는데, 가벼운 골다공증 외에는 별다른 이상이 발견되지 않았습니다. 그런데도 몸이 계속 아파 오랫동안 입원해 치료받았으나 상태가 호전되지 않아서 이제는 허리 아픈 문제를 아예 포기해 버렸다고 했습니다.

최근에 극심한 변비로 배는 터질 지경이고 허리가 너무 아파 제대로 누워 잠을 잘 수 없어 매일 밤 날이 새기만 기다리느라 죽을 지경이라고 했습니다. 오죽하면 이렇게 살 바에야 차라리 빨리 죽어버리는 게 낫겠다고 생각했겠냐며 그런 생각을 한 게 한두 번이 아니라고 했습니다.

이분은 자녀들을 모두 출가시키고 시골집에서 혼자 살고 있었습니다. 이 할머니의 유일한 즐거움은 자녀들이 보내주는 생활비를 한 푼 두 푼 아껴 저축하는 것이었습니다. 근 10년 동안 그렇게 모은 돈이 3,000만 원가량 되었습니다.

어느 날 같은 교회에 다니는 신도 한 분이 사업자금이 급히 필요하다면서 돈을 좀 빌려달라고 했던 모양입니다. 2부 이자 정도면 은행에 넣어두는 것보다 낫겠다 싶어 할머니는 그 돈을 몽땅 그 사람에게 빌려주었습니다. 그런데 돈을 빌려 간 사람이 이자는커녕, 몇 달 동안 얼굴조차 내밀지 않자 할머니는 은근히 불안했습니다.

수소문 끝에 그 사람 집을 찾아가 보니 형편이 말이 아니었습니다. 돈 받기는 다 틀렸다 싶은 생각이 들면서도 하도 억울한 마음에 큰소리도 치고 사정도 해보았지만 소용이 없었습니다. 나중에는 보다 못한 주변 사람들이 이제 그만 돈을 포기하라고 설득할 지경이 되었습니다. 그래도 그 돈이 어떤 돈인데, 생각할수록 그 사람이 원망스럽고 분해서 밤잠을 이룰 수가 없었습니다.

빚을 떼인 1년가량 후부터 갑자기 허리가 아프기 시작했습니다. 허리가 아파도 보통으로 아픈 게 아니고 너무 심해서 안절부절못할 지경이었습니다. 이 사정을 알게 된 자식들이 이분을 입원시켜 장기간 치료받게 한 것이죠. 하지만 몸은 나아지지 않았고 변비까지 겹쳐 고통이 이만저만한 게 아니었습니다. 교회에 나가 늘 기도했지만 심신의 불편함은 근본적으로 해결되지 않았습니다.

저는 이 할머니에게 '화해의 언덕 오르기'와 '감사의 마음 회복하기' 같은 방법으로 불편하고 어두운 믿음과 생각, 감정을 지우게 하면서 이렇게 말씀드렸습니다.

"돈을 떼먹은 사람에 대한 원망과 배신감을 다시 떠올려 크게 표현하십시오. 그동안 꾹 눌러두었던 감정을 모두 드러내 철저하게 다시 느끼고 큰소리로 표현하십시오."

이분은 5년 전의 충격적인 일로부터 그 후의 분노와 절망감을 철저히 다시 경험했습니다. 밤에는 촛불을 켜놓고, 'OOO씨, 당신을 원망했던 나를 용서하세요. 당신을 사랑합니다. 감사합니다'를 반복해서 말하며 축복을 보냈습니다.

처음에는 도저히 그러고 싶지 않았지만 며칠째 되던 밤에는 돈을 떼먹은 그 여자가 정말로 사랑스럽게 느껴지기 시작했고 미워하는 마음이 모두 사라졌습니다. 차츰 그 여자의 얼굴이 천사처럼 보이더니 나중에는 그의 얼굴이 눈부시게 빛나며 거룩하게 보이기까지 했습니다. 저절로 존경하는 마음이 생기고 감사하기까지 했습니다. 이분이 내 돈을 떼먹는 악역을 맡아가면서까지 내 영혼을 구원하고 있다고 느끼게 되면서 너무도 감사해서 흘러내리는 눈물을 주체할 수가 없었습니다.

이 할머니는 며칠간 절식을 하고 다음 몇 달 동안 생채식을 했습니다. 절식과 생채식 기간에도 신념·생각·감정 다스리기를 계속했습니다. 하루에도 몇 차례씩 웃기 연습을 하면서 '세상에서 내가 제일 행복하다'고 상상했습니다.

정말 오랜만에 마음이 편안해졌습니다. 그 후 그토록 이분을 괴롭히던 요통과 변비는 거짓말처럼 사라져 버렸습니다. 지금은 여생을 다른 사람을 도와주는 일에 바치겠다며 자원봉사로 즐거운 나날을 보내고 있습니다.

감사의 마음 회복하기

'감사의 마음 회복하기'는 모든 대상에게 감사하는 마음을 갖게 하는 연습입니다. 낮에 해도 괜찮지만 이왕이면 밤에 전깃불 대신 촛불 하나만 밝히고 그 촛불을 바라보면서 연습하면 더 효과가 있습니다.

감사의 마음 회복하기의 목표는 먼저 자기 부모에 대해 진심으로 감사하는 마음을 회복하고, 이어서 배우자나 다른 가족에게 감사하는 마음을 가지는 것입니다. 더 나아가서 모든 불편한 감정의 대상에 대해 사랑하고 감사하는 마음을 회복하게 합니다. 일단 시작하면 30분 이상 계속하는 것이 좋습니다.

감사의 마음 회복하기 실천법

1. 편한 자세로 앉아 촛불을 바라보면서 먼저 자신의 부모에게 감사하는 마음으로 '아버지, 감사합니다. 어머니, 감사합니다'를 반복해서 큰 소리로 말합니다. 만일 당신이 절실한 마음으로 이 감사의 마음 회복하기를 한다면 뜨거운 눈물을 흘리게 될 것입니다.

2. 부모에 이어 배우자나 가족, 그리고 평소 불편한 마음을 가졌던 대상에
   대해서도 똑같이 연습할 수 있습니다. 이름을 부르며 '감사합니다'를 반
   복해서 말합니다.

이 방법을 직접 실행해 보지 않고 머리로만 상상하면서 '설마 그럴 리가…' 하고 의구심을 가지는 것은 아무 도움이 안 됩니다. 실제로 해보게 되면 말과 뜻이 가져다주는 힘이 대단히 크다는 것을 알게 될 것입니다.

큰 사랑으로 받아들이기

아픈 환자를 더욱 어렵게 만드는 덫 가운데 하나는 자신의 패배감, 남에 대한 섭섭함, 성공한 사람에 대한 질투심 따위입니다.

우선 몸이 아프면 자칫 외로움, 좌절, 피해의식, 두려움 같은 어두운 생각이나 감정에 빠지기 쉽습니다. 몸이 아픈 것 역시 자신의 어두운 마음 탓이기도 하지요. 하지만 자신에게는 어두운 면만 있는 것이 아니고 그보다는 훨씬 밝고 위대한 면이 있음을 반드시 알아야 합니다. 마음의 초점을 자신의 밝은 면에 항상 맞추는 것이 중요합니다.

건강할 때는 잘 느끼지 못했지만, 몸이 아플 때는 괜히 섭섭하게 느껴지는 사람이 생기고, 밉고 싫은 사람이 더 많이 생기기도 합니다. 다른 사람의 허물이 보이고 거부감이 들더라도 그것은 그 사람만의 잘못이 아니라 나의 어두운 믿음과 생각이 투영된 것임을 분명히 깨달아야 합니다. 상대방도 나와 똑같이 자기 삶에서 고통을 피하고 행복을 찾으려고 노력하고 있으며, 생명의 본성을 배워가고 있음을 이해해야 합니다. 모든 사람에게는 반드시 밝은 면이 있습니다.

자신에 대한 좌절, 피해의식, 두려움, 그리고 타인에 대한 분노, 섭섭함, 질투심은 자신을 살려내는 생명에너지가 들어오지 못하도록 통로를 꽉 틀어막고 있는 것입니다. 이 막힌 통로를 반드시 뚫어야 합니다.

큰 사랑으로 받아들이기 실천법

1. 매일 빠짐없이 '칭찬과 감사의 일기'를 씁니다. 자신과 타인에게 감사하고 칭찬할 만한 내용을 찾아내서 하루 한 가지 이상씩 꼭 써나가도록 합니다.

2. 일기장을 항상 손이 닿는 가까운 곳에 둡니다.. 이 일기는 잠자리에 들기 전에만 쓰는 것이 아니라 자신이나 타인에 대해 부정적인 생각이나 감정이 생길 때마다 거기에 빠지지 말고 즉시 알아차려서 그 생각과 감정과는 반대인 자신의 장점과 타인의 장점, 밝은 면 등을 찾아내 일기장에 적습니다. 이 연습은 의도적으로 해야 합니다.

  마음은 어떻게 병을 치유하는가?

자신이나 다른 사람을 잘 살펴보면 반드시 밝은 면과 좋은 면이 있습니다. 그것을 발견하여 하루도 빠짐없이 일기장에 적어 나가는 것이 중요합니다. 같은 내용이 자주 반복되어도 상관없습니다. 이 일을 꾸준히 해가다 보면 고통만 준다고 생각했던 질병과 아픔까지도 감사하게 느껴질 때가 있을 것입니다.

병상일기를 쓸 때 병을 적으로 생각하고 투쟁의 결의를 다지는 내용을 쓰기 쉬우나 이렇게 하면 얻는 것보다 잃는 게 더 많을 수 있습니다.

자신과 타인의 장점과 밝은 면만을 보면서 늘 칭찬하고 감사하는 마음을 키워 가다 보면 어느 땐가는 자연스럽게 가슴에서 모두를 큰 사랑으로 받아들이는 감동이 일어나게 됩니다.

어두움을 어두움으로 대응해서는 밝아지지 않습니다. 오직 밝은 빛을 비출 때만이 그 어두움이 밝아집니다.

이 방법은 환자만이 아니라 일반인도 활용할 수 있습니다. 제대로만 활용한다면 삶에 큰 도움이 됨을 알게 될 것입니다.

손뼉 치며 웃기

불치병으로 알려진 강직성척추염(일종의 류머티스성 질환)에 걸린 환자가 6개월 만에 완치되어 세계 의학계의 주목을 받은 일이 있었습니다. 더욱 놀라운 것은 엄청난 웃음과 비타민 C만으로 그와 같은 결과를 얻었다는 사실입니다.

미국의 유명한 시사잡지 『세터데이 리뷰(The Saturday Review)』의 편집장 노먼 커즌스(Norman Cousins)가 바로 그 주인공인데, 그는 자신의 체험을 『질병의 해부(Anatomy of an Illness as Perceived by the Patient)』라는 책을 통해 소개했습니다.

완치 방법은 의외로 간단했습니다. 코미디 쇼나 영화를 보거나 재미있는 일을 상상하면서 매일 몇 시간씩 큰 소리로 웃은 것입니다. 처음에는 어색하고 쑥스러웠지만 일단 한번 웃음보가 터지면 그다음부터는 웃는 것이 식은 죽 먹기라고 합니다.

여러분은 웃음과 행복감이 엔도르핀 호르몬을 나오게 해 건강이 좋아지게 만든다는 말을 들은 적이 있을 것입니다. 사실 웃음과 행복감이 가져다주는 생명력은 어떤 호르몬 한두 가지를 나오게 하는 정도에서 그치는 것이 아니라 상상도 하지 못할 더 엄청난 일을 해냅니다.

웃음과 행복감은 한 사람의 부정적인 생각과 감정의 회로를 근본적으로 돌려놓아 모든 세포를 재배열시키지요. 마치 우리 몸의 DNA에 밝고 건강한 정보를 엄청나게 퍼붓는 것과도 같습니다.

기쁨에 넘쳐 힘껏 손뼉을 치고 발을 구르면서 크게 웃는 것은 심신의 건강과 스트레스 해소에 뛰어난 효과가 있습니다. 자신이 간절히 원하는 것을 이루었을 때, 절망과 두려움에서 해방되었을 때, 무언가를 이루기 위해 노력했는데 그것이 이루어졌을 때 우리는 어떻게 합니까? 아마 저절로 손뼉을 치면서 하하하 웃게 되고 발을 구르며 기뻐하게 될 겁니다.

손뼉 치며 웃기 연습은 그런 일이 실제로 일어난 듯이 상상하며 손뼉 치고 발을 구르며 크게 웃는 것입니다. 이를테면 암 환자가 병원에서 '암 완치 판정'을 받고 기뻐하는 것처럼요.

손뼉 치며 웃기 실천법

여러분의 삶에서 가장 중요한, 절실하게 해결하고자 하는 문제가 무엇입니까. 그것이 어떤 어려운 문제일지라도 지금 당장 완벽하게 해결되었다고 상상해 보세요. 내가 원하는 일이 바로 지금 이루어졌다고 믿고 상상해 보세요. 지금 여러분의 기분은 어떻습니까?

바로 그 기분을 느끼면서 힘껏 손뼉을 치고 발을 구르며 '아~ 좋다~ 기쁘다~' 소리치며 하하하 웃어 보십시오. 가장 좋은 자세는 의자에 앉아서 발을 구르며 손뼉을 치면서 큰소리로 '아~ 좋다~ 기쁘다~'고 외치면서 웃는 연습을 하는 것입니다.

한 번 하는 데 3~5분 정도면 됩니다. 특히 절망적인 상태에 있는 환자나 우울증과 불면증, 불안신경증 환자들이라면 꼭 해보시기를 바랍니다. 건강한 사람도 이렇게 매일 두세 번 정도 규칙적으로 하면 마음이 편안해지고 좋은 일이 일어날 것입니다.

신념요법

이 연습은 이루고자 원하는 일이 이미 이루어졌음을 단정적으로 표현하고 그 이루어진 모습을 영상적 이미지로 상상하기를 습관적으로 반복하는 것입니다. 자신이 믿는 종교와 신앙, 철학적 신념이 무엇이든지 자신의 신념 체계를 따라서 기도하거나 어떤 문구, 노래 가사를 지어서 활용할 수 있습니다. 중요한 것은 마음 가운데 의심의 여지가 없는 확실한 믿음이 있어야 효과가 있습니다. 믿는 척하거나 믿기 위해 노력하는 것으로는 효과가 없습니다.

기도하거나 문구를 쓸 때는 '나를 낫게 해주십시오'나 '낫게 해주시기 바랍니다' '앞으로 낫게 될 것을 믿습니다' 같은 것보다 '이미 다 나았음을 믿습니다. 감사합니다'와 같이 다 이루어졌다는 완료형의 단정적인 말을 쓰는 것이 좋습니다. 치유가 이미 완결

되었다고 믿고 선언하는 것입니다.

약을 쓰거나 의학적인 치료를 계속하더라도 마음속으로 병은 나았지만 더 건강해지기 위해 자기 관리를 한다고 생각하십시오. 생각을 질병에서 건강 증진 쪽으로 돌려놓는 겁니다.

이 믿음에서 후퇴하지 않는 방법 중 하나는 '이제 병이 다 나았으니 내 인생에서 참으로 이루고자 하는 목표와 꿈을 향해 나아간다'고 관심과 주의를 돌리는 겁니다. 몸의 병에서 벗어나 더 큰 목표 쪽으로 옮겨가는 거지요.

이처럼 마음속에서 믿음이 일어나게 하고, 자신에게 맞는 목표를 발견하여 현실로 이루도록 돕는 가장 효과적인 도구 중 하나가 아봐타프로그램이니 이 프로그램에 참여해도 좋겠습니다.

신념요법 실천법

'나는 다 나았다' '나는 온전케 되었다' '나는 최고로 건강하다' '○○○이 이루어졌다' 등과 같은 문구를 메모지에 적어 틈나는 대로 말로 선언합니다. 또 그 이루어진 현실을 상상하면서 기뻐하고 감사하는 연습을 습관적으로 계속합니다.

행복의 명상

행복의 명상을 자주 하게 되면 아주 행복한 느낌으로 지낼 수 있습니다. 어떤 사람이 항상 행복한 느낌으로 충만할 수 있다면, 그는 자연치유력의 욕조에 몸을 담그고 있는 것이나 다름없습니다.

'생명의 근원과 하나 되기'와 '행복의 명상' 연습을 병행하면 행복감이 더욱 상승할 것입니다.

행복의 명상 실천법

1. 몸의 긴장을 풀고 아랫배로 천천히 호흡합니다.

2. 약 1~2분 후 호흡에 관한 생각은 잊어버리고 과거에 가장 행복했던 일, 혹은 가장 행복할 것이라고 상상되는 어떤 일을 떠올립니다. 그 행복한 일을 가슴으로 느낍니다.

3. 잠시 후 행복한 일 자체는 잊어버리고 행복한 느낌만 남게 합니다.

4. 이제 가슴속의 행복한 느낌을 최대로 증폭시켜 그 느낌을 온몸으로 확대합니다.

5. 온몸의 모든 세포가 행복한 느낌으로 충만하여 몸 자체가 곧 행복 덩어리라고 상상하며 그렇게 느낍니다. 이 느낌을 계속 유지합니다.

이 과정에서 문득 아픈 몸의 고통이나 걱정이 떠오른다면, 내 행복에너지로 충분히 감쌀 수 있다고 생각하며 그것을 가슴의 행복한 느낌으로 껴안습니다. 또한 거부감이 드는 대상이 떠오를 때도 환하게 웃고 있는 대상의 얼굴을 상상하면서 내 행복에너지로 그를 포옹하며 '당신을 사랑합니다, 감사합니다'라고 속삭입니다.

내가 이루고자 하는 어떤 일이나 목표를 위해서도 이 행복의 명상을 활용할 수 있습니다. 이미 그 일이나 목표가 성취되었다고 믿고, 그 성취된 느낌을 온몸의 행복으로 느끼면서 모든 세포에 그것을 각인시키는 상상을 하면 됩니다.

이 연습의 목표는 어떠한 부정적 생각이나 감정도 자신에게 끼어들 틈을 주지 않는 데에 있습니다.

중증 자궁경부암 환자의 사례

60세 중증 자궁경부암 환자가 수술이 어려워 어느 대학병원에서 방사선치료를 받고 있었는데, 점점 상태가 나빠지고 있다며 저를 찾아왔습니다.

이 환자가 살아온 이야기를 들어 보니, 이 환자의 남편은 청상과부의 외아들이었는데, 시집가서 보니 시어머니가 마흔 살도 안 되어 보일 정도로 아주 젊었습니다.

시어머니를 모시고 한집에 살았는데, 며느리로서 나름 잘 모시려고 무던히 애쓰는데도 시어머니는 괜히 질투하며 자신을 시기하는 것입니다. 남편에게 시어머니가 한 행동을 이야기하면, 남편은 분노하며 '그분이 어떤 어머니인데, 네가 그런 짓을 하느냐'며 오히려 사흘 걸음으로 매질했다고 합니다. 너무나 억울하고 분해서 견딜 수 없었다고 했습니다. 이렇게 해서 시어머니와 남편에 대한 원한이 뿌리를 깊게 내리기 시작했습니다.

저는 이분에게 생긴 암의 심리적 배경이 지난 40년간의 끈질긴 스트레스였음을 알 수 있었습니다. 병원에 입원해서 가장 먼저 시어머니와 남편에 대해 저항하는 마음과 분노, 비탄, 피해의식 같은 감정을 철저하게 다시 경험하며 지우도록 했습니다.

이분이 입원한 지 일주일쯤 될 무렵부터 시어머니와 남편에 대해 원망하는 마음이 많이 사라졌습니다. 특히 '감사의 마음 회복하기'를 할 때는 '내가 시어머니를 더 잘 모시지 못해 죄송합니다'라는 자책감이 크게 일어나 눈물을 많이 쏟았습니다. 그 후로 가슴이 후련해지고 시어머니가 차츰 좋게 느껴지기 시작했습니다. 또 마음이 편해지자 암에 대한 걱정도 그다지 하지 않게 되었다고 했습니다.

이 환자는 생채식을 주식으로 하면서 채소수프를 먹고 이 수프를 희석한 물에 몸을 담그는 방법도 병행했습니다.

입원한 지 약 2주 후 퇴원해 집에 돌아가서도 이 방법을 계속했는데, 한 달쯤 후에는 악취와 분비물이 사라지고 3개월 후부터는 등산 다닐 만큼 좋아졌습니다. 이제 4년이 지났는데, 암이 완전히 사라진 것은 아니지만 건강하게 지내고 있습니다.

시어머니와 남편에 대한 감정이 완전히 바뀌면서 그들과의 관계도 무척 좋아져 편안한 마음으로 지내게 되었다고 합니다.

낫는 환자, 낫지 않는 환자

앞의 사례와 더불어 제가 만난 환자들이 좋아지게 된 것은 제가 치료를 잘해서라기보다는 환자들이 훌륭해서 좋아진 것입니다. 가르쳐준 방법을 이분들이 받아들여 온 힘을 다한 결과이지요.

제 경험에 따르면, 어떤 치료법을 따르든 환자가 건강 회복에 실패하는 배경에는 크게 다음 두 가지 이유가 있습니다.

하나는 환자와 가족이 그 방법을 믿지 않거나 잘못 이해한 나머지 제대로 실천하지 않는 경우고, 다른 하나는 질병이 물리적으로 너무 굳어 있거나 진행되어서 회복할 수 있는 자기 치유력의 문턱을 넘어선 경우입니다.

이런 모든 사례를 통해 제가 배운 것은 어떤 병이든 병을 치유할 때는 의학적 치료도 잘해야 하지만, 환자 역시 어두운 신념과 감정을 밝은 쪽으로 꼭 돌려놓아야 한다는 점입니다.

살아오면서 깊이 쌓인 저항과 갈등이 건강을 파괴하는 것만은 확실합니다. 모든 질병이 시작되는 최초의 출발점은 저항의 신념, 생각, 감정입니다.

암 발병의 심리적 배경은 무엇일까?

암 역시 발병의 심리적 배경은 대립과 분노, 슬픔, 두려움, 좌절, 피해의식 따위의 어둡고 불쾌한 생각과 감정입니다.

현대의학은 암의 원인을 밝혀내기 위해 대체로 두 방향으로 추적해 나가고 있습니다. 무엇이 암세포를 발생시키는가와 무엇이 신체의 면역체계를 약화시키는가이지요. 사람 몸이 건축물이라면 세포의 DNA(유전자)는 청사진인데, 어떤 정보와 메시지가 DNA에 작용하여 암세포의 청사진을 만드는지 연구하는 의사들도 있습니다.

우리는 암 치료에 실패한 사례들을 통해 환자들의 심리적 배경도 암 발병의 한 원인임을 분명히 알 수 있습니다.

암 치료에 실패한 환자들 사례

지난 어느 겨울, 20대 후반의 아주 젊은 여성이 말기 위암 진단을 받고 임종 직전에 병원에 입원했습니다. 이 환자는 가족들을 무척 미워하고 있었습니다.

어린 시절 아버지가 가정에 무책임해서 어머니가 많은 고생을 한 모양입니다. 그래서 아버지에 대해 심한 불만과 분노가 있었습니다. 어느 정도였느냐면 아버지로 여기고 싶지 않을 만큼 싫어해서 최근 6년 동안은 말 한마디도 하지 않았고 아예 상대조차 하지 않았다고 했습니다.

결혼한 후에는 또 웬일인지 시부모들이 그렇게 싫었다고 했습니다. 그분들은 시골에서 농사짓고 살았는데 농사철이면 억지로 내려가 일을 거들어야 했답니다. 이 환자는 그게 너무 싫은 나머지 농사철이 되면 차라리 아파서 병원에 입원이라도 했으면 좋겠다는 생각을 늘 했습니다. 결국 이분 소원대로 병원에 지겹도록 입원해 지내게 되었습니다.

치료에 실패한 또 다른 사례로, 32세의 여성이 위암이 재발하여 입원했습니다. 이 환자는 입원 당시로부터 약 반년 전에 어느 대학병원에서 위암 수술을 받고 항암 치료를 했지만, 곧바로 재발하여 임종을 눈앞에 둔 상태였습니다.

두 아이의 엄마였던 이 환자는 지난 5년간의 결혼생활이 남편과의 전쟁이었다면서 남편에 대한 기억을 떠올리는 것조차 싫어했습니다.

이 두 환자는 선한 표정에 마음씨도 착해 보였는데, 어쩌다가 그토록 어두운 심리 상태에 빠지게 되었는지 참으로 안타까웠습니다. 뿌리 깊은 반목과 분노의 생각, 감정을 풀지 않으면 암 덩어리를 잘라낸다고 해서 병이 치유되는 것이 아님을 잘 보여줍니다.

같은 암 환자여도 의학적인 치료 결과가 좋은 경우는 대부분

치료 과정에서 어두운 신념이나 감정, 생활 태도를 밝은 쪽으로 바꾼 환자들로, 생존율 역시 현저하게 높다는 연구 결과가 많습니다. 아무리 심각한 암이라 해도 환자의 신념과 감정이 완전히 바뀌고 삶에 대한 태도에 변화가 일어나면 충분히 회복될 수 있음을 보여줍니다.

삶의 운명을 결정하는 세 가지 요소

미국 플로리다주 게인스빌에서 아봐타코스 같은 의식개발프로그램을 활용하여 암이나 에이즈 등 난치병 환자를 돕는 의사 하녹 탈머(Hanock Talmor)는 지난 몇십 년 동안의 임상경험을 토대로 다음과 같은 결론을 내리고 있습니다.

"나는 암 환자를 치료하면서 다음 세 부류로 나눌 수 있었다. 첫 번째 그룹은 '암은 낫기 어렵다'고 믿는 대중의 집합의식을 그대로 받아들여 자신의 병에 대한 신념을 바꾸지 못한 환자들이다. 이 환자들은 죽을 때까지 가장 심한 고통을 경험한다.

두 번째 그룹은 그러한 집합의식을 한편으로는 받아들이지만, 그래도 자신은 치유될 수 있다고 믿는 환자들이다. 이들은 어느 정도 정신적 감정적 개선을 경험하게 되며, 임종 때까지 비교적 육체적 고통을 덜 겪는다.

세 번째 그룹은 암에 대한 지배적인 대중 신념 곧 '암은 낫기 어렵다' 같은 절망적인 집합의식 자체를 결코 받아들이지 않은 환자들이다. 그들은 암을 만들어낸 자신의 신념을 적극적으로 파헤쳐보고 이를 발견하여 바꾸며, 자신의 병과 삶 전반에 대해 책임진다. 바로 이 그룹 환자들이 어려움을 극복하는 사람들이며, 흔히 몸에서 암이 완전히 사라져 버리는 치유를 경험한다.

마침내 나는 모든 질병의 최고 치유법은 자기 삶에 책임지는 것을 배우는 데서부터, 즉 자신이 바로 자기 현실을 창조한 근원임을 깨닫는 데서부터 시작된다고 결론짓게 되었다.

자기가 자기 삶과 건강의 근원이라는 신념을 받아들이고 이를 책임질 때 기적과 치유는 예외가 아니라 당연한 일이 된다.

이런 깨달음으로 나는 환자들에게 자기자신의 의식을 변화시키는 것이 치유에 이르는 가장 중요한 디딤돌이 된다고 알려주기 시작했다."

어느 개인이나 집단의 운명을 결정짓는 데 작용하는 세 가지 요소는 첫째 생각의 힘, 둘째 말의 힘, 셋째 표정의 힘입니다.

매일 가장 많이 가장 깊게 생각하는 것이 사랑과 조화 그리고 행복과 풍요에 관한 것입니까 아니면 그 반대입니까?

매일 가장 많이 가장 강조해서 하는 말이 사랑과 조화 그리고 행복과 풍요에 관한 것입니까 아니면 그 반대입니까?

날마다 내 표정과 몸짓이 사랑과 조화 그리고 행복과 풍요의 모습을 보여줍니까 아니면 그 반대입니까?

50대 여성 담낭암 환자 사례

일본 도쿄에 사는 50대 부인 이야기입니다.

이 부인은 병원에서 담낭암 진단을 받고 앞으로 반년 정도밖에 살 수 없을 것이라는 선고를 받았습니다. 그때 이 환자는 이렇게 생각했습니다.

'어차피 반년밖에 살지 못할 몸인데 이렇게 누워 있으면 뭘 해. 차라리 그동안 은혜를 입은 분들께 뭐라도 보답하고 죽자.'

부인은 자리를 털고 일어나 자기에서 도움 준 사람들을 찾아 나섰습니다. 사실 가진 돈이 없어서 물질적으로 보답하기도 어려웠고 병약해서 노력 봉사를 할 처지도 못 되었지요. 생각 끝에 이분은 자기가 믿는 종교의 경전을 가지고 다니며 좋은 구절을 들려주기로 했습니다.

이 집 저 집 찾아다니며 경전을 읽어주겠다고 하자 상대방들은 환자의 초췌한 모습에 놀란 나머지 한결같이 사양하며 마땅찮아 했습니다.

"저는 이제 6개월밖에 살지 못해요. 제가 당신께 드릴 수 있는 마지막 선물은 이것뿐입니다. 제발 받아주세요."

부인이 얼마나 간절하게 설득했는지 사람들은 차마 거절하지 못했습니다.

죽을 거로 예상했던 6개월이 지나고 다시 일 년이 넘도록 그분은 그 일을 계속했는데, 그러는 사이 암이 사라졌습니다. 그 후 시의회 의원이 되었고, 여러 봉사단체에서 활발하게 봉사하고 있습니다.

이분은 날마다 오늘이 마지막 날이라는 결의로 마음을 다지며 봉사하는 삶을 살고 있다고 합니다. 오늘이 마지막 날이라는 결의가 불가능을 가능으로 돌린 비결인지도 모르겠습니다.

우리 주변에는 이 환자처럼 의학적으로는 이해하기 어렵지만 특별한 체험을 하는 환자들이 더러 있습니다. 의학이론으로 설명하기 어려운 경우이기에 이를 부정하거나 우연한 일쯤으로 돌리는 분들도 있습니다. 그러나 저는 이런 기적 같은 치유를 아주 자연스러운 일로 보고 있습니다. 바로 우리의 신념, 생각, 감정의 변화가 기적을 만들어내기 때문입니다. 이런 치유가 일어나는 원리와 메커니즘이 과학적으로 정확하게 증명될 날이 머지않다고 생각합니다. 사람의 마음과 몸은 둘이 아닙니다.

어두운 마음을 바꾸었을 때 일어난 기적적인 사례

어느 해 여름, 40대 남성이 심한 류머티스성 관절염 때문에 찾아왔습니다. 농부였는데, 두 무릎 외에도 관절 여러 군데가 굳어 있어 농사일은 물론 일상생활을 해나가는 것조차 쉽지 않아 보였습니다.

그런데 정작 이 환자를 힘들게 한 것은 형에 대한 분노와 증오의 감정이었습니다. 이분은 형의 빚보증을 서주었는데 형이 사업에 실패하는 바람에 모든 재산을 압류당하고 말았습니다. 논밭까지 다 날리게 되어 날품팔이로 겨우 살아가게 되었지요.

억울했지만 그래도 형이니까 어쩔 수 없이 견뎌냈습니다. 그런데 형은 미안해하기는커녕, 오히려 동생을 '바보 같은 놈'이라며 힐난했습니다. 형에 대한 배신감과 분노로 머리가 돌아버릴 지경이었다고 했습니다. 그러다 몸이 아프기 시작했고, 생활고로 삶 자체에 심각한 두려움과 피해의식을 가지게 되었습니다.

그는 지난 5년여 동안 양약과 한약은 물론 심지어 고양이탕 같은 민간요법까지 좋다는 약을 수없이 써 보았지만, 병세는 조금도 나아지지 않았습니다. 오히려 관절이 점점 굳어 활동조차 할 수 없는 상태가 되었습니다. 약물 부작용으로 얼굴은 심하게 부어 있었고 간 기능 저하와 소화장애로 어떤 약물도 더는 투여할 수 없는 상태였습니다.

저는 이 환자가 세상에서 가장 불행한 희생자가 자신이라는 생각을 버리지 않는 한, 그리고 형에 대한 분노의 감정을 지우지 않는 한 어떠한 물리적 치료도 병을 낫게 하기 어렵다는 걸 분명히 알 수 있었습니다.

이 환자는 우리 병원에 입원하여 며칠 동안 절식한 후 생채식과 몇몇 자연요법을 실행했습니다. 절식과 생채식의 원리와 방법은 이 책 '몸 다스리기' 부분에서 자세히 설명하겠지만, 몸을 정

화하고 마음을 순화하는 데는 절식과 생채식이 특별히 좋은 효과
가 있습니다.

입원 첫날부터 '화해의 언덕 오르기' '묵은 감정 지우기' '감사의
마음 회복하기' '큰 사랑으로 받아들이기' 같은 신념·생각·감정 다
스리기 실천을 철저하게 하도록 격려했습니다.

형에 대한 분노를 누그러뜨리고 자신이 희생자라는 생각을 지
우기 위해 밤낮없이 노력했습니다. 그러면서 틈나는 대로 '생명
의 근원과 하나 되기'에 마음을 집중하였습니다.

마침내 형에 대한 섭섭한 생각이 모두 사라지면서 가슴속에 따
뜻한 사랑의 감정이 되살아나게 되었습니다. 몸의 고통도 점점
줄어들었습니다.

거의 2년 만에 그는 이전처럼 건강한 몸으로 회복되었습니다.
삶에 대한 희망과 자신감도 다시 살아났습니다.

비슷한 경우가 또 있습니다.

50대 초반의 여성으로, 이 환자도 관절염이 너무 심해 화장지
조차 손에 쥘 수 없었습니다. 그러니 용변 후 남편이 뒤를 닦아주
어야 했습니다.

이분은 초등학교만 나왔지만 부동산 투자로 많은 돈을 벌게 되
자 남편을 점점 깔보고 무시하게 되었다고 했습니다. 좋은 대학
까지 나온 남편이 겨우 선생 노릇이나 하는 게 여간 한심해 보이
지 않았답니다. 남편에 대한 불평불만으로 가정이 편할 날이 거

의 없었습니다. 돈은 많았기 때문에 그동안 외국 병원에까지 다니며 좋다는 치료는 원 없이 받았습니다. 그러나 병세는 더욱 악화하기만 했고 결국은 그렇게 무시하던 남편에게 뒤를 보여야 할 지경까지 이른 것입니다.

저는 이 환자의 발병도 마음 상태와 무관하지 않음을 알 수 있었습니다. 남편에 관한 생각과 감정을 바꾸게 했고, 절식과 생채식을 비롯한 자연요법을 병행했습니다. 그 과정에서 이분은 많은 눈물을 흘리며 크게 참회하게 되었고, 남편을 존경하는 마음이 우러나왔습니다.

이렇게 마음이 바뀌자 어떤 약물에도 반응하지 않았던 병이 조금씩 좋아지기 시작했습니다. 이제 독실한 신앙인으로서 지역사회에서 열심히 봉사 활동을 하고 있습니다.

위의 두 환자가 난치병에서 벗어날 수 있었던 것은 우연한 일이 아닙니다. 어두운 생각과 감정을 지우지 않아 마음의 평화가 회복되지 않았다면 좋아지기 어려웠을 겁니다. 이런 난치병의 발병에는 눈에 보이지 않는 수많은 요인이 복합적으로 작용하겠지만, 병의 치유에 작용하는 결정적 요인은 환자의 생각과 감정입니다. 어떤 의학적 치료를 받고 있더라도 어두운 생각과 감정을 밝은 생각과 감정으로 돌려놓는 것이 건강의 문을 여는 최고의 열쇠임이 틀림없습니다.

생명에너지 다스리기

생명에너지 = 자연치유력

지금 어떤 사람이 중환자라고 할지라도 사실 그는 건강한 사람과 조금도 다르지 않습니다. 그의 생명의 내면, 생명의 근원에는 순수한 생명에너지가 충만하기 때문입니다. 모든 사람의 생명의 근원은 순수한 생명에너지의 무한한 바다와 같습니다. (이 글에서 순수한 생명에너지, 순수한 생기(生氣), 자연치유력은 같은 의미입니다.)

그런데 사람은 왜 질병과 고통을 겪을까요?

순수한 생명에너지는 '나'의 좋아하고(욕망) 싫어하는(저항) 마음의 필터를 통과하면서 욕망과 저항의 정보가 담긴 에너지로 바뀝니다. 이 욕망과 저항 에너지가 물질 우주를 지어내는 물리적 에너지이자 질병과 고통 같은 현실을 창조하는 생기입니다. 즉, 생명의 근원에서 나온 순수한 생명에너지가 내 신념의 렌즈를 거치면서 신념의 내용을 그대로 갈무리한 물리적 에너지가 되어 내 몸과 현실에 물질 입자 모양으로 나타난 것이지요.

욕망과 저항의 신념, 특히 저항의 신념이 병적인 에너지를 만들어 질병의 형태로 나타납니다. 따라서 몸의 병을 치유하려면 의학적인 치료도 잘해야겠지만, 치유의 근본인 자연치유력도 잘 이끌어내야 합니다. 자연치유력이 잘 발현될 때 의학적인 치료 효과도 상승합니다. 생명에너지 다스리기는 바로 자연치유력을 최대로 발현시키기 위한 하나의 방법입니다.

이미 굳어진 병을 가진 환자라면 병적인 생명에너지를 정화하여 순수한 생기의 회로에 다시 통합시켜야 합니다. 이때 신념이나 상상 같은 의식 상태로 생명에너지를 끌어내는 의식적인 방법과 호흡이나 동작 등의 물리적인 방법을 병행하는 것이 필요합니다. 사실 이 두 방법은 편의상 나누었을 뿐 선명하게 구분되지 않습니다. 의식적인 방법은 결국 몸에 물리적인 힘으로 나타나도록 작용하기에 신념과 상상의 힘이 에너지의 근원으로 작용합니다.

생명에너지는 신념의 힘이다

약 20년 전 보디빌딩 국제대회에서 우승한 선수가 자신의 우승 비결에 관해 이렇게 말했습니다.

"다른 선수들처럼 하루 종일 강훈련을 하지 않았습니다. 하루에 한두 시간 정도만 훈련하고 나머지 시간을 오로지 내 근육이 건강하고 아름답게 이미 만들어졌음을 믿고 아름다운 내 모습에 주의를 보내고 있습니다."

『크리스천 사이언스(Christian Science)』잡지에 이런 기사가 실린 적이 있습니다. 70대 초반 영국인 할머니가 40세 정도의 젊은 모습을 유지해 온 비결이었습니다.

이분은 50세가 될 무렵 이렇게 선언했다고 합니다. '올해부터 나는 해가 바뀔 때마다 나이를 한 살씩 덜 먹겠다'고요. 이분은 실제로 그렇게 된다고 믿고, 1년 후에는 49세, 2년 후에는 48세, 3년 후에는 47세… 이런 식으로 시곗바늘을 거꾸로 돌렸다고 합니다. 해가 바뀔 때마다 한 살씩 낮추면서 자신이 틀림없는 그 나이라고 믿었고, 다른 사람들이 나이를 물으면 (예를 들어 4년 후였다면) '내 나이는 46세'라고 말했던 겁니다. 일종의 강력한 자기암시를 실행한 셈입니다.

이분은 사회활동이나 모든 행동을 그 나이에 걸맞게 했고 옷차림 등도 그 나이에 맞추었습니다. 이처럼 철저한 신념으로 계속하자 70대 할머니인데도 젊은 여성처럼 생기 넘치는 피부에 가끔 생리까지도 있었습니다.

믿음의 힘이란 이처럼 놀랍고 불가사의합니다.

믿음과 상상은 생명에너지를 이끌어낼 뿐만 아니라 크게 증폭시키는 역할을 합니다.

특히 질병에서 벗어나고자 간절히 바라는 사람이라면, 음료나 음식을 먹을 때 항상 이와 같은 믿음으로 감사하며 먹는다면 분명히 도움받을 것입니다. 짜증을 부리고 불평하거나 감사하는 마음 없이 먹을 때와는 몸에 미치는 영향에 큰 차이가 날 것이 확실합니다. 그래서 음식을 들기 전에 감사하는 마음과 태도를 가지는 것은 심신의 건강에 도움을 주는 어떤 보약보다도 값진 보약입니다.

상상은 에너지의 원천이다

아인슈타인은 특수상대성이론을 발표하면서 '확인된 과학적 지식보다 상상력이 더 중요하다'고 했습니다. 인간의 정신활동에서 중요한 요소 중 하나인 상상(Imagination)이 바로 에너지의 원천입니다.

어떤 물질을 나누고 나누어서 더는 나눌 수 없을 만큼 작은 알갱이를 양자(量子, Quantum)라고 부릅니다. 양자는 물질과 에너지의 기본단위입니다. 양자는 물질의 성질을 띤 가장 작은 알갱이이자 파동 곧 에너지의 성질을 가지고 있지요. 양자 차원에서는 물질이 에너지가 되고 에너지가 물질이 됩니다.

모든 양자는 눈에 보이는 물질 모양을 나타내기 위해 항상 대기 중인 눈에 보이지 않는 에너지의 파동입니다. 양자 수준에서

마음은 어떻게 병을 치유하는가?

는 보이지 않는 에너지의 질료로 있다가 이것들이 운동하고 서로 융합하여 물질 입자 형태로 바뀌면서 물질이 되고 나아가서 사람 몸 같은 모양이 되기도 합니다.

이 에너지는 신념과 상상의 파동입니다. 우주 가운데 의식을 가진 모든 존재가 무엇을 상상하고 생각할 때마다 그 하나의 생각이 그대로 에너지가 되고 입자가 되면서 이 물리적 우주가 조금씩 확대되도록 작용하고 있을 겁니다. 마치 바다에 빗방울 하나가 떨어지면 그 한 방울만큼 바닷물이 불어나듯이요.

그러니 내가 좋아하고 싫어하는 생각을 일으킬 때마다 그 생각은 곧바로 온 우주에 파장을 일으킵니다. 따라서 믿음 가운데 무엇을 생각하고 상상하는 일이야말로 내 생명과 우주에 결정적인 영향을 미치게 됩니다.

제가 만난 한 환자는 물이나 음식, 약을 먹을 때마다 언제나 이것들을 내 몸과 차별 없는 평등한 생명의 빛으로 상상한다고 했습니다. 온 천지 만물이 생명의 빛이므로 이런 음식이나 약 또한 생명의 빛으로 여기며 먹으니, 몸도 마음도 아주 편해지고 있다고 했습니다.

먹어도 먹어도 질리지 않는 초밥 사례

일본에서 화제가 된 이야기 하나를 소개하겠습니다. 주인공은 야마기마쓰 기업가로, 일본 전역에 1,000개 이상의 초밥 체인점과 수많은 해외 체인점을 둔 성공한 초밥 업계 인물입니다.

이 사람은 가난한 집안 출신으로 소학교도 졸업하지 못했고 몸도 허약해 폐결핵으로 사경을 헤맨 일도 있었습니다. 또 외모에 대한 자신감도 전혀 없는데다 특별한 재주가 있는 것도 아니어서 늘 열등감에 빠져 있었다고 합니다. 한번은 제재소에서 잡역부로 일했는데 그나마도 손재주가 없어 쫓겨나고 말았습니다.

매사에 이렇게 실패만 거듭하니 그저 죽는 길밖에 없다고 생각한 그는 강물에 몸을 던지기 위해 다리 난간에서 서성거리고 있었습니다. 그때 지나가던 어떤 사람이 그를 설득해 자살하지 못하게 막았습니다. 그는 너무나도 답답한 마음에 그 사람에게 자신의 처지를 털어놓았습니다. 그 사람은 그를 딱하게 여겨 그에게 작은 초밥집을 차려주었습니다.

막상 초밥집 문을 열긴 했지만 그의 솜씨가 워낙 형편없어 멋모르고 들렀던 사람조차 두 번 다시 그 집에 가지 않았습니다. 그는 팔려고 만들어놓은 초밥을 늘 자기가 먹어야 했습니다. 하루 이틀도 아니고 계속 그렇게 남은 초밥을 먹어야 했으니 얼마나 괴로웠겠습니까?

그는 어느 날 눈물을 찔끔거리며 초밥을 먹다가 문득 이런 생각이 떠올랐습니다.

'먹어도 먹어도 질리지 않는 초밥을 만들 수는 없을까?'

'먹을수록 더욱 먹고 싶은 초밥을 만들 수는 없을까?'

하지만 그것은 그저 생각일 뿐이었습니다. 달리 어디서 기술을 배울 처지도 못 되었고, 애초 그는 그 방면에 아예 소질이 없었으니까요.

그래서 그는 초밥을 주무르면서 '먹어도 먹어도 물리지 않는 초밥이 되십시오. 이 초밥을 먹는 손님이 큰 행복을 느끼게 하소서!' 하며 초밥에 온통 주의를 집중했습니다. 정말 절실한 심정으로 말입니다.

그런데 뜻밖에도 놀라운 일이 일어나기 시작했습니다. 가게에 손님이 끊이지 않고 들어왔습니다. 초밥 재료가 달라진 것도 아니고, 만드는 기술이 달라진 것도 아닌데도 말입니다. 달라진 것이 있다면 오로지 정성을 다해 마음의 기도를 만들고 있던 초밥에 담았을 뿐인데 말입니다.

그는 그렇게 정성이 담긴 초밥으로 눈부신 성공을 거둘 수 있었습니다. 그는 말년에 자기 회사 연수원 책임자가 되어 연수생들에게 그와 같은 방식을 전수하는 일에 전념했다고 합니다.

이사람처럼 돈을 많이 벌어야만 성공이라고 할 수는 없겠지만, 이 사례를 통해 귀한 교훈을 얻을 수 있습니다. 그것은 세상에서 어떤 사람이 성공하기 위해서는 반드시 머리가 좋고 지식이 많고 솜씨가 좋아야 하는 것만은 아니라는 사실입니다.

다른 사람을 행복하고 기쁘게 해주려는 마음, 진실한 마음의 파장이 큰 창조에너지를 만들어냅니다.

능력이 아무리 많아도 이기적인 생각에만 젖어 있다면 결국 실패하고 말 것입니다. 이유는 간단합니다. 생명의 근원으로부터 창조에너지가 차단될 것이기 때문입니다.

어떤 생각을 품거나 말을 하게 되면 그 생각과 말의 파장이 주변뿐만 아니라 우주 전체에 퍼지게 됩니다. 그러니 항상 관용과 사랑을 담아 생각하고 말하는 것이 중요합니다.

생각과 말의 파장은 사람에게만 영향을 미치는 것이 아니라 동물이나 식물, 심지어는 무생물에까지도 영향을 미친다는 점이 최근 과학적으로 증명되었습니다.

|

전통기공 '온살도리'

이제 생명에너지 다스리기의 물리적 방법들 가운데 하나인 전통기공 '온살도리'를 소개하겠습니다.

우리 주위에는 호흡법, 요가, 태극권, 기공 등 생명에너지를 끌어올리는 데 도움이 되는 다양한 수련법이 있습니다. 어느 한 방법만이 제일 좋다고는 할 수 없으며, 자신이 선택한 방법으로 수련하면서 도움을 받고 있다면 그대로 계속하시면 됩니다.

이 책에서는 몸과 마음이 불편한 환자들이 어느 곳에서나 쉽게 실천할 수 있으면서도 에너지를 크게 끌어올리는 전통기공 '온살도리'를 소개합니다.

'온살도리'는 우리나라에서 예부터 비밀스럽게 전해 내려온 수

   마음은 어떻게 병을 치유하는가?

련법으로 알려져 있습니다.

'온살'이란 몸과 마음을 이루는 최소 단위라는 뜻의 순수 우리말이라고 합니다. 물리학에서 양자 수준의 단위, 즉 육체와 정신이 서로 전환될 수 있는 수준의 생명 단위를 의미하지요.

'온살도리'는 이런 최소한의 생명 단위인 온살 차원에 소용돌이를 일으키게 하여 몸과 마음을 가장 조화롭고 순수한 원래 에너지 상태로 다시 배열시키는 일 또는 과정입니다.

온살도리의 목적은 몸을 고르게[조신(調身)], 호흡을 고르게[조식(調息)], 나아가 마음을 고르게[조심(調心)] 하는 데 있습니다.

온살도리 동작은 무한대(∞) 모양의 움직임을 계속 반복하는 것으로 궁극의 근원 에너지에 접근하는 느낌을 줍니다. 반복되는 동작이 원심력과 회전력을 이용한 순환펌프 같은 역할을 하여 잠재된 인체의 힘을 최대한 끌어내는 것으로 보입니다.

저는 온살도리를 규칙적으로 꾸준히 해온 환자들에게서 예상 밖의 놀라운 효과가 있음을 보았습니다. 이 수련으로 도움받은 사례는 너무나 많습니다. 변비, 만성 위장관질환, 만성 간질환, 만성 신장질환, 편두통, 협심증, 고혈압, 만성 고관절통, 디스크 탈출증, 백반증, 만성 피부질환, 불면증, 우울증, 불안신경증, 중풍 속발증 등을 비롯한 수많은 만성 퇴행성 질환자들이 전문적인 치료와 병행하면서 큰 도움을 얻었습니다.

건강한 사람 역시 공부나 업무에서 비롯된 심리적 억압과 스트레스를 해소하고 건강을 증진하는 데 매우 효과적입니다.

온살도리 실천법

1. 두 다리를 어깨너비 정도로 벌리고 서서 양발을 11자 모양으로 평행 되게 놓는다. 온몸과 마음의 긴장을 풀고 시선은 눈높이에 둔다.

2. 먼저 몸의 무게중심을 왼쪽 다리에만 두면서(이때 자연히 오른쪽 다리에는 힘이 가지 않음) 오른쪽 발뒤꿈치를 살짝 들고 오른쪽 발끝만 바닥에 댄 채 왼쪽으로 90° 정도 돌려(이때 상체는 자연히 오른쪽으로 돌아간다) 발뒤꿈치를 바닥에 놓는다.

3. 다시 그 오른쪽 발뒤꿈치를 살짝 들어 발끝만 바닥에 댄 채 원래의 자리로(발뒤꿈치는 오른쪽으로, 상체는 왼쪽으로) 돌려놓는다.

4. 이제 반대로 몸의 무게중심을 오른쪽 다리에만 두면서(이때 자연히 왼쪽 다리에는 힘이 가지 않음) 왼쪽 발뒤꿈치를 살짝 들고 왼쪽 발끝만 댄 채 오른쪽으로 90° 정도 돌려(이때 상체는 자연히 왼쪽으로 따라 돌아간다) 발뒤꿈치를 바닥에 놓는다.

5. 다시 그 왼쪽 발뒤꿈치를 살짝 들어 발끝만 바닥에 댄 채 원래 자리로(발뒤꿈치는 왼쪽으로, 상체는 오른쪽으로) 돌려놓는다.

6. 위의 동작을 왼쪽 오른쪽으로 번갈아 가면서 계속 반복한다.

글로 써놓으니 조금 복잡해 보이지만 직접 해보면 매우 쉽고 단순합니다. 남녀노소 가리지 않고 누구나 할 수 있습니다. 유튜브에서 온살도리를 검색하면 참고할 만한 동영상 몇 개가 있습니다. 처음 연습할 때는 더러 어지럼증을 느끼거나 몸의 병증이 더 크게 드러나 불편할 수도 있고 많은 생각이 떠오르기도 하지만 계속해 가면 결국은 다 사라집니다.

발을 돌리는 각도를 90°라고 했지만, 꼭 맞출 필요는 없습니다.

   마음은 어떻게 병을 치유하는가?

이를 기준으로 자기 몸 상태에 따라 자연스럽게 하면 되고, 동작 속도도 자신에게 편한 대로 합니다. 처음 시작할 때만 약간 빠른 속도로 하는 것이 중심축에 바로 서기가 쉬우며 금세 관성이 생겨 저절로 돌아갑니다.

건강 회복이나 증진이 목표라면 아침에 한 시간, 저녁에 한 시간씩 하루에 최소한 두 시간 이상 연습하길 권합니다. 더 많은 시간을 해도 좋지만 무리할 필요는 없습니다. 무슨 방법이든지 한결같이 꾸준하게 실행하는 것이 중요합니다.

생기호흡과 복식호흡

생기호흡(生氣呼吸)

생기호흡은 성경 창세기의 한 구절 "사람을 흙으로 지었으되 코에 생기(Breath of Life)를 불어넣어 생령(Living Being)이 되게 한지라"에서 영감을 얻은 실천법입니다.

지난 100년 동안 많은 질병이 저산소, 저체온에 따른 면역력 저하와 관련되어 있음이 과학적으로 밝혀졌습니다. 20세기 초에는 체내 산소 부족이 암 발병의 환경임을 증명한 사람들에게 노벨생리의학상이 두 차례 수여되었고, 2019년 노벨생리의학상도 암세포의 산소 이용을 주관하는 유전자를 찾아낸 공로에 주어졌습니다.

우리 대부분은 숨은 쉬고 있지만 산소를 세포에 충분히 공급하는 호흡은 하지 못하고 있습니다. 여기서 소개하는 생기호흡은 폐 아랫부분까지 산소를 가득 채워 온몸 세포에 충분히 공급해주는 호흡법입니다.

생기호흡 실천법

등을 곧게 세우고 바른 자세로 앉아 두 손을 아랫배에 모으고 숨을 천천히 들이쉽니다. 이때 코를 통해 흘러들어오는 생기가 아랫배를 가득 채우는 느낌을 상상합니다.

마치 풍선에 공기를 불어 넣어 가득 채우는 것처럼 생기를 아랫배에 채우고 항문 괄약근을 조여 5~10초 동안 숨을 참고 빵빵해진 아랫배에 의식을 집중합니다.

무리하게 참지 말고 자연스럽게 천천히 코로 숨을 내쉽니다. 이때 숨이 좀 찰 수 있는데 평소 숨쉬기처럼 들이쉬고 내쉬기를 한 번 하면 곧 편안해집니다.

이처럼 깊은 생기호흡과 평소 호흡하기를 교대로 20~30회 정도 반복합니다.

생기호흡과 상상법

생기호흡은 상상법과 함께 할 때 더 큰 효과가 있습니다. 생기를 빨아들여 아랫배를 채운 후 5~10초 동안 숨을 멈추고 있는 동안 우주의 모든 생기가 흘러들어와 가득 채우고 있다고 믿고 상상하는 것입니다. 다시 숨을 천

    마음은 어떻게 병을 치유하는가?

천히 내쉴 때는 '다~ 나았다' 또는 '나는 최고로 건강하다'고 상상합니다. 이어서 평소 숨쉬기를 할 때는 '감사합니다, 감사합니다'를 하면 더욱 좋습니다.

이처럼 깊은 생기호흡을 20~30회 한 다음에 그 자세를 유지하면서 10~20회 정도 자연스러운 평소 호흡을 합니다. 이때는 건강하고 행복하게 살고 있는 자기 모습을 상상합니다.

취침 전에 생기호흡을 실천하고 잠자리에 들면, 잠자는 동안 내 믿음과 상상의 이미지가 현실로 나타나도록 잠재의식이 일하게 될 것입니다. 매일 저녁 실천하고, 아침에 한 차례 더 하는 것도 좋습니다.

복식호흡법

호흡은 생명을 유지하는 데 필수적인 인체 활동으로, 몸속으로 산소를 받아들이고 몸 밖으로 탄산가스를 내보내는 일입니다. 호흡하면서 천천히 아랫배로 숨 쉬는 복식호흡(또는 단전호흡)을 하는 것은 긴장을 이완시키고 스트레스를 해소하며 마음을 편안하게 하는 효과가 있습니다.

가슴으로 숨을 급하게 몰아쉬면 몸은 스트레스에 쉽게 노출되고 심장박동수가 증가하며 혈관이 수축하고 근육이 긴장됩니다. 부정적인 생각에 빠지기도 쉽습니다. 그러므로 숨을 쉴 때는 의식적으로 천천히 아랫배로 숨 쉬는 복식호흡을 하는 게 좋습니다.

요가나 기공, 명상을 할 때뿐만 아니라 여러 심신의학 치료에서도 몸과 마음의 이완 상태를 유지하기 위해 복식호흡을 활용하고 있습니다. 복식호흡이 기관지천식, 관상동맥질환, 고혈압, 우울증, 불면증을 비롯한 많은 만성질환 증세를 완화하고 약물 사용을 줄이는 효과가 있다는 것이 의학적으로 증명되었습니다.

복식호흡 실천법

의식을 아랫배에 집중하여 깊고 길게 가늘고 고르게 숨 쉬는 것은 예로부터 전해오는 건강 호흡법입니다. 솜털을 코끝에 가까이 대도 흔들리지 않을 만큼 고요하게 숨 쉬는 것이 좋지만, 처음부터 무리하게 하지 말고 자연스럽게 호흡하면 됩니다.

우선 편안한 자세로 눕거나 의자에 앉습니다. 긴장을 풀고 코로 숨을 들이마셨다가 내쉽니다. 들이마실 때는 코로, 내쉴 때는 입을 살짝 벌려 가늘게 내쉬어도 좋습니다.

숨을 들이마실 때는 아랫배가 볼록해지도록 들이마십니다. 내쉴 때는 풍선의 바람이 빠지듯이 아랫배가 점점 들어가도록 내쉽니다.

숨을 내쉴 때 마음속으로 '호~' 하며 내쉬고 들이마실 때는 '흡~' 하며 마셔도 되고, 숨을 내쉴 때마다 숫자를 하나, 둘… 헤아려도 됩니다.

복식호흡은 호흡수가 300이 될 때까지 하루 한 차례씩 매일 한다면 놀라운 효과를 경험할 수 있습니다. 우선 머릿속의 많은 근심과 걱정, 불편한 생각이 모두 사라지면서 고요하고 평화로워집니다. 특히 불면증이나 우울증, 불안신경증, 만성질환의 증세를 개선하는 좋은 효과가 있습니다.

 마음은 어떻게 병을 치유하는가?

복식호흡과 자기암시 함께 하기

복식호흡과 자기암시를 결합하면 더 뛰어난 치유 효과가 있음이 증명되었습니다.

숨을 들이마시면서 마음속으로 '우주의 무한한 치유력이 들어온다', 천천히 내쉬면서 '완전히 건강해졌다' 등의 내용을 담아 계속 반복하는 것입니다. 어떤 내용을 담아도 좋으나 이루어지기를 바라는 표현이 아니라 이미 이루어졌다고 믿는 표현을 씁니다. '다 나았다' '다 이루어졌다' '영원히 온전케 되었다'와 같이 단정적이며 완료형의 표현을 씁니다.

이와 같은 호흡법을 1회에 20~30분 정도, 매일 아침과 저녁에 한 번씩 정해진 시간에 규칙적으로 하면 큰 도움이 됩니다.

복식호흡 할 때 주의할 점

1. 위의 호흡 방법을 따르되 무리하지 말고 자연스럽게 호흡하는 게 좋습니다.

2. 숨을 들이마실 때 아랫배가 나오고 내쉴 때 배가 들어가야 하는데, 반대로 숨 쉬는 분도 있습니다. 역복식호흡은 좋지 않습니다.

3. 복식호흡 과정에서 심신의 이런저런 변화가 나타날 수 있는데, 불편한 증세가 나타나면 전문가의 도움을 받는 것이 좋습니다.

손톱마사지 요법

손톱마사지 요법은 긴장과 스트레스로 교감신경이 흥분되어 있는 현대인에게 아주 좋은 건강법입니다. 호흡법과 함께 손톱 마사지를 하게 되면 불과 2~3분간만으로도 효과가 있었습니다.

손톱마사지 실천법

손톱 양 끝 모서리를 다른 손 엄지손가락과 집게손가락으로 깊게 주물러줍니다.

손가락 하나하나마다 10~20초 동안 주물러줍니다.

약간 통증이 느껴질 정도로 세게 주물러주는 것이 좋습니다.

엄지, 검지, 중지, 새끼손가락 등 네 손가락만 하고, 네 번째 손가락인 약지는 주무르지 않습니다. 약지에는 교감신경이 많이 분포되어 있기 때문에 약지를 제외한 네 손가락만 주물러줍니다.

엄지, 검지, 중지, 새끼손가락에는 부교감신경이 밀집되어 있어 손톱마사지로 억제된 부교감신경에 힘을 부여하여 자율신경의 균형을 회복하게 하는 것입니다.

하루 3번, 한 번에 2~3분 정도면 충분합니다. 발가락도 똑같은 방법으로 주물러주면 더 좋습니다. 역시 네 번째 발가락은 주무르지 않습니다.

이 요법만으로도 혈압이 조절되고 면역력이 증강되며 비만이 해소되는

     마음은 어떻게 병을 치유하는가?

등 여러 좋은 효과가 확인되었습니다.

손톱마사지 요법과 호흡법 함께 하기

손톱마사지를 하면서 길게 내쉬는 호흡을 하는 것도 좋습니다.

손톱을 깊게 누르면서 숨을 길게 내쉽니다. 마치 '휴~' 하고 한숨을 내쉬거나 촛불을 불어 끌 때처럼 길게 끝까지 내쉬면서 손톱을 약간 아플 만큼 눌러주는 방법입니다.

숨을 더 이상 내쉴 수 없을 때까지 눌러주고, 숨을 멈출 때 손톱 누르는 것을 멈춥니다. 이때 들이마시는 숨이 저절로 들어오고, 다시 두 번째 손톱 끝을 누를 때 똑같이 숨을 '휴~' 하며 길게 끝까지 내쉽니다.

이렇게 왼손과 오른손의 엄지, 약지, 중지, 새끼손가락 등 8개 손가락을 누르면서 길게 내쉬는 호흡법을 하는 데 걸리는 시간은 약 3분 정도인데, 이 짧은 시간 동안 자율신경의 균형을 회복하고 긴장을 이완시키며 면역력을 증강시켜 주는 놀라운 효과가 있었습니다.

이처럼 손톱마사지 요법과 호흡법을 병행하는 것은 불면증, 우울증, 불안신경증, 과민성 소화기장애, 위식도역류장애, 긴장성 두통, 공황장애, 과호흡증, 만성피로증후군, 만성호흡기 질환, 심혈관 질환, 각종 암, 자가면역 질환 등을 비롯해 다양한 만성 퇴행성 질환자들의 증세를 완화하고 면역력을 끌어올리는 데 도움이 됩니다.

앞가슴에 쑥뜸하기

앞가슴에 쑥뜸하기는 1980년대에 일본의 내과 의사인 안도에게 배운 방법입니다. 그동안 많은 사람에게 이 방법을 가르쳐 주었는데, 부작용 없이 큰 효과가 있었습니다. 특히 심장 질환과 교감신경 긴장 상태, 만성위장장애, 위식도역류 질환, 우울증, 불면증, 불안신경증, 공황장애, 각종 정신신경장애, 만성피로증후군, 편두통, 긴장과 스트레스, 잦은 체기, 목 부위의 이물감 등을 비롯한 여러 만성질환에 큰 도움이 되었습니다.

누구라도 집에서 쉽게 할 수 있으며, 다른 가족이 도와주거나 혼자서도 거울을 보며 할 수 있습니다.

쑥뜸 실천법

1. 양쪽 젖꼭지를 연결하는 선과 정중선이 만나는 부분인 앞가슴 중앙 부위를 손가락으로 눌러보아 압통을 느끼는 지점을 확인합니다. (반듯하게 누운 자세에서 확인해야 합니다.)
2. 그 자리에 쌀알 반 개 크기의 부드러운 약쑥을 놓고 불을 붙인 향으로 태워줍니다.
3. 같은 자리에 하루 20~50개의 뜸을 뜹니다.

4. 이런 방식으로 한 달 동안 계속 뜸을 뜹니다. 중증 심장병이나 우울증
   의 경우 몇 달간 또는 그 이상 장기적으로 실행해도 무리가 없습니다.

* 간혹 쑥뜸 부위에 물집이나 딱지가 생길 수 있으나 염증이 있는 것이 아
  니므로 소독할 필요가 없습니다. 물집이나 딱지가 사라지면 계속해도
  됩니다.
* 반드시 부드러운 뜸쑥을 써야 합니다.
* 크기는 쌀알 반쪽보다 크면 안 됩니다.
* 잠깐 따끔한 자극을 반복하는 것이므로, 오래 타는 쑥뜸으로 길게 열을
  가하면 절대 안 됩니다.

몸 다스리기

우리는 몸을 어떻게 바라보고 있을까?

앞에서 우리 몸은 우리 마음과 생각을 그대로 반영한다고 말씀드렸습니다. 몸을 물질만으로 이루어진 살덩어리로 보거나 에너지인 파동 집합체로 보거나 또는 다른 무엇이라고 생각할 수도 있습니다만, 몸을 무엇이라고 생각하고 믿느냐에 따라 몸에 일어나는 변화도 서로 다를 수 있습니다.

같은 병이라도 몸을 굳어진 물질로만 볼 때는 약을 먹고 여러 가지 건강법이나 보약을 써서 좋아지게 할 수 있을 겁니다. 몸을 빛과 같은 파동으로 여긴다면 '생명의 근원과 하나 되기'에서처럼 주파수나 진동 폭을 바꿈으로써 몸에 변화가 일어나게 할 수도 있습니다.

사실 병이 몸 어느 기관이나 조직의 특정 부위에만 나타난 것처럼 보여도 넓게 보면 내 믿음과 생각의 영향을 받는 온몸의 모든 세포가 그 병을 만드는 데 관여하고 있습니다.

하지만 대부분의 사람들은 물질적인 몸이 하나의 실체로 분명히 존재한다고 믿고, 또 그 몸이 바로 나라는 생각을 의심할 수 없는 진실로 받아들입니다. 그래서 신념·생각·감정 다스리기와 생명에너지 다스리기 등을 통해 병이나 고통을 해결하려 하기보다는 몸 다스리기에만 의존합니다.

거의 모든 의학 체계나 민간 건강요법 역시 몸 다스리기에 집중되어 있습니다. 무엇을 먹어야 한다, 무슨 운동을 해야 한다, 무슨 물리적 방법을 써야 한다처럼 몸을 관리하는 물리적 방법들이 주를 이루고 있습니다.

이처럼 '물질적인 몸이 실존하며 그 몸이 바로 나'라는 믿음이 강력하면 강력할수록 몸 다스리기는 그만큼 중요하고 큰 영향을 미칠 것입니다.

이 장에서는 생명에너지를 끌어올리며 몸을 건강하게 다스리는 데 도움이 되는 식사법, 절식과 소식, 커피관장, 간 청소법 등 여러 가지 몸 다스리기 방법을 소개하겠습니다.

건강의 문을 여는 황금열쇠

20세기 이후 칼로리 영양학은 인류의 식생활에 커다란 영향을 미치고 있습니다.

성인의 경우, 하루 평균 2,400칼로리 이상의 열량을 단백질, 탄수화물, 지방 등 각종 영양소가 든 음식으로 골고루 섭취해야 한다는 것이 칼로리 영양학의 핵심입니다.

지난 여러 세기 동안 인류가 겪어온 절대적 영양결핍과 전염병이 창궐하던 시기에는 칼로리 영양학이 인류의 건강과 삶의 질을 향상시키는 데 크게 기여했습니다. 하지만 이제 인류 대부분에게 칼로리 영양학이 더는 신화가 되지 못합니다.

칼로리 영양학을 가장 신봉하는 나라 중 하나인 미국의 경우, 전체 인구의 절반에 가까운 약 1억 명이 만성질환으로 치료받고 있어 지나친 의료비 부담이 나라 경제를 위협할 정도입니다.

이미 1978년의 미 상원 영양문제특별위원회 보고는 지금 21세기에도 여전히 유용합니다.

"과잉 단백질과 지방 위주의 고칼로리 음식은 암, 심장병, 뇌졸중처럼 음식과 관련된 죽음의 병(Diet related killer diseases)을 유발하므로 즉시 20세기 초와 같은 곡채식 위주의 식사법으로 돌아가야 합니다."

현대인들의 음식에 대한 섭생의 태도에서 가장 큰 문제는 우선 잘 먹고 보자는 식의 지나친 과식과 폭식입니다.

특히 도시 생활자들 가운데 많은 사람이 밤늦도록 많은 음식을 먹는 습관에 젖어 있습니다. 술과 고기가 포함된 과식 습관은 그날의 피로와 스트레스를 풀기 위해서라지만, 우리나라의 4, 50대 남자 사망률 세계 1위라는 기록과 밀접한 관계가 있는 것 같습니다.

물론 심리적 억압이나 스트레스가 밤늦게까지 과식하는 이유이기도 합니다만, 이런 식습관은 심신의 스트레스 해결에 결코 도움이 되지 못합니다. 오히려 몸에 부담을 주어 스트레스를 더하는 결과를 가져오기 십상입니다. 음식을 덜 먹고 잘 쉬는 것이 몸과 마음의 피로와 스트레스를 푸는데 더 좋습니다.

암, 뇌졸중 같은 어려운 병이 젊은 세대들에게도 늘어나고 특히 한국 성인 남자들 가운데 지방간 같은 만성 간질환 환자가 많은 것은 이런 식생활 습관과 관계있습니다.

사람의 생리 활동이 가장 왕성한 시간은 태양이 하늘 한가운데 있는 한낮입니다. 따라서 점심을 주 식사로 하고 아침과 저녁은 가볍게 먹는 것이 자연의 이치에도 맞고 몸에도 좋습니다.

제가 유즈리하라 장수학회에 참석하여 들었던 히노 교수의 강의는 매우 인상 깊었습니다. 치바대학 내과 교수였던 히노 교수는 당시 83세였는데도 젊은 사람보다 더 활기차 보였습니다. 하루 3시간 정도밖에 잠을 자지 않는데도 전혀 피로하지 않다고 했습니다. 곡채식 위주의 소식과 욕망을 줄이는 생활이 비결이라며, 하루에 점심 한 끼만 먹고 채식으로 식사한다고 했습니다. 칼로리 영양학의 관점에서 보면 이해하기 어려운 일이지요.

히노 교수의 연구 가운데는 이런 실험도 있었습니다. 일본 용택사(龍澤寺)의 스님 14명을 대상으로 그들이 섭취한 음식물 총칼로리와 매일 소모한 열량을 조사한 것입니다.

스님 1인당 섭취한 칼로리는 1일 평균 1,436칼로리였고, 소모한 열량은 1일 평균 2,204칼로리였습니다. 칼로리 영양학에서 제시한 하루 필요 열량에서 768칼로리가 부족했으니, 그 이론으로 계산하면, 이 스님들은 매월 체중이 6kg씩 줄어들어야 했습니다. 1년이면 72kg이 줄어들어 체중은 0에 가까워야 했지만, 스님들은 1년 후에도 체중 감소는커녕 심신이 모두 건강했고 활동력도 왕성했습니다.

히노 교수는 칼로리 영양학이 과학적으로 보이지만 실제로는 생명 현상에 대한 무지로 빚어낸 비과학이라고 비판합니다. 생명 현상은 심신의 상호 관계, 주변 환경과의 에너지 교환관계 같은 다차원의 생태적 관계 속에서 이루어지므로 수학 공식 같은 단편적인 척도로 잴 수 있는 대상이 아니라고 했습니다.

히노 교수처럼 칼로리 영양학을 비판하는 의학자나 영양학자들은 '생태학적 영양학'이라는 새로운 영양학 이론을 내놓았습니다. 생태학적 영양학이 권장하는 건강에 좋은 식사는 곡물, 채소, 과일, 해조류 같은 식품을 주식으로 하며, 적은 양을 섭취하는 소식입니다.

동서고금 최고의 양생법은 무엇일까?

1980년대 미국 UCLA 노인병연구소 소장을 지낸 월포드(Walford) 교수는 명저 『인간의 최대 수명(Maximum Life Span)』에 이렇게 썼습니다.

> "노화와 질병의 주된 원인 가운데 하나는 고단백, 고지방, 고칼로리 음식의 섭생이다. 저단백 저칼로리 음식과 체중을 줄이는 방법이야말로 무병장수를 위한 최고의 비결이다."

특별히 영양 상태가 불량하거나 소모성 질환을 가진 경우를 제외하고는 환자들의 건강 회복을 위한 이상적인 섭생법은 곡채식 위주의 소식일 것입니다.

만성간염, 지방간, 간경변 같은 만성 간질환 환자들조차 단백질을 많이 섭취하는 것이 좋다는 말만 듣고 몸에서 잘 소화시키지 못하는 고기를 매일 일정량 이상 무리하게 먹는 걸 볼 때마다 딱하게 느껴지기도 합니다. 이는 사람 몸을 기계로 보는 방식입니다. 이런 식사를 계속한 환자가 건강을 온전히 되찾은 사례를 보지 못했습니다.

대신 자연식물식 위주의 소식과 통합의료의 여러 방법을 실천하여 만성적인 간질환에서 회복된 환자를 많이 보고 있습니다. 제 경험에 의하면, 생활습관병 환자 대부분은 영양 보충을 통해서가 아니라 오히려 그 반대로 절식이나 생채식으로 큰 도움을 받았습니다.

1986년 일본 나고야에서 열린 제23회 국제절식요법학회(國際絶食療法學會)에서 저에게 '한국 자연요법의 사정'이라는 주제 강의를 요청해서 이 학회에 참석한 적이 있었습니다. 저는 그 학회에서 절식을 연구하는 의사들이 전 세계에 매우 많음을 처음 알게 되었습니다. 이 학회 참석이 계기가 되어 절식이나 생채식이 아주 훌륭한 치료법이자 건강증진법이라고 확신하게 되었습니다.

이 학회에서 가장 주목받은 것은 오사카대학 고오다 교수의 절식과 생채식 체험 사례 특강이었습니다. 고오다 교수의 도움으로 말기 암에서 회복한 두 여성 환자가 참석했는데(52세 유방암 환자와 48세 갑상샘암 환자), 이들은 오사카 성인병센터에서 현대의학으로는 더는 손 쓸 수가 없다고 했을 만큼 비관적인 상태였지만, 무척 건강한 모습으로 그 자리에 선 것입니다.

고오다 교수의 치유법은 절식과 함께 독특한 생채식과 보조적인 자연요법이었습니다. 이 환자들을 위한 식단 처방을 보면, 한 끼니당 현미잡곡 생가루 70g, 생채소의 잎 250g과 뿌리 250g, 볶은 소금 4g, 생수와 감잎차가 전부였습니다. 이나마도 하루 한 끼니 내지는 두 끼니만 먹게 했는데, 두 끼니여도 섭취한 칼로리 총량은 약 900칼로리 정도였습니다. 칼로리 영양학의 관점으로 보면 용납될 수 없었겠지만, 이 방법으로 현대의학에서 포기한 말기암 환자가 약 2년 후에는 완전히 치유되었습니다.

물론 이런 방법으로 모든 말기 암 환자가 치유된다고 할 수는 없겠습니다. 하지만 이러한 치유 사례는 현대 영양학과 의학의 눈으로 볼 때 큰 충격이 아닐 수 없습니다.

절식과 생채식, 왜 효과가 있을까?

절식은 우리 몸의 각 기관과 조직 내의 노폐물을 청소해 우리 몸을 깨끗하고 맑게 정화하고 더 나아가 생명력을 강하게 높여줍니다.

절식하는 동안 음식으로 얻는 칼로리 섭취가 중단되므로 우리 몸은 구석구석에 쌓인 각종 노폐물과 찌꺼기를 칼로리로 재활용하기 위해 연소시킵니다. 그러다 보니 몸이 저절로 깨끗해지고, 절식 자체가 세포들에 신선한 충격을 주게 되므로 세포들이 더욱 활성화하고 젊어집니다. 절식은 몸의 정화뿐만 아니라 마음 정화에도 크게 도움이 됩니다.

이처럼 절식이 세포 내 불필요한 물질을 오토파지(Autophagy, 자가포식)하는 데 관여하는 유전자를 발견한 공로로 일본 의학자 오스미 요시노리가 2016년에 노벨생리의학상을 수상하기도 했습니다.

동양의학에는 '만병일독(萬病一毒)'이라는 말이 있습니다. 여기서 '독'이란 '오염된 피'를 뜻합니다. 모든 질병은 근본적으로 더러워진 피에서부터 비롯된다는 뜻입니다.

피는 쉬지 않고 온몸 구석구석까지 영양소와 산소를 운반하고, 또 탄산가스와 노폐물을 폐나 신장을 통해 배설시키며, 독성물질을 간에서 해독시키는 중심 역할을 합니다. 피는 우리 몸에서 가장 중요한 일을 담당하는 것입니다.

하지만 오늘날 대부분 사람의 피는 오염되어 있습니다. 피를 오염시키는 가장 큰 요인은 심리적 스트레스와 오염된 음식의 과식, 해로운 자연환경일 것입니다. 특히 농약이나 화학약품 성분이 남아 있는 식품과 가공식품, 조미료, 단당류, 유제품, 동물성 식품의 과식은 우리 몸에 해로운 영향을 미칩니다.

불안한 마음, 즉 스트레스도 콜레스테롤이나 지방산 등을 생성시켜 이 물질들이 필요 이상으로 몸에 축적되면 피를 오염시킵니다. 콜레스테롤이나 지방산은 인체에서 중요한 역할을 하는 꼭 필요한 물질이어서 그때그때 연소시켜 이용되면 좋은데, 넘치게 만들어져 몸에 쌓이면 피를 탁하고 더럽게 만드는 주요 원인이 됩니다.

이처럼 피가 여러 가지 이유로 오염되면 피의 점도가 높아져 끈적끈적해지고 혈관 속을 순조롭게 흐르지 못하며 노폐물이 됩니다. 이런 노폐물이 혈관에 정체되기 시작하면 혈관 벽에 달라붙어 찌꺼기가 쌓이고 말초의 미세한 혈관들이 막혀 피가 수월하게 흘러갈 수가 없게 됩니다. 자연히 동맥경화나 고혈압 증상이 나타날 수밖에 없고, 더 심해지면 뇌출혈이나 뇌경색, 협심증, 심근경색 등을 일으키게 됩니다. 이른바 선진국형 사망원인 제1위의 배경이 바로 이것입니다.

대부분 사람은 스트레스나 과로로 피곤해지면 몸에 좋은 음식을 먹어야 힘이 난다며 고단백, 고칼로리 음식을 듬뿍 먹습니다. 또 기력을 보강하기 위해 몸에 좋다는 여러 약제를 쓰는데, 이런 식의 해결 방법은 몸에 좋기는커녕 더 나빠지게 하기 일쑤입니다.

자동차 엔진이나 카뷰레터에 노폐물이 많이 쌓여 시커먼 연기를 뿜어내고 있을 때, 연료를 가득 채우는 것은 아무 소용없습니다. 대부분 운전자는 때가 낀 부분을 먼저 청소하고 나서 연료를 보충하려 할 겁니다.

사람 몸도 마찬가지입니다. 조직과 혈액이 오염된 상태인데 여기에 영양분을 많이 공급하는 것이 무슨 소용 있을까요? 혈액만 더 심하게 오염시킬 뿐입니다. 그러니 좋다는 영양분 대신 몸속 쓰레기를 청소하고 피를 깨끗이 하는 데 먼저 신경 써야 합니다. 그렇게 하지 않는다면 어떤 영양분이라도 백해무익함을 꼭 기억하기 바랍니다.

피를 맑게 하고 몸을 정화하는 물리적 방법 가운데 절식과 생채식은 최고의 방법입니다. 보통 절식 4, 5일째부터 몸이나 대변, 내쉬는 숨에서 악취가 풍기는데, 이것은 몸속 쓰레기가 연소되기 때문입니다.

절식할 때 주의할 점

절식은 탁월한 효과가 있지만, 원칙을 지키지 않으면 부작용이 따를 수 있으니 주의해야 합니다. 원칙대로 하면 '홍로일점설(紅爐 一點雪)' 즉, 몸의 모든 독소와 불건강의 요인이 뜨거운 화로에 눈 녹듯 녹아 버리게 됩니다.

처음 절식할 때는 반드시 전문가의 안내를 받을 필요가 있습니다. 미리 절식의 원리와 방법, 주의할 점 등을 잘 알고 있어야 합니다.

장기간 인슐린을 투여받은 중증 당뇨병, 부신피질호르몬 장기간 사용자, 심한 위십이지장궤양, 진행성 폐결핵, 체력 소모가 심한 악성종양 및 말기 암, 중등도 이상의 간경변증, 심한 위하수, 중증 매독, 치매 환자들은 절식에 주의해야 합니다. 만일 절식하게 된다면 반드시 절식 전문가의 안내를 받아야 합니다.

절식이나 생채식은 환자에게만 필요한 것이 아니라 건강할 때 하는 것이 좋습니다. 건강할 때 실천하면 질병 예방과 건강 증진에 큰 도움이 됩니다.

많은 분이 '나는 한 끼만 굶어도 힘든데, 어떻게 일주일씩이나 굶으며 참을 수 있을까?' 하면서 지레 겁부터 먹는데, 전혀 그럴 필요가 없습니다. 절식 실천법에 자세히 안내되어 있듯이, 절식 기간 내내 물 한 모금 먹지 않고 완전히 굶는 것이 아닙니다. 계

속 물이나 차를 마시며, 변형된 절식 실천법에서는 채소과일주
스, 포도즙, 섬유소제, 한천, 미음 등을 대용식으로 먹기 때문에
큰 불편함이 없이 누구나 잘 해낼 수 있습니다.

절식이나 생채식을 하면 영양결핍으로 큰일 나는 것 아닌가 걱
정하는 분도 더러 있는데 절대 그렇지 않습니다.

영양학자 윤옥현 교수는 1990년대 초 우리나라 사람들이 주로
하는 식사를 생식, 채식, 잡식으로 나누고, 각 식사를 주로 하는
생식인, 채식인, 잡식인 세 집단을 대상으로 각 집단의 영양 상태
와 건강 상태를 비교 조사하는 연구를 진행했습니다. 그 결과는
매우 흥미로운 사실을 보여주는데, 보통 사람들의 예상과는 달리
영양 상태와 건강 상태가 가장 좋은 집단이 생식인(生食人)이었고
가장 불량한 집단이 일반 잡식인이었습니다.

이 연구에 따르면, 혈액검사 결과 헤모글로빈과 혈중 단백질
농도가 생식인 집단에서 제일 높았고 채식인, 잡식인 순이었습니
다. 생식인의 1일 칼로리 섭취량은 1,700칼로리 정도로 가장 낮
았습니다만, 시력, 혈압, 혈당, 간 기능 검사 등 대부분의 건강지
표에서 생식인 집단이 제일 양호하고 일반 잡식인들이 가장 좋지
않았습니다.

물론 이런 결과는 심리 상태, 노동조건, 주거환경, 기호품 탐닉
등 여러 다른 요인이 작용할 수도 있을 것입니다. 하지만, 식생활
내용만으로 볼 때 생식과 채식이 잡식보다 건강에 훨씬 좋다는
결론입니다.

다시 강조하지만, 질병 치료나 건강 증진을 위한 몸 다스리기
에서 가장 좋은 섭생법은 곡채식 위주의 소식이며, 더 적극적으
로는 절식과 생식을 활용하는 것입니다. 이와 함께 햇볕 쬐며 맨
발걷기와 커피관장, 간 청소도 권합니다.

생채식

생채식은 자연농법이나 유기농법으로 재배한 10여 종류의 생
채소즙과 싹 틔운 발아현미와 곡식, 미역이나 다시마 같은 해조
류를 날것으로 먹는 식사법입니다. 여기에 볶은 곡식과 견과류,
과일, 유기농 코코넛오일이나 기(Ghee), 올리브오일 같은 오일을
함께 먹으면 더 좋은 효과를 기대할 수 있습니다.

생채식은 로푸드 디톡스(raw food detox), 로푸드 다이어트(raw food
diet), 로푸드 레시피(raw food recipe) 등의 이름으로 널리 알려지면
서 세계적인 건강식 트렌드가 되었습니다. 건강법 차원을 넘어
새로운 라이프스타일과 치유 문화로 발전하고 있지요.

생채식을 환자들이나 일반인들이 실천할 때 한 가지 불편함이
있었습니다. 생채소즙과 생곡식가루를 날마다 만들어야 해서 지
속적으로 실천해 나가는 것이 쉽지 않다는 점입니다. 이 책의 생

마음은 어떻게 병을 치유하는가?

채식 실천법은 생채소와 생곡물을 중심으로 소개하지만, 자연농법이나 유기농법으로 재배한 생채소를 저온 건조 혹은 동결건조하여 분말로 만든 채소 가루나 생곡식 가루를 대신하여 드셔도 됩니다. 그런 방법은 지속적으로 생채식을 실천할 수 있는 장점이 있어 추천합니다.

생채식은 생명력이 풍부한 살아 있는 음식

자연농법이나 유기농으로 재배한 싱싱한 채소와 곡식, 과일, 해조류, 견과류 등을 불로 조리하지 않고 살아 있는 그대로 날것으로 먹는 것은 그 음식의 풍부한 생명력을 내 몸에 채우는 것과 같습니다. 생채식 식단의 중심은 잎채소와 뿌리채소의 균형을 맞춘 생채소 모음이며, 여기에 생곡식가루, 해조류, 과일, 견과류를 곁들입니다.

생채소와 생곡식, 생과일에는 섬유소와 비타민, 미네랄 등의 필수 영양소가 가득하며 2,000종류 이상의 효소가 들어 있어 체내에 흡수되어 대사될 때 세포 재생작용, 조혈작용, 면역력 증강 등에 큰 도움이 됩니다. 그러나 불로 익혀 먹으면 이런 영양소가 많이 파괴됩니다.

생채식의 장점

- 생채식은 세포를 건강한 세포로 바뀌도록 도우므로 체질이 개선되고 건강해지며 젊어집니다. 병적인 사람의 체질은 대부분 산성이며, 생채식을 하면 약알칼리성으로 바뀝니다.
- 생채식에 들어 있는 섬유질은 위나 장 운동을 촉진해 소화·흡수·배설 작용을 좋게 하고 습관적인 변비를 근본적으로 치유합니다.
- 생채식은 창자 내의 해로운 세균을 억제하고 우리 몸에 유익한 미생물을 배양하여 결과적으로 살균, 해독, 항암, 면역 작용을 하게 됩니다.
- 생채식은 혈액 속 나쁜 콜레스테롤 같은 노폐물을 배설시켜 정상화함으로써 고지혈증, 동맥경화, 고혈압, 심장병 등 혈관성 질환과 당뇨의 근본 치료에 특효가 있습니다.
- 생채식은 몸뿐만 아니라 마음도 온화하고 편안하게 만듭니다. 육식동물은 성질이 급하고 사납지만, 초식동물은 성질이 유순하고 느긋하지 않습니까.
- 생채식은 특히 눈빛과 피부를 맑게 하고, 탈모를 근본적으로 자연치유하는 최상의 미용법입니다.
- 생채식은 아토피, 알레르기비염, 류머티스관절염, 자가면역질환 같은 난치병을 근본적으로 낫게 하는 훌륭한 자가치유법입니다.

생채식요법 실천법

준비물

화학 비료와 농약을 사용하지 않은 유기농 생채소와 견과류, 오일, 과일, 곡식, 해조류

- 잎채소

  배추, 양배추, 시금치, 케일, 양상추, 무청, 쑥갓, 깻잎, 부추, 미나리, 파슬리, 엉겅퀴, 신선초, 브로콜리 등

- 뿌리·줄기채소

  당근, 비트, 무, 마, 더덕, 연근, 도라지, 고구마, 셀러리, 야콘, 양파, 마늘, 오이 등

- 견과류

  호두, 잣, 호박씨, 해바라기씨, 아몬드 등. 땅콩은 쓰지 않는 것이 좋습니다.

- 오일

  유기농 코코넛오일, 기, 엑스트라버진 올리브오일 등

- 과일

  과일은 제철에 난 것이 좋으며 과식하지 않도록 주의합니다. 당뇨환자는 감이나 곶감은 피하는 것이 좋습니다.

- 잡곡

  농약, 화학 비료, 제초제를 쓰지 않고 유기농이나 자연농법으로 재배한 현미, 현미찹쌀 등

* 생채식 재료로 쓰지 말아야 할 채소

  고사리, 토란, 가지, 버섯 등은 날것으로 먹으면 독성이 있으므로 반드시 불로 조리해서 먹습니다.

* 치아가 좋지 않아 생채소를 씹기 어려운 노약자나 어린이는 채소범벅이나 생즙 등으로 대신해도 됩니다.

생채소와 해조류 먹는 법

1) 다양한 색깔의 유기농 잎채소 4~5종류 이상과 뿌리나 줄기채소 4~5종류 이상을 고릅니다. 잘 씻은 다음 채소들을 가늘게 채 썰어 큰 그릇에 담아 섞어줍니다.

2) 여기에 볶은 깨소금(볶은 깨 70%, 볶은 소금 30%)을 뿌려 간을 맞춘 다음 살짝 구운 김에 싸서 먹으면 아주 맛있습니다.

   볶은 깨소금 대신 올리브오일과 식초를 혼합한 드레싱, 생과일을 직접 갈아 만든 드레싱, 코코넛오일이나 기, 유기농 겨자소스 등을 곁들여 먹어도 됩니다. 식초, 된장, 볶음 소금, 양파, 들깨, 참깨, 마늘, 사과 등을 믹서로 섞어 만든 소스를 드레싱으로 사용할 수 있습니다.

   채소와 과일의 영양 성분은 수용성(물에 녹는 성질)이 아니고 지용성(기름기로 분해되는 성질)이므로 코코넛오일, 기, 올리브오일 같은 오일이나 호두, 잣, 아몬드처럼 기름기 있는 견과류와 함께 드실 때 소화 흡수가 잘 됩니다.

3) 생미역, 다시마, 파래, 김 등의 해조류는 초장이나 양념장에 찍어 드시면 됩니다.

생현미 잡곡 가루 먹는 법

1) 싹 틔운 발아현미와 발아현미찹쌀을 1:1의 비율로 섞어 잘 씻습니다.

2) 씻은 곡식을 하루 정도 그늘에 말려 방앗간에 가져가 빻거나 분쇄하여 가루로 만듭니다.

3) 생곡식 가루 2~3숟가락(밥숟가락, 약 70g)이 1회 분량입니다.

4) 생곡식 가루만 잘 씹어 먹어도 되고, 따뜻한 물을 섞어 걸쭉하게 만든 다음 50~100번 이상 잘 씹어 먹습니다. 침이 덜 섞이면 소화 흡수가 잘 되지 않으니 반드시 많이 씹는 것이 좋습니다.

   마음은 어떻게 병을 치유하는가?

* 물 대신 맑은 된장국이나 두유와 섞어 먹어도 좋습니다.

볶은 곡식 먹는 법

생곡식 가루만 먹기 불편하면 약간의 볶은 곡식을 곁들여도 됩니다. 통곡류는 껍질에 섬유질과 영양분이 풍부하지만, 이러한 섬유질을 소화 흡수하는 기능이 약해진 사람이 많습니다. 곡식을 쪄서 말린 후 볶으면 껍질이 탄화되고 섬유소에 균열이 생겨 영양물질이 소화 흡수되기 쉬운 형태로 바뀝니다. 또한 곡식을 볶을 때 생기는 탄산칼륨이 체내의 노폐물, 독소, 기름기를 녹여 정화하는 효과가 있습니다.

1) 정제되지 않은 통곡식(현미, 현미찹쌀, 검정쌀, 콩, 조, 수수, 옥수수 등) 을 준비합니다. 성질이 냉한 보리나 밀은 되도록 사용하지 않습니다.

2) 준비한 곡식을 잘 씻어서 찝니다.

3) 찐 곡식을 채반에 골고루 펴서 햇볕이나 실내에서 1~2일 정도 말립니다. 딱딱하지 않고 약간 고슬고슬할 정도로 말려야 볶은 후에도 아삭아삭하게 씹히고 맛도 좋습니다.

4) 팬이나 냄비를 달군 후 말린 곡식을 3~5분 정도 볶습니다.

5) 먹을 때 침과 잘 섞이도록 오래 씹어서 먹습니다.

절식

절식이란 평소 먹던 식사를 잠시 중단하고 생채소즙, 볶은 현미차, 생강차나 감잎차, 죽염, 더운물만 섭취하는 방법입니다. 흔히 단식이라고도 합니다만, 단식(斷食)은 정치적이거나 종교적 목적으로 굶는 경우를 뜻하고, 절식(絶食)은 건강을 개선하기 위한 의학적 목적으로 음식을 절제하는 것을 뜻합니다. (국제절식요법학회의 구분)

절식 기간은 개인 사정에 따라 3일, 5일, 7일, 10일 등으로 정하고, 절식 전엔 준비식 기간을 가지고, 절식이 끝난 후에는 회복식 기간을 거쳐 평소의 식사로 돌아갑니다.

절식의 원리와 효과

절식하는 동안 우리 몸은 몸속에 축적되어 있던 영양분으로 지탱합니다. 칼로리 공급이 갑자기 줄어드니 몸속의 과잉 영양분, 중간대사 산물, 노폐물, 여러 독성물질, 노화된 조직이나 세포, 염증 세포, 죽은 세포 등 많은 불순물을 분해하고 연소시켜 칼로리로 이용하지요.

대식세포(macrophage)가 몸속 노폐물을 잡아먹는데, 바로 오토파지(자가포식)라 부르는 작용이 일어나는 겁니다. 그래서 절식을 '쓰레기 재활용' '찌꺼기 대청소'라고도 합니다. 절식하면서 오토파지 작용이 이루어지는 동안, 우리 몸의 중요한 기관이나 조직, 세포 등은 손상되거나 분해, 연소되지 않습니다.

절식으로 몸속 찌꺼기가 깨끗하게 사라지는 동안 우리 몸에 필요한 건강한 세포의 생성과 성장은 빠르게 촉진됩니다. 절식하는 동안 혈당치나 혈중 단백질이 정상 수준으로 일정하게 유지되는 이유는 노폐물과 불량 세포는 사라지지만, 우리 몸에 필요한 세포와 영양분은 필요한 만큼 새로 만들어지고 재합성되기 때문입니다.

절식 기간에 간, 콩팥, 폐, 피부 같은 기관의 노폐물 배출 기능은 더 활발해지고 세포 정화 능력도 더 좋아져 신속하게 몸이 깨끗해집니다. 이 기간에 오줌을 통해 나오는 독소 농도가 평소보다 10배나 높은 것을 보아도 알 수 있습니다. 오줌 색깔은 어두운 갈색으로 변하며, 악취가 나는 대변도 대량으로 나오고, 냄새 나는 땀과 가래, 콧물, 눈곱 같은 점액도 더 많이 나옵니다. 호흡수도 증가합니다.

절식하는 동안 위나 장 같은 소화기 계통과 대사기관들은 충분히 휴식하게 됩니다. 따라서 절식 후엔 음식물의 소화 흡수 능력이 좋아져 몸속 노폐물의 축적과 정체를 예방하는 효과가 있습니다.

절식했던 사람들이 한결같이 하는 이야기가 있습니다. 머리가 맑고 눈이 밝아졌고 몸이 가벼워졌다고요. 이는 정신과 신경 기능도 좋아지고 내분비기관의 호르몬 분비도 함께 좋아졌기 때문입니다.

절식으로 세포와 조직에 쌓여 있던 온갖 노폐물과 독소가 사라지면서 건강한 세포의 기능이 강화되므로 자연치유력과 면역력이 높아지며, 인체는 더 젊어지고 얼굴과 피부와 눈빛이 맑고 깨끗해집니다.

절식 실천법

절식은 준비식① → 준비식② → 절식 → 미음 회복식 → 죽 회복식으로 구성됩니다. 3일절식, 5일절식, 7일절식, 10일절식 등 개인의 사정에 맞게 절식 기간을 선택하면 됩니다.

3일절식 프로그램

준비식①(1일) — 준비식②(1일) — 3일간 절식 — 미음 회복식(1일) — 죽 회복식(1일) — 평소 식사

5일 및 7일 절식 프로그램

준비식①(2일) — 준비식②(2일) — 5일 또는 7일간 절식 — 미음 회복식(2일) — 죽 회복식(2일) — 평소 식사

10일절식 프로그램

준비식①(2일) — 준비식②(2일) — 10일간 절식 — 미음 회복식(3일) —

죽 회복식(3일) — 평소 식사

절식 프로그램 식단

준비식①

아침: 생채소즙 또는 볶은 현미숭늉, 당근사과주스

점심과 저녁: 볶은 곡식 또는 현미잡곡죽, 국, 나물, 채 썬 생채소, 과일, 견과류

간식: 볶은 현미숭늉, 생채소즙, 당근사과주스, 생강차, 과일, 견과류 등

준비식②

아침: 생채소즙, 볶은 현미숭늉, 당근사과주스

점심과 저녁: 볶은 곡식 또는 현미잡곡미음, 맑은 된장국 또는 청국장국, 부드러운 나물(호박, 무, 오이, 가지)

간식: 생채소즙, 당근사과주스, 볶은 현미숭늉

절식

볶은 현미숭늉, 생채소즙을 수시로 마십니다.

미음 회복식

아침: 생채소즙, 볶은 현미숭늉, 당근사과주스

점심과 저녁: 볶은 곡식 또는 현미잡곡미음, 맑은 된장국 또는 청국장국, 부드러운 나물(호박, 무, 오이, 가지)

간식: 볶은 현미숭늉, 생채소즙, 당근사과주스, 생강차

죽 회복식

아침: 생채소즙, 볶은 현미숭늉, 당근사과주스

점심과 저녁: 볶은 곡식 또는 현미잡곡죽, 국, 나물, 채 썬 생채소, 과일, 견과류

간식: 볶은 현미숭늉, 생채소즙, 당근사과주스, 생강차, 과일, 견과류 등

절식 과정과 절식 후에 주의할 점

- 절식하는 동안 일시적으로 두통, 어지럼증, 복통, 구역질, 피부발진, 전신 근육통 등이 일어날 수 있습니다. 며칠 내에 반드시 사라지므로 이런 증상을 없애기 위해 어떤 약물도 사용할 필요가 없습니다.
- 절식을 마친 후에는 절식 기간에 따른 회복식 기간과 식사법을 반드시 지켜야 합니다.
- 회복식 후 약 한 달 동안은 우유와 유제품, 설탕, 밀가루 음식, 육류, 생선, 맵고 짠 자극적인 음식, 너무 찬 음식, 소화가 잘되지 않는 거친 음식 등은 삼가야 합니다. 떡과 빵, 과자 같은 당분이 많은 음식도 피하는 것이 좋습니다. 술과 담배, 커피도 삼가고, 금욕 생활을 합니다.
- 절식 후 회복식 기간부터 약 한 달 동안 과식도 절대 하면 안 됩니다. 소식하면서 점차 식사의 양을 늘리고, 음식을 오래 씹어서 먹어야 합니다.

절식해서는 안 되거나 주의해야 하는 경우

심한 위궤양, 십이지장궤양, 진행성 폐결핵, 체력이 고갈된 말기 암, 스테로이드를 장기간 복용하고 있는 환자, 인슐린에 의존하는 중증 당뇨, 복수가 있는 간경화, 신장 투석 중이거나 중증 만성신장질환, 정신질환, 치매 환자 등은 절식하면 안 되거나 주의해야 합니다.

소식

소식이란 말 그대로 식사를 적게 하는 것입니다. 많이 먹어 창자를 가득 채우는 과식은 피를 오염시키는 원인이 되지만, 섭취하는 음식량을 줄여 창자를 비우는 소식은 피를 맑게 하는 비결입니다.

오늘날 건강을 해치는 주요 원인 중 과식, 영양과잉과 영양 불균형이 차지하는 비중은 매우 큽니다. 특히 동물성 음식을 과식하면 창자 내에서 많은 독이 생겨납니다. 대신 창자를 비우는 절식이나 곡물과 채식 위주의 소식을 하게 되면 장내 미생물이 우리 몸의 면역력을 높여줍니다.

소식은 특히 생채식과 절식으로 피가 해독되어 깨끗한 사람들에게 평생의 식생활 습관으로 삼기를 권합니다. 아침은 생채소즙과 과일만으로, 점심과 저녁은 현미채식 위주의 식사이지요.

소식은 몸에 남아도는 영양분과 노폐물을 연소해 에너지로 사용하고 피를 정화하여 정신이 맑아지고 몸이 가벼워지는 등 수많은 장점과 효과가 있습니다. 만성적인 생활습관병이 있는 분도 1일 1식이나 간헐적 절식이 그런 효과가 있으니 권장합니다.

소식 실천법

소식하려면 우선 과식하는 습관부터 버려야 합니다. 곡채식 위주의 음식을 주로 섭취하고 적극적으로는 생채식과 절식을 활용하면 좋습니다.

아침 식사는 생채소즙, 과일, 볶은 현미숭늉 정도로 가볍게 합니다.

점심과 저녁 식사는 현미밥, 여러 종류의 생채소 잎과 뿌리와 줄기, 해조류, 과일, 견과류, 발효음식 등을 주로 먹습니다. 반찬은 화학첨가물이 들어 있지 않은 간장, 된장, 깨소금, 통깨, 들기름, 식초, 들깻가루, 다진 마늘, 다시마, 멸치 가루 등의 자연 조미료로 맛을 냅니다.

찬물과 육류, 생선, 우유와 유제품, 계란, 백설탕, 흰 밀가루, 흰쌀밥, 정제염, 화학조미료는 될수록 제한하는 것이 좋습니다.

물은 더운물을 마시되 식사 전후 1시간 사이에는 마시지 않습니다. 식사 1시간 후부터는 마음껏 충분히 마셔도 됩니다.

음식은 충분히 오래 씹어서 먹고, 모든 음식을 감사하는 마음으로 즐겁게 드십시오.

햇볕 쬐며 맨발걷기

운동 중 가장 좋은 운동은 햇볕 쬐며 맨발로 땅을 밟고 걷기입니다. 맨발걷기는 최상의 해독 및 면역증강 운동법으로, 스트레스와 피로를 해소시켜 유쾌한 느낌과 생기로 재충전하는 아주 좋은 방법입니다.

가능하면 하루 2~3회, 1회에 30분~1시간 정도 맨발로 맨땅이나 잔디를 밟으며 걷는 것을 계속하면 놀라운 변화를 경험하게 됩니다. 비가 오나 눈이 오나 쉬지 않고 계속하기를 권합니다. 맨발걷기에 관한 많은 정보는 인터넷이나 관련 도서를 통해서 얻을 수 있습니다.

숲길이나 나무가 많은 길이면 더욱 좋은데, 걸을 때 힘들여 걷는 것보다 놀이하듯 즐겁게 자연과 어울려 즐기는 시간이 되어야 합니다.

천천히 걸으면서 깊은 호흡을 함께 해도 좋고, 걸음걸음마다 삶에서 원하는 것이 '다 이루어졌다' '온전케 되었다'고 자신에게 속삭이는 것도 좋습니다. 자연의 온갖 대상들을 마치 예술 작품 감상하듯 바라보며 말을 걸거나, 대상의 숫자를 하나하나 세어보세요. 이렇게 하면 여러 가지 생각이 줄면서 마음이 고요해지고 기분이 좋아집니다.

몸 돌보기

몸 돌보기는 아봐타프로그램의 한 기법으로, 몸과 마음이 편안해지고 긴장이 풀리며 건강이 향상되는 효과가 있습니다.

목적

주의를 끌고자 하는 몸의 요구를 다루기

기대 효과

몸과 마음이 편안해짐, 긴장이 풀림, 건강이 향상됨

실천법

- 홀로 안전하고 편안한 환경을 마련해 옷을 벗고 15분 동안 주의를 자기 몸에 집중합니다. 가볍게 두드리고, 부드럽게 쓰다듬어줍니다.
- 몸에게 말을 거십시오. 몸을 마치 아주 귀한 애완동물처럼 대하십시오. 이렇게 할 때의 분위기는 성적인 것이 아니라 따뜻이 돌보고 가꾸는 태도입니다.
- 용서하고 사랑하십시오. 무엇이든 자신의 결점이라고 여겨지는 것은, 그러한 결점을 지닌 타인에게 당신이 베풀듯이 이해심과 자비심으로 받아들이십시오. 비난하거나 자책하지 마십시오.
- 원한다면 피부에 진흙팩을 하거나 보디 오일을 발라주어도 좋습니다.

커피관장

　매일 일정하게 대변 보는 사람에게도 숙변은 있습니다. 관장한 뒤 대장 내시경으로 창자 속을 관찰했을 때, 대변이나 노폐물이 보이지 않는다고 해서 숙변이 존재하지 않는다고 말할 수 없습니다. 실제로 장 해독법을 실시한 수많은 환자가 숙변을 배출하는 것을 보았습니다. 배출된 숙변의 모양은 암갈색 콜타르나 새까만 피 찌꺼기, 부식된 질긴 고무, 모래, 포도씨, 콩알, 팝콘 모양 등 무척 다양했으며 냄새도 다양했습니다.

　숙변은 무엇일까요? 우리 몸 창자의 점막은 수많은 주름살로 되어 있습니다. 이 주름을 다 펴면 피부 면적의 200배가 될 정도입니다. 이 엄청난 주름살 사이에는 눈으로 확인하기 어려운 노폐물들, 즉 숙변이 끼어 있습니다. 숙변은 수분이 적고, 세균, 염증세포, 담즙산, 부패한 중간대사 산물, 괴사한 장점막세포 등으로 이루어져 있습니다.

　숙변은 왜 생길까요?

　숙변이 생기는 가장 큰 이유는 소장 내 세균 과다증식 때문입니다. 섬유질이 풍부한 채소나 과일, 통곡식 위주의 소식을 한다면 장점막의 미세융모나 치밀결합조직이 손상되지 않을 뿐만 아니라 염증 반응도 거의 없어 숙변이 잘 생기지 않습니다.

그러나 식이섬유가 부족한 흰 밀가루와 흰설탕, 흰밥, 동물성 음식의 과식과 불규칙한 식사, 폭식, 스트레스, 알코올과 화학제품의 과용 등은 소화효소와 담즙, 췌장 효소의 결핍을 가져오고, 과도한 단백분해효소의 화학작용을 부추겨 장점막을 손상시킵니다. 그러면 정상세균총(normal flora)이 줄고 세균이 과다증식하며 내독소가 쌓이는데, 이 같은 염증성 독성 노폐물이 배설되지 못한 채 남아 있는 것이 숙변입니다.

숙변이 생기는 또 다른 이유는 대장점막의 장독혈증입니다. 대장에 음식 찌꺼기나 변비가 오래 머물면 유해 세균이 증식하게 됩니다. 그러면 악취를 내뿜는 유해가스와 독성물질이 생겨 정상세균총을 약화시키고 장독혈증을 일으킵니다. 대장점막에도 염증성 독성물질이 켜켜이 쌓이게 되지요.

숙변이 무서운 것은 손상된 장점막을 통해 마치 물이 새어 들어가듯 핏속으로 독성물질이 들어갈 수 있다는 점입니다. 이런 현상을 장누수증후군이라고 하며, 장누수증후군은 세포와 혈액 내에 내독소혈증을 일으켜 많은 병의 근원이 되고 있습니다.

오늘날 거의 모든 사람의 장에는 염증성 독성 노폐물, 즉 숙변이 남아 있습니다. 고혈압, 당뇨, 비만 등의 대사장애, 난치성 피부병, 만성통증, 자가면역질환, 암 등의 만성 난치성 질환의 배후에는 틀림없이 숙변이 있습니다. 더러운 장이 절대적인 영향을 미치고 있는 것입니다. 따라서 병에서 낫고자 한다면 반드시 숙

 마음은 어떻게 병을 치유하는가?

변을 없애야 합니다.

그뿐만 아니라 질병의 예방과 체질 개선, 피부 미용, 체중 감량 등 삶의 질을 높이고 싶은 사람들도 장을 깨끗이 하는 청소는 꼭 필요합니다.

아래에서 소개하는 커피관장을 하기 전에 일상적으로 장을 깨끗이 유지하는 생활을 해야 합니다. 생채식과 절식으로 장 내용물을 비우면 장의 탄력성을 회복하고 연동운동을 활발하게 할 수 있습니다. 여기에 자주 장 청소를 해주면 장벽에 달라붙어 있던 숙변이 피부의 때가 벗겨지듯 떨어져나오게 될 것입니다.

커피관장 실천법

커피관장은 서양에서는 오래전부터 실행해 왔던 요법으로, 체내 노폐물을 효율적으로 배설하는 데 좋은 효과가 있습니다. 커피를 혼합한 관장액을 사용하면 커피의 카페인이 간을 자극하여 온몸의 독을 배설시키고 간 기능을 회복시켜 줍니다. 이때 사용하는 커피는 반드시 유기농법으로 재배한 것이어야 합니다.

커피관장액 만드는 법

1. 정수된 물 약 1.2L와 커피 36g(3숟가락)을 유리나 세라믹 용기에 넣고 끓입니다. 뚜껑을 열고 끓이세요.

2. 끓기 시작하여 3~5분 후에 불을 약하게 줄입니다.

3. 약한 불에서 뚜껑을 덮고 약 15분 정도 더 끓입니다.

4. 불을 끄고 체온 정도의 온도로 식히며 커피 가루가 가라앉도록 기다립

니다.

5. 위의 맑은 커피 액을 관장기에 넣어 관장액으로 사용합니다.

6. 1회 관장액으로 500~800mL 정도 사용합니다.

커피관장 방법

1. 관장 주입 용기에 관장액을 넣은 후 관장 큐브 안의 공기가 빠지도록 링
   거 조절 장치를 열어 관장액을 약간 흘려보낸 후 다시 잠급니다.

2. 바닥에서 최소 80cm 높이에 주입 용기를 걸고 튜브 끝에 윤활 젤(글리
   세린)을 바릅니다.

3. 몸 오른쪽이 바닥에 닿도록 누운 후, 튜브를 항문을 통해 조심스럽게
   주입해 넣습니다. 이때 약 10~15cm 정도의 길이가 직장 내로 주입되는
   것이 좋습니다.

4. 조절 장치를 풀어 관장액이 천천히 장 속으로 들어가게 합니다. 커피
   액이 최대한 많이 들어가게 합니다.

5. 관장액을 넣은 후, 장으로 들어간 커피 액이 S자 결장에 머물도록 오른
   쪽으로 누운 상태에서 두 다리를 배 쪽으로 끌어모으고 깊은숨을 천천
   히 쉽니다.

6. 이 자세로 12~15분 정도 유지한 후 배출합니다.

커피관장은 암 환자의 경우, 4~6시간마다 한 번씩 하면 좋고, 통증이 심할
때는 더 자주 하도록 권하고 있습니다. 어떤 독성이나 부작용도 없는 것으
로 알려져 있습니다.

간 청소

만 가지 병이 하나의 원인, 즉 몸속에 축적된 독에서 생긴다는 말이 있습니다. 과연 이 독을 없애면 모든 병이 사라질까요? 저는 이 말이 사실임을 지난 30여 년 동안의 임상 경험으로 확인했습니다. 수없는 만성질환과 난치병 환자들이 피와 장을 해독하여 나았는데, 간 청소법으로 더 확실한 효과를 보고 있습니다.

간 청소를 하는 이유는 우리 몸의 간을 다시 건강하게 만들기 위해서입니다. 간은 우리 몸속의 독성이나 노폐물을 해독하는 디톡스(detox) 으뜸 기관입니다. 따라서 간 청소는 인체 해독 효과를 크게 높여 '해독의 꽃'이라 부르기도 합니다.

간 청소법은 간과 담낭에 쌓여 온갖 병이 생기게 하고 잘 낫지 않게 만드는 독성 노폐물과 담석을 몸 밖으로 배출시키는 방법입니다. 간에 노폐물과 담석이 축적된다는 점을 부정하는 사람도 있지만, 환자들이 간 청소를 통해 배출한 간 내 노폐물과 담석을 실제로 확인하면서 이를 부정하기 어렵게 되었습니다.

현대인에게 담석이 많이 생기는 이유 역시 간 내 담석증 때문입니다. 초음파검사로는 보이지 않는 뻘죽 같은 간 내 담석(Muddy Stone)이나 모래알 같은 미세담석(Sandy Stone)이 조금씩 굳어지면서 진단 가능한 담석이 됩니다. 이런 간 내 담석은 여기서 소개하는 간단한 간 청소법으로 제거할 수 있습니다.

얼마 전 고혈압, 고지혈증, 당뇨, 류머티스관절염, 통풍, 근육종양, 구내염, 담석증 등 온갖 질병을 지닌 50대 남성 환자가 찾아왔습니다. 그는 생채식과 절식, 산소요법 등 전통적 해독요법과 간 청소법을 병행하였는데 놀라운 효과가 있었습니다. 간 청소로 몸이 스스로 해독하고 치유하도록 도운 것입니다. 그 후 혈압약과 당뇨약, 관절염약 등 모든 약을 먹지 않고도 생기와 활력을 되찾아 건강하게 지내고 있습니다.

간 청소는 준비 과정을 포함해 1회에 1주일 정도 걸리며, 1달에 한 번, 6개월 동안 계속하시고 그 후에는 1년에 2회(6개월마다 1회) 계속하시길 권합니다.

간 청소 실천법

준비 과정

간과 담낭을 효과적으로 청소하기 위한 준비로, 첫 5일 동안 사과주스를 아침·점심·저녁 식사 중간중간에 조금씩, 되도록 여러 번 나누어 마십니다. 온종일 지속적으로 마시면 담석이 부드러워집니다.

사과주스는 되도록 유기농 사과를 압착한 주스가 좋으며, 사워체리주스, 사과농축액이나 크랜베리주스(물에 희석), 유기농 사과식초(100ml를 물 1L에 희석)를 대신 마셔도 됩니다.

1~5일 동안(월~금요일)

사과주스 1L를 오후 6시까지 마십니다. 이때 녹즙을 함께 마십니다.

(사과주스 1컵 + 녹즙 1컵)

점심 식사 1시간 전후에는 마시지 않습니다.

6일째(토요일)

사과주스 1L를 정오(12시)까지 마십니다. 녹즙을 함께 마십니다.

(사과주스 1컵 + 녹즙 1컵)

점심은 가볍게 먹고 오후 1시 이후로는 음식을 먹지 않습니다.

저녁 식사를 하지 말고 따뜻한 물만 마십니다.

 (6일째 오후부터는 본격적인 청소 과정입니다. 가능하면 주말(토~일)에, 아무에게도 방해받지 않고 충분히 쉴 수 있는 시간에 하는 것이 좋습니다.)

6일째 오후 6시, 저녁 8시, 다음 날(일요일) 새벽 6시, 아침 8시

죽염 물과 마그밀 2~3알을 모두 4번에 걸쳐 먹습니다.

죽염 물: 미지근한 물 1L + 고품질의 죽염 반(1/2) 숟가락(성인 밥숟가락 기준)

(죽염 물 1L를 4등분하여 시간에 맞춰 마십니다. 앱섬솔트를 구할 수 있다면 죽염 물, 마그밀 대신 먹어도 됩니다.)

저녁 10시

레몬즙(1개) + 귤즙*(300mL) + 올리브오일(120mL)

 * 귤즙 대신 오렌지즙이나 자몽즙도 가능합니다.

* 올리브오일은 냉압착한 엑스트라버진오일을 이용합니다.

잘 섞은 레몬귤오일주스를 일어서서 5분 이내에 마십니다.

이후 30분 동안 베개 두 개를 겹쳐 쌓아 베고 누워 있습니다. 이때 아무 말도 하지 않습니다.

30분 후에 베개 하나를 뺀 후 반듯이 누워 잡니다. 옆으로 누울 때는 오른쪽(간 부위가 아래쪽)으로 향하도록 눕습니다. 엎드려 자지 않도록 합니다.

7일째(일요일)

새벽 6시에 죽염 물과 마그밀을 먹습니다.

아침 8시에 죽염 물과 마그밀을 먹습니다.

아침 10시에 녹즙을 마십니다.

* 간 청소는 1달에 한 번, 6개월 동안 계속하시는 것이 좋습니다.

죽음에서 벗어나기

죽음은 끝이 아니다

예수님이 십자가에 못 박혀 죽은 지 사흘 만에 부활한 이야기를 모르는 사람은 없을 것입니다. 부활의 가장 큰 의미는 몸이 죽더라도 생명은 영원히 죽지 않는다는 뜻이 아닐까요? 불교 선종의 창시자로 알려진 달마대사가 부활한 모습을 보인 것도 같은 뜻이라고 생각합니다.

어느 시대나 위대한 사람은 시기심과 박해의 대상이 되듯, 인도 출신의 달마대사 역시 그를 시기하는 사람들이 많았습니다. 그를 독살하려고 다섯 번이나 시도했지만 몸이 독을 받지 않아 달마는 죽지 않았습니다. 여섯 번째 독살 시도에 달마는 '내가 중국에서 할 일을 다 했으니 이제 인연이 다 됐다'라며 독을 받고 열반에 들었고, 그의 시신은 관에 넣어 웅이산에 매장했습니다.

그 무렵 위나라 사신인 송운이 인도에 갔다가 중국으로 돌아오는 길에 파미르고원을 넘다가 수염이 덥수룩하고 늙수그레한 한 스님을 만났습니다. 그는 짚신 한 짝만 매단 긴 지팡이를 어깨에 걸치고 있었습니다.

송운이 수인사를 하며 누구인지 물으니 달마라고 했습니다. 위나라로 돌아온 송운은 달마가 이미 죽어 매장되었다는 이야기를 듣고 달마의 묘지를 파보았습니다. 관 속에는 짚신 한 짝 외엔 아무것도 없었다고 합니다.

예수님과 달마대사의 부활은 몸 너머에 영원히 죽지 않는 진짜 생명이 실존함을 알게 합니다. 예수님과 달마대사만 부활하는 것이 아니라 우리 모든 사람의 생명은 본래 죽음이 없으므로 누구나 부활한다고 가르치기 위해 자신들의 모습을 드러낸 것으로 볼 수 있습니다. 부활보다는 우리 생명이 처음부터 아예 죽지 않는다고 표현하는 것이 더 정확한 말일지도 모르겠습니다.

내 몸이 죽어 사라져도 겉모양만 바뀔 뿐 내 생명이 죽는 일은 절대 없으며, 다만 우리가 이 사실을 잊고 있을 뿐입니다. 몸으로서의 나는 실존이 아닌 그림자 같은 것이고, 생명의 근원(순수의식)으로서의 나는 빛 같은 실체로 존재합니다.

우리가 죽음에 대해 생각하는 것들

대부분 사람은 죽음에 대해 이렇게 생각하는 것 같습니다.

마음은 어떻게 병을 치유하는가?

‘죽음은 내 생명의 끝이다. 죽어버리면 모든 게 쓸데없다. 죽은 다음에야 무슨 일이 일어날지 누가 알겠는가. 그러니 살아 있는 동안에 잘 먹고 잘 입고 즐기며 살면 그만이다.’

독자 여러분께서도 지금 이렇게 생각하고 있다면, 그 생각이 어디에서 비롯된 것인지 한번 살펴볼 필요가 있습니다.

‘죽음은 내 생명의 끝이다’라는 생각이 나오는 곳이나, 우리 몸이 나오는 곳이나, 나무와 산과 들과 지구와 우주 삼라만상의 모든 존재가 나오는 곳이나 그 뿌리를 찾아 따라가 보면 모두 같은 곳, 같은 자리입니다. 바로 우주가 창조되어 나오는 근원이며 내 생명의 근원입니다. 그 자리는 눈에 보이지도 않고 손에 잡히지도 않지만, 아무것도 없는 허무가 아닙니다. 온갖 생각과 온갖 존재를 지어내는 무한한 에너지로 충만한 곳이 바로 그 자리입니다.

사실 이 몸이 내가 아니라 그 자리가 바로 나입니다. 몸은 단지 그 자리에서 내가 창조해 낸 작품입니다. 그동안 내가 만들어낸 몸이라는 작품을 무척이나 사랑한 나머지 그 속에서만 지내온 것입니다. 하지만 몸에 대한 애착이 너무 지나쳐 이젠 이 작품이 바로 나라는 착각에 빠지고 말았습니다. 작품을 창조한 근원인 나 자신을 잊어버리게 된 것이지요. 고향을 떠나 객지에 나가 사는 동안 고향 집을 잊어버리는 것처럼 말입니다.

생명의 근원을 바로 알면 내 몸의 죽음이 나의 죽음이 아니라는 사실을 비로소 깨닫게 됩니다. 내가 어떤 작품을 만들었다가

그 작품을 버릴 수 있듯이—나 자신이 작품은 아니니까요— 근원
인 내가 창조한 몸이라는 작품을 버리는 경험도 언젠가는 하게
됩니다. 그 경험이 바로 몸의 죽음입니다. 죽음이란 내가 작품을
만들고 그것을 버리는 경험일 뿐입니다. 그러니 몸의 죽음은 근
원인 나의 죽음은 아닙니다. 근원은 본래 죽음이 없습니다.

만일 근원으로서 내 몸을 만든 목적이 무엇이냐고 묻는다면 오
직 '경험하는 것'이라고 답할 수 있습니다. 내 신념대로 만들어낸
몸을 경험하는 것이며, 내 몸의 삶을 경험하고 내 몸의 죽음도 경
험할 수 있습니다. 마치 내가 기르는 반려동물이 태어나 살아가
다가 죽는 것을 경험하듯이 말입니다.

우리는 종교나 철학, 사상, 이념 같은 다양한 신념 체계를 음미
하고 감상할 수 있습니다. 미술관에 전시된 작품들을 감상하다
내 마음을 끄는 작품에 푹 빠져버리듯, 어떤 신념 체계는 내 마음
에 들지 않아 거들떠보지도 않을 테지만 어떤 신념 체계는 너무
도 마음에 들어 거기에 푹 빠져버리기도 합니다. 그렇게 되면 내
가 좋아하는 신념대로 살아가며 삶을 경험합니다.

내 몸이 바로 나라는 신념에 빠지면, 나는 몸과 함께 운명을 같
이하면서 태어나기도 하고 죽기도 할 것입니다. 그러나 내 몸을
하나의 창조물로 여긴다면, 그리고 그 몸을 만든 존재가 바로 나
라는 관점을 갖게 되면 몸이 태어나 죽는 것에서 한 걸음 물러서
서 내 몸을 작품 감상하듯 바라볼 수 있습니다.

한 번 더 강조하지만, 몸을 창조한 근원이 바로 나입니다. 이 사

　　　　　　　　마음은 어떻게 병을 치유하는가?

실을 가슴에 사무치도록 느끼고 있다면 나에게 죽음이 찾아올 수 있겠습니까? 아무리 죽으려 해도 내 몸만 사라질 뿐 내 생명은 절대로 죽을 수가 없습니다.

내 죽음의 모습은 어떠해야 할까

저는 그동안 환자들의 임종과 주검을 많이 보아왔습니다. 거의 모든 사람이 죽을 때 고통스러운 모습을 보여줍니다. 어떤 사람은 차마 보기에도 괴로울 정도로 단말마의 비명을 지르기도 합니다.

막 세상을 떠난 사람이 보여주는 얼굴은 대부분 조금 전 살아 있었던 얼굴과는 너무나 다릅니다. 아무리 사랑했던 사람이어도 일단 죽고 나면 그 곁에 있고 싶어 하지 않습니다. 쳐다보는 것도 어려워합니다. 그러나 드물긴 하지만 아름다운 모습을 간직한 채 편안하게 죽는 분도 있습니다.

그 사람이 어떻게 살아왔는가는 죽는 모습을 보면 알 수 있다고 합니다. 살아 있는 동안에는 자기 모습을 과장하거나 위장도 할 수 있지만 죽어감과 죽음의 모습만큼은 위장할 수 없기 때문입니다. 많은 성인은 한결같이 위대한 죽음의 모습을 보여주었습니다. 죽음을 통해 찬란한 광명을 보여주기도 하고, 더러는 자기 몸을 스스로 불태워 소멸시키기도 했습니다.

어떤 사람이 욕망, 저항, 이기심에서 완전히 벗어나 관용과 자비심으로 충만해 있다면, 죽을 때의 모습은 그리 고통스럽거나 추해 보이지 않을 것입니다. 하지만 죽는 순간까지 여러 집착에서 벗어나지 못한다면, 아마도 무척 고통스러운 과정을 겪게 되지 않을까요?

죽음을 옆에서 지켜본 사람들은 누구나 곱게 잘 죽어야겠다는 소망을 품게 됩니다. 우리 삶, 즉 인생은 어쩌면 죽음을 준비해 가는 과정이라고도 할 수 있습니다. 곱게 잘 죽기 위해서는 곱게 잘 살아야 한다는 뜻이지요.

잘 죽기 위해서는 임종 때 어떤 마음을 먹는가가 중요하다고 합니다. 흔히들 인생의 결산은 임종 때 먹는 마음이라고도 하지요. 이 책에서 죽음 다스리기나 생명의 근원과 하나 되기 등을 다루는 것도 그 마지막 마음을 잘 먹기 위한 훈련이라고 해도 과언이 아닙니다. 평소에 양심 바르고 의롭게 살았다고 하더라도 죽는 순간에 마음을 잘못 먹으면 사후(死後) 자신의 의식 세계에 큰 혼란이 일어날 것입니다.

"천지 만물은 나와 조금도 다르지 않은 오직 하나의 생명이며, 무한한 행복과 지혜와 자비가 충만해 있고, 영원히 죽지 않는 생명의 빛이다."

이런 생각이 임종 때 품을 수 있는 가장 좋은 마음이 아닐까요? 평소에 이런 생각을 전혀 하지 않는다면 죽을 때가 되어 갑자기 떠올리기가 어렵겠지요. 따라서 평소에 생명과 죽음에 관한 생각을 마음에 잘 새겨두는 훈련이 필요합니다.

죽는 순간 영원한 생명의 빛으로 마음이 충만하게 된다면, 그

　　마음은 어떻게 병을 치유하는가?

는 몸이 죽더라도 생명은 죽지 않음을 경험할 것이며, 그의 죽음
은 편안하고 아름다운 모습일 것입니다.

죽음에서 어떻게 해방될 수 있을까

죽음은 내 생명이 모두 끝나버리는 종착역이 아닙니다. 또한
죽음은 내가 영원히 빠져나올 수 없는 어떤 함정도 아닙니다.

흔히들 삶이 무상(無常)하다고 합니다. 삶이 무상하다면 죽음도
무상하겠지요. 무상이란 항상이 없는, 한순간도 그대로 머물러
있지 않다는 뜻입니다. 삶이 고정된 실체가 아니듯 죽음 또한 고
정된 실체가 아닙니다.

죽음이라는 리얼리티(현실)는 삶이라는 리얼리티와 마찬가지로
내 의식의 차원에 따라, 내 신념의 내용에 따라 변하는 가변성의
대상입니다. 삶이 하나의 한정된 창조이듯 죽음 또한 하나의 한
정된 창조입니다.

내 생명의 근원은 한정 없는 백지에 비유할 수 있습니다. 한정
없는 근원으로서 나는 한정된 창조를 지어내거나 반대로 지어내
기를 그만둘 수 있습니다. 나는 모든 창조를 다 다루고 조절할 수
있는 영원한 근원이자 배경이기 때문입니다. 죽음 역시 내가 창
조하고 또 멈출 수도 있습니다.

우리는 자신이 머무르는 의식의 차원, 혹은 의식의 수준을 의
도적으로 바꿀 수 있습니다. 모든 존재가 따로 분리되고 독립되
어 보이는 개별의식, 자아의식 수준에 머무를 수도 있고, 모든 존

재가 통합되어 하나의 생명으로 느껴지는 우주 의식, 순수의식의 차원에 머무를 수도 있습니다. 이 두 차원의 의식 중 어디에 머무를 것인가는 내가 의도하고 결정할 일입니다.

우리 몸의 세포 수십조 개는 하나하나가 모두 독립된 생명 단위입니다. 그러나 내 몸에서 하나하나의 세포를 따로 떼어낸다면 생명체로 존재할 수 없습니다. 우주의 모든 존재도 똑같습니다. 우리 몸의 세포처럼 낱낱으로 분리되어 존재할 수 없습니다. 너와 내가 서로 떨어져 따로 존재한다, 또 그렇게 존재할 수 있다는 분리감은 착각에 지나지 않습니다.

우리 몸은 세포 하나하나가 나서 죽고 나서 죽고를 계속하고 있는 흐름이며, 우주 또한 낱낱의 존재들이 나서 죽고 나서 죽고를 계속하고 있는 흐름입니다. 저 밤하늘에 반짝이는 아름다운 별들도 나고 죽는 계속된 흐름 속에 존재합니다. 모든 존재가 나고 죽는 일을 계속하고 있지만 우주라는 생명 자체는 영원합니다.

나와 우주가 분리되어 따로 존재한다는 생각을 끝끝내 버릴 수 없다면, 나고 죽는 일을 두려움 속에서 경험하게 될 것입니다.

죽음이 있게 되는 원인, 내가 죽을 수밖에 없는 원인은 '개별의식의 나'라는 생각, '내가 따로 있다'는 생각입니다. 반면에 죽음을 없애는 방법, 즉, 내가 죽지 않을 방법은 '분리된 나' '내가 따로 있다'는 생각이 없는 우주 의식의 차원으로 들어가는 것입니다. 내가 죽음을 다룰 수 있다는 생각이 환상이 아니라, 죽음 앞에서 나는 꼼짝 못 한다는 생각이 바로 환상입니다.

죽어감과 죽음 이야기 나누기

현실에서 거의 모든 인류가 정서적으로 가장 고통스럽고 두렵게 느끼는 것이 바로 죽음입니다. 이는 죽음의 실체를 알 수 없으니 막연하게 두려운 대상으로만 보게 되고, 따라서 죽음이라는 주제를 떠올리는 것 자체를 금기로 여기기 때문입니다.

임종을 앞둔 많은 환자들은 죽음 자체보다는 죽어가는 과정, 즉 죽어감에 더 두려움을 느낀다고 합니다. 환자 가족들은 환자의 죽음 가능성을 애써 부정하거나 입 밖에 꺼내기조차 두려워합니다.

환자는 다가올 자기 죽음에 대하여 알고 싶어 하지만, 가족들은 대개 '걱정하지 말아요, 당신은 절대로 죽지 않아요'라며 말문을 막아 버립니다. 그러니 환자는 자기 죽음을 터놓고 이야기하거나 죽어갈 준비를 할 수 없기에 죽음에 대한 부담과 두려움이 점점 커질 수밖에 없습니다.

죽음에 관해 탐구해 온 의사들이 관찰한 바에 따르면, 모든 임종 환자는 자기 죽음이 임박한 것을 본능적으로 알게 된다고 합니다. 환자는 얼마 안 가 자기가 죽게 됨을 알면서도 가족들 앞에서 그 얘기를 털어놓을 수 없으니 혼자서 마지막을 힘들게 보낸다는 것입니다. 따라서 살아가는 일과 마찬가지로 죽는 일도 환자 자신이 주체적으로 결정하고 처리할 권리가 있음을 분명하게 아는 것이 필요합니다.

전문가들은 죽음의 가능성을 솔직하게 터놓고 이야기하는 것이 오히려 환자의 불안과 두려움을 줄여줄 수 있고, 죽을 때의 육체적 고통도 훨씬 적다고 말합니다. 그가 자기 죽음을 다룰 수 있는 여유를 얻기 때문입니다. 즉 병을 치유하려 노력할 때와 마찬가지로 죽을 때도 죽음을 원만하게 받아들이려 노력하게 되는 것입니다. 병과의 투쟁을 그만두고 몸에 대한 집착에서 자신을 스스로 해방할 권리가 환자에게 보장되어야 합니다.

몸 다루기 런다운

'몸 다루기 런다운(Body Handling Rundown)'은 아봐타프로그램의 훈련법 중 하나로, 자기를 육체로 여기게 만든 신념, 곧 '이 몸이 나'라는 확신이 하나의 생각일 뿐임을 깨닫게 해주는 훈련입니다. 원한다면 몸과 떨어져 독립적으로 존재하며 기능하는 방법도 익히게 합니다.

이 훈련을 통해 우리가 물질적인 육체가 아니라 진실로는 비물질적인 영적 존재임을 체험하면서 생명의 본성은 결코 죽음이 없는 곧 영원히 사는 존재임을 자각할 수 있게 되지요.

이 훈련은 내 몸에 심어 왔던 바람직하지 못한 지각이나 감각을 규명하여 불쾌한 감각이 몸으로부터 오는 것 같은 느낌이 사실은 착각이었음을 깨닫게 해줍니다. 그 결과, 몸이 더는 해로운 신념이나 판단 때문에 조화 상태를 잃지 않게 됩니다.

스스로 몸속에 불쾌한 감각을 심었음을 깨닫게 되면 이제는 자신이 원하는 감각으로 되돌려놓을 수 있습니다. 이때 놀라운 치유가 일어납니다.

죽음 다루기

미국 텍사스의 사이먼튼암연구소에서 암 환자를 위해 개발한 심리요법 중에 일종의 죽음 다루기 훈련이 있습니다. 임종을 눈앞에 둔 환자들을 돕기 위해 개발한 요법으로, '모든 일은 자신의 신념대로 경험한다'는 것이 중심 사상입니다. 죽음과 사후세계도 자신이 믿는 그대로 경험한다는 것이지요.

일종의 긴장이완(Relaxation)과 상상법(Imagination)으로, 환자의 신앙이나 신념 등을 고려하여 훈련 내용을 조금씩 변형시킬 수 있습니다. 대체로 자신이 죽어가는 과정, 장례식 과정, 천국으로 가는 과정, 또는 인간 세상에 다시 태어나는 과정 등을 자신이 좋아하는 방식대로 선택하고 믿는 대로 상상하는 것입니다. 이 훈련을 되풀이하다 보면 죽음에 대한 두려움이 현저하게 줄어 듭니다.

열심히 훈련한 환자 가운데는 '지금 죽어도 좋고 이대로 살아도 좋다'고 생각할 만큼 죽음에 대한 부담에서 완전히 벗어나면서 오히려 말기 암을 극복한 경우가 있었습니다.

죽음 다루기 실천법

죽음 다루기 훈련의 궁극적 목표는 몸은 죽어도 생명은 영원히 죽지 않음을 자각하고 나아가 죽음에서 영원히 벗어나는 방법을 스스로 찾는 데 있습니다. 내 생명의 본체는 죽음이 없는 영생의 존재니까요.

처음에는 옆 사람이 훈련 내용을 천천히 읽어주거나 녹음기에 녹음해 두고 반복하여 들으면서 연습하면 되고, 되풀이하여 연습하다 보면 익숙해져서 그러한 도움 없이 혼자서도 할 수 있습니다.

1. 조용한 분위기에서 편안한 자세를 취한다.

2. 긴장을 풀기 위해 1~2분간 천천히 아랫배로 호흡한다.

3. 긴장이 풀렸다고 생각되면 이제 죽음을 맞이하고 있는 자기 자신을 응시한다. 마치 그동안 자기가 애지중지하며 기르던 반려동물이 죽어가는 모습을 연민의 정으로 바라보듯 한다.

4. 자신의 죽음의 순간을 상상해 본다. 자기 시신 옆에 둘러앉아 있는 사람들을 그려본다. 그들이 자신의 죽음 앞에서 어떻게 반응하고 있는가? 그들이 무슨 말을 하며 어떻게 느끼고 있는가? 그 자리에서 일어나고 있는 일들을 충분한 시간 동안 상상해 본다.

마음은 어떻게 병을 치유하는가?

5. 자기 시신의 입관 절차와 이어서 장례 의식이나 추도 행사를 그려본다. 여기에는 누가 참석하고 있는가? 그들은 무슨 이야기를 하고 있으며 어떤 느낌을 가지고 있는가? 역시 충분한 시간을 들여 상상해 본다.

6. 자기 몸이 죽은 후에 자기의식에 무슨 일이 일어나고 있는가? 몸이 죽은 다음에 자기의식이 찾아간다고 생각하는 곳으로 의식을 보낸다. 그곳에서 조용히 머물면서 몇 분 동안 그곳을 느낀다.

7. 이제 자기의 의식을 우주 가운데로 떠나보낸다. 우주의 근원이자 내 생명의 근원이라고 생각되는 곳에 자기가 있다는 느낌이 들 때까지, 즉 생명의 근원과 하나 되는 순수의식의 차원에 있다는 느낌이 들 때까지 거기에 머무른다.

8. 이제 여기에서 지난 인생을 회고해 본다. 자기가 즐겨서 한 일은 무엇인가? 생전에 꼭 이루고자 했던 목표는 무엇이었나? 무슨 일 때문에 분노했는가? 그 분노를 지금도 가지고 있는가?

  (이러한 탐색은 사후의 자기의식이 어떻게 되리라고 여기든 간에 지난 인생을 되돌아보는 데 의미가 있다.)

9. 이제 당신은 생명의 근원에 안주하겠는가? 아니면 어떤 천상에서 행복을 누리겠는가? 그것도 아니면 다시 새로운 몸을 가지고 이 세상으로 돌아와 새 인생을 설계하겠는가? 생명의 근원이나 천상에 안주하기로 결정한다면 그것은 이러할 것이라고 당신이 이해하고 상상하는 대로 그곳의 인상을 떠올려 충분한 시간을 들여 경험하라.

  (인간 세상에 다시 돌아오기를 원치 않는다면 마지막 12번으로 가 연습을 끝낸다.)

10. 만일 인간 세상에 다시 돌아오기로 했다면 지난 생과 같은 부모를 선택하겠는가? 아니면 새로운 부모를 선택하겠는가? 새로운 부모의 모습은 어떠하며 어떤 인품을 가지고 있는가? 형제자매는? 그들은 지난 생

과 같은 형제자매인가, 아니면 다른 형제자매인가? 직업은 무엇으로 할 것인가? 새로운 인생에서 성취하고자 하는 목표는 무엇인가? 새로운 인생에서 가장 중요한 일은 무엇인가? 새로운 인생 전반에 대하여 주의 깊게 살펴본다. 죽음과 재생이 자기 삶 속에서 계속 이어져 되풀이되고 있음을 음미해 본다.

11. 마음속으로 이미 죽음과 재생의 과정을 경험했으니, 인생의 과정에서 죽음과 재생이라는 것이 이와 같은 과정을 거치는 것이구나 하고 그것을 받아들이라. 이 과정에서 충분한 시간 동안 그것을 경험한다.

12. 천천히 눈을 뜨고 현실로 돌아와 완전히 깨어난다.

이 훈련을 경험한 환자들은 지레짐작으로 죽음에 겁을 먹었던 것과는 달리 죽음이 결코 두렵거나 고통스러운 것이 아니었다고 했습니다. 자기 장례식을 상상했을 때는 '아, 내가 이 세상에 없더라도 가족과 친구들이 그런대로 잘 살아가겠구나' 싶어 마음이 편안해지기까지 했다고 합니다.

생명의 근원이나 천상에 머물기로 한 사람들은 내 몸이 죽더라도 내 생명 자체는 조금도 훼손됨이 없이 영원히 산다는 것을 확인했으며, 인간 세상에만 삶이 있는 것이 아니라 인간 세상을 떠나니 더 편안하고 행복한 삶이 있음을 자각했다고 합니다.

재생을 결정한 환자들은 새로운 인생을 계획하고 자신이 원하는 인물로 다시 태어나는 것을 상상해 봄으로써 내면에 커다란 변화가 일어났고, 죽음이야말로 자기가 원하는 새로운 삶으로 나아가게 하는 길목임을 느꼈다고 합니다.

   마음은 어떻게 병을 치유하는가?

저도 이 방법에 호기심이 생겨 지난 몇 해 동안 임종 환자나 난 치병 환자들에게 자주 활용하고 있습니다. 지속적이고 규칙적인 훈련이 거의 모든 환자에게서 죽음의 공포를 현저히 줄여주었음을 확인할 수 있었습니다.

임종 환자가 아니지만 본인이 원할 경우 건강한 노인이나 심지어 젊은이에게도 이 훈련을 하게 했는데, 그들 역시 죽음에 대한 관점과 태도에 큰 변화가 일어났고 심신의 평화를 회복하는 데 큰 도움이 되었습니다.

그러므로 누구든지 이 훈련을 일상생활에서 연습해도 좋습니다. 이 훈련으로 편안함을 얻는다면 꾸준히 반복하여 연습하는 것도 좋습니다.

이 훈련에서 한 가지 주의할 점이 있습니다. 사람들의 생사관(生死觀)에는 대개 종교적 신앙이나 철학적 신념이 뒷받침되어 있으니, 환자들에게 이 훈련을 안내할 때 특정 종교를 전제하거나 강요해서는 안 됩니다.

특정한 종교나 신념이 마치 폭력처럼 작용해서 환자를 더욱 힘들게 만드는 경우를 가끔 보았습니다. 정신적 혼란과 부담을 가중시키는 결과를 가져오기도 하고, 환자를 더 어려운 지경에 빠뜨리기도 했습니다. 따라서 그 환자의 내면에서 자연스럽게 흘러나오는 신앙과 신념이 존중되어야 합니다.

몸은 죽더라도 생명은 죽지 않는다

평소에 곱고 바르게 살았든 혹은 조금 못나게 잘못 살았든 간에 죽음을 맞이하며 '나와 더불어 천지 만물이 하나의 생명이며 그것은 영원한 생명의 빛이다'와 같은 생각을 놓지 않고 임종을 맞이한다면 그의 의식은 높이 진화할 것입니다.

그러기 위해서는 우선 눈에 보이는 현상세계, 내 몸과 내 가족, 내 소유물 같은 모든 물질 존재가 사실은 허상이고 착각이며 텅 빈 상태(없음)라고 여기는 것이 좋습니다. 텅 비었으나 생명의 근원인 순수한 빛으로 가득 차 있는 영상적 이미지를 늘 의식 가운데 품고 있는 것이 좋겠습니다.

몸이 죽으면 의식만 떠날 뿐 가족, 재산, 권력, 명성 같은 어떤 소유물도 일절 가져가지 못합니다. 그러니 생전에 내 것이라고 집착했던 그 어떤 것도 내 소유가 아니며 한때 잠시 관리했을 뿐입니다.

내 몸도 실은 내 소유가 아닙니다. 내가 한 시절 잠깐 관리했을 뿐입니다. 반려동물처럼 소중하게 여기며 사랑하고 귀여워했던 것과 다르지 않습니다.

내가 죽을 때 가지고 갈 수 있는 유일한 것은 임종 때 마지막으로 지녔던 마음, 즉 의식뿐입니다. 그러므로 죽으면서 지니고 가는 마음이 살아서 소유했던 엄청난 부나 높은 명성보다 훨씬 귀중합니다.

부모나 자식, 배우자도 나의 영원한 의지처가 되어주지 못합니다. 그들 역시 한정된 시간 동안만 의지가 될 뿐입니다. 영원하고 완전한 의지처는 생명의 근원인 순수의식입니다. 순수의식은 어떤 논리가 아니라 생명을 뜻합니다. 무한한 행복, 지혜, 자비, 능력으로 가득 차 있으며 죽음을 초월한 영원한 생명의 빛입니다.

누가 지금 임종의 문 앞에 있다고 합시다.

"당신은 죽음이 없는 영원한 생명을 얻을 수 있습니까?"

이 질문에 대해 그가 할 수 있는 유일한 대답은 '그렇다'입니다. 다시 똑같은 질문을 하더라도 답은 역시 '그렇다'입니다. 백번 천번을 묻더라도 답은 오직 '그렇다'뿐입니다.

우주의 존재 가운데 생명의 빛이 아닌 것은 없습니다. 몸은 죽더라도 이러한 믿음은 간직한다면 그 신념대로 영원히 죽지 않는 생명을 기필코 얻을 것입니다.

생명의 근원 자각하기

현실적으로는 죽음이야말로 우리가 세상에 태어나는 일과 함께 인생에서 가장 큰 사건임이 틀림없습니다. 인생의 목표는 생사대사(生死大事), 일생의 가장 큰 일은 생사를 해결하는 것, 곧 태어남과 죽음에서 완전히 벗어나 영원한 생명[영생(永生)]을 얻는 것입니다.

우리 인생의 목표를 이처럼 생사를 떠나 영생을 얻는 것 같은 완벽하고도 궁극적인 근본에 두지 않고 어정쩡한 중간 정도의 성취에 두면, 그 중간 목표도 잘 이루어지지 않을뿐더러 살아가는 동안 어려움을 겪게 됩니다.

가령 몸이 아파서 낫고자 할 때 생사를 뛰어넘어 영생을 얻겠다는 궁극적인 목표를 가지고 실천하면 몸이 아픈 정도는 부수적으로 해결될 것입니다. 하지만 몸 아픈 데만 마음을 두고 신경 쓴다면 몸도 잘 해결되지 않습니다.

대부분 사람은 어떻게 하고 있습니까? 평생 자기 몸뚱이, 자기 가족 몸뚱이 뒷감당만 하면서 아무 준비 없이 살고 있습니다. 그러다 어느 날 문득 죽음이 눈앞에 다가섭니다. 그렇게 모든 것이 허무와 불안 가운데 끝납니다. 그러므로 우리는 편안하고 아름답게 잘 죽기 위해서, 더 나아가 생사를 완벽하게 해결하기 위해 늘 준비하고 있어야 합니다.

죽음을 다루는 근본적인 방법이자 최상의 방법은 바로 생명의 근원 자각하기입니다. 이 방법을 온전히 잘하고 있다면 이제껏 한 다른 말들은 모두 군더더기에 불과합니다.

변하지 않는 것은 '모든 것은 변화한다'는 사실

사람들은 대개 모양이 있으면 살아 있고 모양이 없어지면 죽었다고 규정합니다. 그러나 모양이 있고 없고에 상관없이, 내 몸이 있고 없고에 상관없이, 내 생명의 근원은 본래가 죽음 없이 영원히 사는 생명임을 이해해야 합니다.

들판에 세워진 집이 오래되어 허물어지면 집은 사라져 보이지 않지만 들판은 여전히 존재하듯이, 내 몸이 늙고 병들어 사라지더라도 내 생명의 근원은 여전히 존재합니다.

내가 태어나고 죽는 것은 무한한 바다의 수면에 작은 파도 하나가 떠올랐다가 사라지는 것과 같습니다. 무수한 물거품들이 떠올랐다 꺼지기를 계속하더라도 그 본질인 바닷물은 영원합니다. 바다라는 생명은 영원히 계속됩니다. 이때 잠시 떠올랐다 꺼진 작은 파도 하나가 내가 아니라, 바다 자체가 바로 나입니다.

몸이 죽더라도 생명은 죽지 않는다는 것을 참으로 이해해야 합니다. 내 몸이 한 번 태어났다가 죽어버리면 내 생명은 영원히 끝이라는 생각, 반대로 내가 죽은 후에도 이 몸과 이 마음은 이

대로 영원히 지속된다는 생각, 이런 극단적인 견해는 모두 착각입니다.

이 우주에 단 하나 변하지 않는 것은 '모든 것은 변화한다'는 사실뿐입니다. 모든 것은 물 흐르듯 흘러가며 변화하고 있습니다. 삶과 죽음이야말로 이러한 변화의 양면성입니다. 만일 누가 영원히 살고 싶다거나 또는 영원히 죽고 싶어 한다 해도 이 두 가지는 모두 헛된 싸움이며 환상입니다.

우리가 죽음 다스리기를 하는 이유는 몸이 내가 아니라 몸을 지어내는 창조의 근원이 바로 나임을 체험하는 데 있습니다. 몸이라는 겉모습에 속지 말고 참모습을 바로보기 위해서입니다.

신라 시대의 부설거사는 우주와 생명의 본성을 깨닫고 생사를 초월한 성인으로 높이 추앙받는 분입니다. 이분의 〈사허부구게(四虛浮漚偈)〉는 생명의 본성을 탐구하는 구도자들에게 큰 경책과 귀감이 되는 시입니다. 이 시에는 삶의 진정한 목표란 무엇인가, 어떻게 살아야 생사를 떠나 영생의 행복을 얻을 수 있는가에 대한 교훈이 들어 있습니다.

거느린 처자 권속 삼대밭 같고

쌓여진 금은 옥백 산더미 같아도

임종에 당하여 외로운 혼만 떠나가니

생각하면 이 또한 허망한 뜬 거품이요,

　　　　　　　　마음은 어떻게 병을 치유하는가?

처자권속삼여죽 금은옥백적사구 임종독자고혼서 사량야시허부구

妻子眷屬森如竹 金銀玉帛積似邱 臨終獨自孤魂逝 思量也是虛浮漚

날마다 힘들여서 살아온 세상 길에

벼슬길 올랐어도 머리는 백발이라

염왕은 벼슬과 영화를 두려워 않거니

생각하면 이 또한 허망한 뜬 거품이요,

조조역역홍진로 작위림고이백두 염왕불파패금어 사량야시허부구

朝朝役役紅塵路 爵位淰高已白頭 閻王不怕佩金魚 思量也是虛浮漚

재주가 뛰어나서 말로는 요설변재

천 글귀 시를 지어 만호후를 경멸해도

다겁생의 아만의 근본만 늘게 하나니

생각하면 이 또한 허망한 뜬 거품이요,

금심수구풍뢰설 천수시경만호후 증장다생인아본 사량야시처부구

錦心繡口風雷舌 千首詩輕萬戶候 增長多生人我本 思量也是處浮漚

가사 비구름 몰아치듯 설법을 잘하여

하늘 꽃 감동하고 돌멩이 끄덕여도

껍데기 지혜로는 생사를 못 면하니

생각하면 이 또한 허망한 뜬 거품이로다.

가사설법여운우 감득천화석점두 건혜미능면생사 사량야시처부구

아내와 자식을 비롯한 가족이 많고 금과 은, 옥과 비단 같은 재산이 산더미같이 많다 하더라도 죽을 때는 결국 혼자 외롭게 혼만 가는 것이니, 생각해 보면 이것도 역시 허망한 뜬 거품이라는 말입니다.

날마다 온종일 애쓰는 세상 길에 벼슬이 가까스로 높이 좀 올라갔을 땐 벌써 센 머리가 되는 것이니, 염라대왕은 세상의 벼슬아치를 두려워하지 않습니다. 대통령일지라도 대통령 자리에 있을 때나 사람들이 조금 두려워할지 모르지만, 그 자리를 그만두거나 죽은 다음에야 누가 그를 두려워하겠습니까? 따라서 우리가 높은 벼슬아치가 되는 것도 생각해 보면 허망한 뜬 거품이지요.

시를 잘 쓰고 학문을 잘해서 명예가 높고 학식이 훌륭해 임금조차 가볍게 볼 정도가 된다고 하더라도 참다운 도리에서 본다면 자만심만 더 키우는 꼴이니 이것도 참 쓸데없는 것입니다.

세상에서 많은 사람한테 존경받고 경륜도 화려하고 진리를 입으로는 잘 설명할 수 있어도 체험되지 않는 지혜로는 생사 문제에 아무런 힘이 되지 못합니다. 따라서 이론만의 지혜, 머리로만 헤아리는 분별 지혜로는 생사를 면할 수가 없으니 생각해 보면 이것 역시 허망한 뜬 거품 같은 것입니다.

생명의 근원과 하나 되기

생명의 본모습은 무엇일까

각 개인이나 온 세상의 고통과 불행의 근본 원인은 바로 '나'라는 생각, '나와 세계는 분리되어 있으며 따로 존재한다'는 생각 때문입니다. 이는 착각이자 무지입니다. 고통과 불행에서 벗어나 행복하고 밝은 세상으로 가기 위한 최상의 길은 이러한 착각과 무지에서 벗어나 나와 남이 따로 없는 하나의 생명으로 통합되는 것입니다. 이를 위한 실천 방법이 '생명의 근원과 하나 되기'입니다.

개인과 세상의 모습을 달에 비유해 볼까요? 보름달은 행복과 풍요를, 기울어진 달은 고통과 불행을 나타내는 것으로요. 달은 한 달 주기로 채워지고 기울어지면서 모습을 바꾸어가고 아예 보이지 않는 날도 있습니다. 이렇게 변하는 각각의 달이 진짜 달의 모습이 아니지 않습니까? 달의 원래 모습은 둥글고 밝으며 원만하고 풍요롭습니다.

세상에서 내 삶의 모습이 찌그러진 달 같아도 그것은 내 본모습이 아닙니다. 잠시 그렇게 보이는 허상입니다. 내 생명의 본모습은 보름달처럼 완전하며 원만하고 풍요롭다는 것을 깨닫고 체험하는 것이 바로 생명의 근원과 하나가 되는 방법입니다.

생명의 근원과 하나임을 깨달은 말기 위암 환자 사례

말기 위암에서 기적적으로 회복된 60대 후반의 남성 환자를 만난 적이 있습니다. 이분은 독실한 기독교 신자였는데, 약 3년 전에 위암 말기라는 진단을 받았다고 했습니다.

고통스러운 투병 생활을 하던 어느 날, 그분은 갑자기 사라져 버렸다고 했습니다. 온 가족이 나서서 전국을 헤매며 찾아다녔지만 1년이 넘도록 그분의 흔적은 찾을 수 없었습니다. 마침내 가족들은 찾는 일을 포기하고 말았지요. 가족들 생각에는 그분이 평소 워낙 강직한 성격인지라 다른 사람들에게 자신의 초라한 주검을 보이기 싫어서 혼자 삶을 마감했을지도 모른다고 결론을 내렸습니다.

가족들이 슬픔에 젖어 지내던 어느 날, 그분이 다시 돌아왔습니다. 죽은 줄로만 알았던 사람이 집 안에 불쑥 들어서니 모두 깜짝 놀랐습니다. 더욱 놀라운 것은 그분이 예전처럼 건강한 몸이 되어 돌아왔다는 것입니다. 병원에서도 포기해 버린 생명이었는데, 어떻게 이렇게 놀라운 일이 생긴 걸까요.

그분은 어떤 치료도 소용없을 만큼 암이 진행되어 이제 죽음만 기다려야 된다는 사실을 도저히 받아들일 수 없었다고 합니다. 그래서 가족들 모르게 홀로 강원도의 어느 깊숙한 산속으로 들어 갔습니다. 죽음을 맞이하기 위해서가 아니라 삶을 되찾고 싶어서였다고 했습니다.

그분은 거기서 야생 동물들이 사는 것과 똑같은 방식으로 나뭇잎과 풀잎, 야생 열매를 먹고 개울물을 마시며 지냈습니다. 그러면서도 한순간도 기도하는 마음을 놓지 않았다고 합니다. 그 기도는 '내 몸의 병을 낫게 해주십시오'라는 암 회복을 소망한 것이 아니라, 육신 너머에 있는 생명의 근본을 믿고 성령의 위대한 힘을 눈물로 경배했다고 말했습니다.

그분은 산속에서 지내는 1년 동안 오로지 '생명의 근원과 하나 되기'를 수행한 것입니다. 생명의 근원과 하나가 되고자 간절히 수행하면서 이런 기적 같은 일이 일어난 것입니다. 그렇다고 이 분처럼 암 환자들이 산속으로 들어가시라고 말씀드리는 것이 아닙니다. 장소와 상관없이 마음이 중요합니다.

끝까지 희망을 포기하지 않은 전신 화상 환자 사례

일본 오키나와의 어느 화상센터에서 있었던 사례입니다. 20대의 한 남자 대학생이 가스폭발로 온몸에 화상을 입고 중환자실에 입원했습니다. 그의 상태를 살펴본 의사들은 모두 고개를 내젓고 말았습니다. 의료진은 물론이고 환자의 가족들조차도 회생할 가능성을 포기해 버렸던 것이지요.

그런데 단 한 사람만은 끝까지 희망을 포기하지 않았습니다. 바로 그 환자를 돌봐주던 간호사였지요. 그 간호사는 의식이 혼미한 환자에게 이렇게 속삭였습니다.

"몸과 같은 물질은 실존이 아니에요. 몸 너머에 생명의 참모습이 있습니다. 그 생명의 근본을 빛으로 여기며 느껴 보세요."

그 간호사의 염원이 어찌나 간절했던지 보호자들도 환자 옆에서 같은 마음이 되지 않을 수 없었지요. 환자, 간호사, 가족 모두가 한마음이 되어 생명의 근원과 하나 되기를 했습니다. 그런데 이 환자에게 기적이 일어났습니다. 3주째 접어들면서 불에 까맣게 타버린 환자의 피부가 재생되기 시작한 것입니다.

저도 외과 의사라 그동안 화상 환자를 많이 만났습니다. 3도 화상을 입은 피부는 재생되기 어려워 피부이식수술을 해야 하는데, 이 환자처럼 온몸에 3도 화상을 입으면 의학적으로는 절망이라고 할 수밖에 없습니다. 하지만 이 환자는 생명의 근원과 하나가 되어 피부가 재생되면서 다시 살아난 것이라고 믿습니다.

3도 화상 피부는 재생되지 않는다는 것이 과학적 사실이지만, 이것 또한 하나의 강력한 믿음일 뿐입니다. 몸은 실존이 아니며 그 너머에 진짜 내 생명의 근원이 실존한다는 것도 강력한 믿음입니다. 후자의 신념이 전자의 신념을 이겨낼 때 기적이 일어납

    마음은 어떻게 병을 치유하는가?

니다.

죽어버리겠다는 마음으로 자기 몸에 불을 질러 전신 화상을 입은 환자들이 회생하는 경우를 본 적은 거의 없습니다. 죽겠다는 마음과 믿음에는 생명에너지가 들어갈 틈새가 조금도 없을 테니까요.

환자와 치료자, 가족의 믿음이 얼마나 간절한가에 따라 환자의 운명이 이 화상 환자처럼 달라지기도 합니다.

생명의 근원과 하나 되기를 선택하면 일어나는 일

허준의 『동의보감』 가운데 이런 말이 있습니다.

'마음이 산란하면 병이 생기고, 마음이 안정되면 병이 저절로 낫는다(심란즉병생 심정즉병자유 心亂卽病生 心定卽病自癒).'

욕망과 저항으로 끊임없이 '좋다, 싫다' 판단하며 살다 보면 마음이 어지러워지면서 병을 만들기 시작합니다. 하지만 욕망과 저항을 멈추고 마음이 고요해지며 안정되면 있던 병도 곧 낫는다는 뜻입니다. 이 단순한 문장에 높은 차원의 병리학과 치료학의 핵심이 들어 있습니다. 생명의 근원과 하나 될 때 우리가 가지게 될 힘찬 생명력을 말해주기도 합니다.

이 고요한 마음, 곧 정심(定心) 혹은 순수의식은 평소 좋다, 싫다, 옳다, 그르다를 따지는 어지러운 마음에 가려서 잘 드러나지 않습니다. 어지럽게 흐트러진 마음, 곧 산심(散心)을 잠재우거나 거둘 때 고요한 마음이 뚜렷하게 그 모습을 드러냅니다. 마치 잔뜩 낀 먹구름이 걷힌 다음 푸른 하늘이 맑게 드러나는 것과 같습니다. 이 순수의식이 바로 내 몸을 살리는 자연치유력의 무한한 보물창고입니다.

제가 만난 한 환자는 온 우주를 하나의 영생하는 빛으로 여기면서 그 생명의 빛을 향해 '사랑해요, 감사해요'라는 말을 하루에도 수만 번씩이나 했다고 합니다. 입으로 외기도 하고 밥을 먹거나 다른 일을 할 때는 가슴으로 계속 말했습니다. 잠자는 동안에도 가슴에서 '사랑해요, 감사해요'가 자연스럽게 울려 나올 정도가 되자, 실제로 모든 대상이 눈물이 날 만큼 사랑스러운 존재로 보이게 되었습니다.

그분은 만나는 모든 대상, 일, 음식까지 포함해 온 우주를 하나의 생명으로 여기며 큰 사랑으로 껴안으며 감사한 것입니다. 그분은 몸과 삶에서 기적 같은 변화가 일어났다고 합니다. 현실에서도 그분의 믿음대로 정말 감사할 일만 나타난 것입니다.

많은 사람이 물질 육체를 자기라고 여기면서 좋아하고 싫어하며 옳다 그르다를 분별하는 생각을 자기 마음으로 믿습니다. 그러나 우리에게는 우주 전체를 내 몸으로, 모든 분별과 판단이 없는 순수의식을 내 마음으로 삼을 능력이 잠재되어 있습니다.

그 방법은 물질 육체와 분별시비하는 마음이 자기라고 믿는 것을 그만두고 온 우주가 내 몸이고 순수의식이 내 마음인 차원에 머물기로 결정하는 겁니다. 바로 생명의 근원과 하나 되기를 선택하는 것으로, 낡은 헌 집을 버리고 좋은 새집으로 옮겨 살기로 결정하는 것과 마찬가지입니다.

우리는 확실한 믿음과 감동을 체험하기 위해 생명의 근원과 하나 되기 공부를 계속해 나갈 필요가 있습니다. 일종의 자기암시를 한순간도 놓치지 않고 계속하는 상태이면 됩니다. 이 방법 외에는 고통의 근원에서 해방되어 영원히 변치 않는 행복을 얻는 방법이 달리 없습니다.

'하나의 생명인 천지 우주는 오직 찬란한 빛으로 충만해 있다.'

오로지 이처럼 느끼고 있다면 생명의 근원과 하나 되기를 잘하고 있는 겁니다. 어려운 환자일수록 하루 스물네 시간 오로지 이 생각에 몰두할 수 있다면, 그의 근본 고통은 모두 사라질 것입니다. 이것이 그가 할 일의 전부입니다.

긴장이완과 상상법

긴장이완과 상상법은 심장박동수를 느리게 하여 스트레스를 완화하는 데 효과가 있습니다. 면역계와 내분비계에 작용하여 통증을 완화하는 등 신체에 긍정적인 반응을 일으킵니다. 쉽게 익히고 바로 사용할 수 있을 만큼 간단한 방법이지만 치유 효과는 뛰어납니다.

긴장이완과 상상법의 원리는 환자 자신이 이미 치유되었다는 이미지를 마음속에 상상하면 그 이미지 정보를 담은 마음의 에너지가 유전자에 작용하여 몸을 변화시킨다는 것입니다. 이때 상상한 이미지가 이미 현실이 되었다는 믿음의 확실성 정도만큼 치유의 효과도 높아집니다.

이 실천법은 건강을 개선하는 데만 효과가 있는 것이 아니라 자신이 현재 원하며 추구하는 일을 이루는 데도 효과가 있습니다. 내 내면에 지금 이대로 완벽한 치유 시스템과 온전한 생명이 이미 다 갖추어져 있기 때문입니다.

긴장이완과 상상법 실천법

1. 조용한 장소에서 편안한 자세를 취합니다. 앉아도 좋고 누워도 좋습니다.

2. 천천히 복식호흡을 합니다.

3. 숨을 천천히 길게 내쉴 때마다 '긴장이 이완된다'고 속으로 말합니다.

4. 머리끝에서 발끝까지 온몸의 긴장이 풀리는 것을 상상합니다.

5. 즐거운 자연환경 속에 있는 자기 모습을 그려봅니다. 어느 곳이든 편안하게 느껴지는 곳이면 좋습니다. 2~3분간 그곳에 자신이 편안하게 있는 모습을 그려봅니다.

6. 자기 몸에서 건강하지 않다고 느껴지는 곳을 떠올리며 자신의 면역체계와 방어력이 완전하게 치유하고 있다고 믿고 상상합니다.

- 암 환자라면 암이 자신의 몸 어느 부분에 있는지 그 모습을 떠올리며, 암이 아주 나약하고 혼란스러운 세포로 구성되어 있다고 상상합니다. 자신의 면역체계와 자연 방어력이 강력하게 암세포를 제압하여 아이스크림 녹이듯이 녹여버린다고 믿고 상상합니다.

- 지금 항암요법이나 방사선치료 등을 받고 있다면 그런 치료가 암을 완전히 제압하여 체내의 암은 남아 있지 않고 건강한 세포는 더욱 건강해진다고 상상합니다.

- 어딘가에 통증이 있다면 통증 부위로 백혈구 군단이 흘러 들어가 통증이 사라지게 되는 모습을 그립니다. 몸의 문제가 무엇이든 다 사라지고 차츰 회복되는 모습을 상상합니다.

7. 이제 어떤 병도 없는 건강한 몸으로 회복되었고 활기가 넘치는 모습을 그려봅니다.

8. 내 생애에서 진정으로 이루고 싶은 목표를 떠올립니다. 그 목표 또한 달성되어 가족이나 친구들이 함께 기뻐하는 모습을 그려봅니다. 건강 회복과 삶에서의 목표 성취를 이룬 자기 자신에게 찬사를 보냅니다.

9. 이제 눈을 뜰 준비를 하며 자기가 지금 있는 방을 의식합니다.

10. 눈을 뜨고 평소 생활로 돌아갑니다.

* 긴장이완과 상상법이 잘되지 않는 사람은 자기가 원하는 것이 모두 이루어진 모습을 그림으로 그려 가까이에 두고 늘 그 그림을 바라보면서 '이 그림이 바로 내 모습'이라고 믿고 그 이미지를 마음속에 각인하는 방법으로 해도 됩니다. 그 그림을 벽이나 천장에 붙여놓고 늘 바라보아도 되고 몸에 지니고 다니면서 수시로 꺼내 보아도 좋습니다. 어떤 식으로든 자기가 원하는 것이 이미 이루어졌다고 확신하기만 하면 됩니다.

긴장이완과 상상법을 할 때의 유의 사항

* 환각 상태에 있는 정신질환자가 하면 안 됩니다.

* 하루 2~3회 규칙적으로 하는 것이 좋으며, 원한다면 더 많이 반복해도 됩니다.

* 치료자나 다른 사람이 실천법 순서를 곁에서 읽어줄 수도 있고, 스스로 준비해서 해도 됩니다.

* 치료 과정에서 과거의 정신적 충격이나 상처를 건드릴 수 있으므로 이에 대한 대비를 해야 합니다.

빛의 명상법

　빛의 명상법은 프랑스 의사 고드프로이가 제안한 실천법으로, 긴장이완과 상상법과 비슷합니다. 환자, 가족, 치료자가 함께 연습하면, 서로 공명하면서 큰 상승효과를 기대할 수 있습니다. 반드시 환자와 함께 같은 곳에서 연습해야 하는 것은 아니며, 서로 다른 장소에서 하더라도 자주 하면서 연습이 끝난 직후의 영상적 이미지를 계속 간직하기 위해 노력할 필요가 있습니다.

　지난 몇 년 동안 빛의 명상법을 환자들이 실천하도록 해보았는데, 거의 모든 환자가 이 방법을 아주 좋아했고 실제로 치료에도 큰 도움이 되었습니다.

빛의 명상법 실천법

편한 자세로 앉아도 좋고, 중환자의 경우라면 누워서 해도 괜찮습니다. 처음에는 눈을 가볍게 감는 편이 좋으나 숙달된 다음에는 눈을 뜨고 해도 상관없습니다.

1. 심신의 긴장을 풀고 아랫배로 천천히 자연스럽게 호흡합니다. (약 1분간)

2. 이제 호흡에 관한 생각은 잊어버리고 밝고 영롱한 빛이 자신의 머리 위에서 정수리를 비추고 있다고 상상하십시오. 그 빛의 색깔은 자신에게 편안함을 주는 색깔이라면 무슨 색이든 상관없습니다. (약 1분간)

3. 이제 그 빛이 정수리를 통해서 머릿속으로 스며들어옵니다. 머리 내부는 빛으로 가득 차 있습니다. (약 1분간)

4. 이 빛은 목을 통해 양쪽 어깨로 흘러가 손가락 끝까지 가득 채우며, 다시 목을 통해 흘러내리는 빛은 온 가슴을 가득 채웁니다. 머리에서 가슴까지 온통 빛뿐입니다. (약 1분간)

5. 이 빛은 가슴에서 배로 천천히 흘러내려 복부를 가득 채웁니다. 머리에서 배까지 온통 빛으로 충만해 있습니다. (약 1분간)

6. 빛은 이제 양측 대퇴부를 타고 두 다리로 흘러내려 갑니다. 이제 머리 끝에서 발끝까지 온몸은 오직 영롱한 빛으로 충만합니다. (약 1분간)

7. 빛만 존재할 뿐 이제 내 몸은 없으며, 내 몸이 없으니 자연히 병도 없습니다. 있는 것이라곤 오직 빛뿐입니다. (약 1분간)

8. 이제 이 빛은 모든 방향으로 확산하면서 밖으로 흘러 나갑니다. 한없이 멀리 퍼지는 빛이 온 우주를 가득 채웁니다. 이제 우주는 오직 맑고 고요한 빛으로 충만해 있습니다. (약 1분간)

9. 이제 내 몸도 어떠한 물질도 없으며 영원히 계속될 생명의 빛만 가득합니다. 자, 이 빛이 바로 나의 참 생명입니다. (약 2분간)

10. 이제 온 우주가 하나의 생명이므로 모두를 다 용서하고 받아들일 수 있으며, 이제 온 우주가 바로 내 생명이므로 모두를 무조건적으로 사랑할 수 있습니다. 큰 사랑이 담긴 생명의 빛이 온 우주로 한없이 멀리 퍼져나가고 있는 인상과 느낌을 가집니다. (시간제한 없음)

눈을 뜬 후에도 연습하는 동안과 같은 빛의 영상적 이미지와

   마음은 어떻게 병을 치유하는가?

사랑의 느낌을 계속 간직하는 것이 이 연습의 목표입니다.

가장 좋은 것은 자주 연습을 되풀이하여 하루 24시간 한순간도 놓치지 않고 이 느낌을 지니는 것입니다. 그것이 어렵다면 아침 잠자리에서 일어난 직후와 저녁 잠자리에 들기 전에 이 연습을 하는 것이 좋습니다. 잠들기 전의 마음 상태는 아주 중요합니다. 잠들기 직전의 마음이 잠자는 동안 의식이 흐르는 방향을 결정짓기 때문입니다. 마치 마른 논에 물을 댈 때 물꼬 방향을 어디로 돌려놓는가에 따라 물의 흐름이 달라지듯이 말입니다.

생명의 근원과 하나 되기는 몸이 아픈 환자에게만 도움이 되는 것이 아닙니다. 일상생활 가운데 있는 갖가지 형태의 고통을 덜어내는 데도 이 방법이 큰 도움이 됩니다.

사실 몸의 질병이나 교통사고, 생활하면서 겪는 다양한 고통 등은 겉모습만 다를 뿐 한결같이 내 어두운 믿음과 생각이 투영된 것에 불과합니다.

모두를 하나의 생명의 빛으로 여기며 내 생명처럼 사랑하는 마음 가운데 머무른다면, 그때부터는 고통에서 풀려날 수 있는 직관적인 지혜와 구체적인 방법이 현실에 나타날 것입니다. 더불어 마음으로부터 저절로 우러난 사랑의 파장을 세상 속으로 확산시키고 있다면 이미 그 사람은 행복한 존재입니다.

생명의 본성대로 사는 길

우리 몸은 텅 빈 허공과 같다

우리가 어떤 것을 실체(사실)로 받아들이는 이유는 우리 몸의 감각기관이 그것을 보고 듣고 맛보고 냄새 맡고 만질 수 있기 때문입니다. 우리가 몸을 실체로 받아들이는 이유도 엄연히 보이고 만져지기 때문일 것입니다. 그렇다면 몸은 실제로 감각기관이 느끼는 것처럼 물질 덩어리일까요?

사람 몸의 약 70%가량은 물이 차지합니다. 물 분자를 화학식으로 나타내면 H_2O로, 물은 수소 원자(H) 두 개와 산소 원자(O) 하나가 공유 결합하여 만들어진 물질이지요. 수소는 원자핵을 중심으로 1개의 전자가, 산소는 8개의 전자가 돌고 있는데, 원자핵을 주먹 크기라고 한다면 전자는 좁쌀보다 작은 크기로 원자핵으로부터 약 20km나 떨어진 곳을 돌고 있습니다.

양자물리학은 모든 원자의 99.9%가 텅 빈 공간이며 이 공간에서 에너지인 소립자가 빛의 속도로 진동하고 있음을 보여줍니다. 몸을 구성하는 모든 원자 역시 허공 같아서 우리 몸이 사실은 빈 것들의 모임이라 할 수 있습니다. 그런데도 왜 몸은 텅 빈 허공이 아닌 꽉 찬 물질로 지각되는 것일까요?

우리 눈은 빛의 파장을 통해 사물을 지각합니다. 눈이 지각하는 빛의 파장 진동 폭이 원자핵과 전자 사이의 거리보다 커서 눈의 빛이 몸의 원자들 속을 뚫고 지나가지 못하기 때문입니다. 이를테면 테니스공 크기가 테니스 네트 구멍보다 크기 때문에 공이 네트에 걸려 통과하지 못하는 이치와 같습니다.

만일 우리 눈이 X선처럼 본다면, X선은 딱딱한 뼈는 통과하지 못하고 물렁물렁한 조직은 통과하므로 사람 몸은 해골과 뼈로만 보일 것입니다. 더 짧은 파장을 가진 감마(ɤ)선으로 보게 된다면, 사람 몸을 다 투과하여 몸은 흔적조차 보이지 않을 것입니다. 마치 바람이 그물에 걸리지 않고 다 통과하듯 말입니다.

이처럼 우리 눈의 지각 능력은 상대적이며 극히 한정되어 있습니다. 우리 눈으로 지각할 수 있는 가시광선 영역 너머에는 우리 눈이 감지하지 못하는 주파수를 가진 감마선, X선, 자외선, 적외선 등의 빛의 영역이 넓게 펼쳐져 있습니다. 우리는 가시광선 영역 내에서 우리가 볼 수 있는 것만 볼 뿐, 엄연히 존재하는 많은 것을 보지 못하고 있는 것입니다.

사람의 감각기관은 빛뿐만 아니라 소리, 냄새, 맛, 촉감 등도 극히 한정된 범위에서만 지각할 수 있으니, 그 범위 너머의 무한한 영역의 감각은 다 놓치고 있는 셈입니다. 전체적으로 보면 우리 감각기관이 만드는 반응은 거칠고 그 양과 농도는 크고 진해서 섬세한 지각과 부드러운 느낌을 제압하여 우리 의식은 감각기관의 거칠고 엉성한 지각에만 반응하는 꼴입니다.

내가 감지할 수 있는 것 외엔 아무것도 없다고 주장하거나 감각 가능한 좁은 범위의 것만이 사실이라고 고집하는 것은, 마치 대롱을 통해 하늘을 보면서 그 하늘만이 진짜 하늘이고 대롱 밖의 하늘은 하늘이 아니라는 주장과 마찬가지일 것입니다.

생명과 우주의 본질과 실상을 알고자 한다면, 우리 몸의 다섯 가지 감각과 한정된 의식의 울타리 너머로 나아가 탐색해야만 합니다. 이러한 탐색 여행을 가능하게 해주는 것은 직관의 통찰력입니다. 감각기관에 의한 지각은 나와 대상을 나눔으로써 감각기관의 한계만큼만 경험하게 하지만, 직관은 나와 대상을 하나가 되게 하여 내가 바로 그 대상으로서 전체를 경험하게 해줍니다. 이 직관의 개발이 사실을 사실대로 바로 보게 하는 잣대를 줄 것입니다. 우리는 누구나 직관의 능력을 키워갈 수 있습니다.

우주와 나는 하나의 생명

우리 시대 인류 대부분에게 익숙한 우주관과 생명관은 어떻습니까?

1. 절대시간, 절대공간, 절대물질이 존재하며 내 생명은 한정된 공간 가운데 살다가 일정한 시간이 지나면 죽고 마는 물질적 존재다.

2. 나는 객관 세계와 분리되어 따로 존재하며 세상의 다른 존재들도 서로 분리된 채 독립되어 있다. 각각의 존재들은 우주의 한 부분이다.

3. 의식과 물질, 마음과 몸, 주관과 객관, 신과 세계는 분리하여 존재하는 이원성(二元性)이며, 나는 내 밖의 조물주에 의해 창조된 피조물이다.

4. 의식은 물질 우주로부터 진화되어 나온 것이며 그 반대가 아니다. 따라서 사람의 의식은 뇌라는 물체의 생화학적 작용의 산물이다.

5. 이 물질 우주와 의식은 절대적 창조자에 의한 우연한 창조의 결과다. 신념은 의식을 가진 존재들의 물리적 현실에 대한 경험의 결과다.

이러한 관점들은 대체로 고전물리학의 세계관에 근거하며, 점점 퇴조해 가는 낡은 패러다임입니다. 현대는 이런 한정된 틀에서 벗어나 우리 의식을 더욱 자유롭게 확장해 나가고 있습니다. 이런 확장된 의식의 관점은 전일적(全一的) 우주관, 전일적 생명이라고 부르고 있습니다. 이 책의 이야기들 역시 그와 같은 관점에

기초하고 있습니다.

다음은 우리가 지향하는 현재와 미래 세대의 확장된 우주관과 생명관입니다.

1. 절대시간, 절대공간, 절대물질은 존재하지 않으며, 내 생명은 공간의 한정과 시간의 제약을 초월하여 영원히 죽지 않는 순수의식의 존재다.

2. 나와 객관 세계의 분리는 환상이며 세상의 모든 존재는 서로 분리할 수 없는 전체성이다. 내가 곧 우주이며 우주는 분리할 수 없는 하나의 거대한 생명이다.

3. 물질이 곧 의식이고 마음이 곧 몸이며 신이 곧 세계이므로 어떠한 것도 둘로 나눌 수 없는 일원성(一元性)이다. 나는 결코 피조물이 아니고 내가 나의 몸과 물리적 현실을 지어낸다.

4. 의식이 물질 우주로부터 진화되어 나온 것이 아니라 의식이 물질 우주를 창조한다. 따라서 사람 몸의 생화학적 작용은 의식의 선물이다.

5. 이 물질 우주는 의식을 가진 모든 존재의 집단 신념이 공동 창조한 결과다. 물리적 현실에 대한 일체의 경험은 의식을 가진 존재들의 신념의 결과다.

우주와 생명은 철학적 사고 너머에 있습니다. 유물론이나 관념론 같은 철학적 사고를 도구로 삼아 우주와 생명을 탐구하려는 것은 무리입니다.

달밤에 내가 북쪽으로 가면 달은 나를 따라서 북쪽으로 오고 내가 남쪽으로 가면 달도 나를 따라 남쪽으로 옵니다. 내가 빨리 가면 달도 빨리 가고 내가 멈추면 달도 멈춥니다. 달은 나만 따라다닙니다. 이것은 나의 감각이 지어낸 착각입니다. 실제로 달은 북쪽으로나 남쪽으로 가고 있지 않습니다. 세상에서 우리가 엄연한 진실처럼 받아들이는 것 대부분이 이런 식의 착각에서 비롯됩니다.

우주와 생명은 상식 너머로 갈 때만 알 수 있습니다. 그동안 우리가 가정과 학교, 사회에서 보고 배운 신념이나 상식—물질은 내가 보는 그대로 존재한다, 나는 객관 세계와 분리되어 있다, 나는 몇십 킬로그램의 몸뚱어리다, 나는 태어났으니 언젠가는 죽고야 만다—에서 벗어나지 않는 한 우주와 생명의 진실은 끝끝내 알 수 없습니다.

마치 최면에 걸린 듯이 좁은 감각의 세계에서만 살아간다면 죽음의 문에서 죽음의 문으로 이어지는 캄캄한 여행을 계속해야 합니다. 나라는 생각의 협소한 거품에 갇혀 웅크리고 있는 동안은 우주는 나와 분리된 채 나의 바깥에 있는 것으로 보일 뿐입니다.

그러나 나라는 생각의 거품을 깨뜨리면 우주와 나의 분리는 사라지며, 우주는 나와 더불어 하나의 생명입니다. 나라는 생각의 거품을 걷어내고 거기에서 빠져나오는 일이 가능합니다.

내 생명은 시공을 초월한 무한가능성

나와 객관 세계가 지금 우리에게 보이는 모습으로 나타난 근본 바탕(근원)은 무엇일까요? 내 몸을 비롯한 온갖 물체, 끊임없이 일어나는 생각, 죽음 후 남는다는 영혼, 이런 것들은 모두 어디에서 창조되어 나오는 것일까요? 한마디로 물질과 정신 현상이 비롯된 뿌리가 무엇인가 하는 질문입니다.

우리 함께 한 가지 상상을 해봅시다.

지금 당장 이 우주가 몽땅 파괴되어 내 몸과 지구, 태양, 모든 별 등 모든 물체가 일시에 다 사라졌다고 해봅시다. 텅 빈 허공뿐, 물질 존재뿐 아니라 모든 정신 현상도 다 사라져 버렸다고 상상해 보십시오. 온갖 판단, 신념, 기억, 모든 생각이 다 사라졌습니다. '나' 혹은 '내가 있다'는 생각까지도 없습니다.

이제 남아 있는 것은 무엇입니까?

무엇이 남아 있습니까?

알 수 없는 텅 빈 허공뿐인가요?

지금 텅 빈 허공뿐임을 누가, 무엇이 알고 있습니까?

앎, 곧 의식(意識, Awareness)입니다.

텅 빔을 지켜보는 앎은 시간과 공간의 제약을 받지 않고 판단과 생각이 없는 오직 알고 있음, 곧 순수의식(Pure Awareness)입니다.

물질 우주가 모두 사라져도 그 사라짐을 알고 있는 이 순수의

　　　　　마음은 어떻게 병을 치유하는가?

식은 모든 것의 근원이자 뿌리입니다. 이 근원의 질료로부터 우리 몸과 물체, 우주, 물리적 에너지, 판단과 생각, 나라는 생각이 지어져 나옵니다. 의식이 생명의 고향이자 근원이며 진짜 나이기에 내가 우주의 중심, 세계의 중심입니다. 어떻게 나 같은 사람이 우주의 중심이냐며 움츠리며 거부해도 이것은 바뀌지 않는 사실이자 절대 진리입니다.

순수한 의식인 생명의 근원은 시간도 공간도 어떤 차원도 없으며, 질량도 에너지도 없으므로 과학기술로도 잴 수 없습니다. 우리 감각 너머에 있으므로 형태를 상상하거나 언어로 표현할 수도 없습니다. 묘사 불가능입니다. 만약 그런데도 정의하고 이름을 붙여 문자로 표현하면 곧바로 빗나가 버립니다. 묘사 불가능하다는 말 또한 한정 지어 정의 내린 것이므로 빗나간 소리입니다.

이처럼 알 길 없고 표현할 길 없는 순수의식에서 우리 몸과 천지 우주의 모양이 나타나며, 나라는 생각, 온갖 판단과 생각이 나오고 있으니 참으로 미묘하지 않습니까?

빗나간 소리일지라도 굳이 묘사해 본다면 다음과 같습니다.

순수한 의식, 이것은 과거의 앞, 미래의 뒤, 모든 공간의 앞뒤, 무수한 차원의 현실의 배경인 통일성입니다. 또한 무한한 지혜와 가능성의 근원이며 죽음이 없는 생명력입니다.

또 한없는 행복, 순수한 아름다움으로 충만하며, 지고의 사랑이자 자비심 그 자체, 모든 생명체와 창조물의 본성인 신성(神性)의 정기(精氣)입니다. 모르는 것이 없고, 못 하는 것이 없고, 없는 곳이 없는, 신, 하나님, 부처 같은 영성(靈性) 개념의 근원입니다.

따라서 이것을 신이나 하나님 혹은 부처라고 부르건, 창조자나 생명의 근원이나 순수의식, 우주의식, 절대의식, 절대자, 유일자, 도(道), 하늘, 진리… 그 무엇으로 부르건 상관없습니다. 이것을 표현할 수 없기 때문입니다.

이 순수의식은 어디에 있을까요? 내 마음에 있습니다. 마음 가운데 어디에 따로 있다기보다는 마음 밑바닥, 근본이 순수의식입니다. 좋다, 싫다 같은 판단이 없으며, 나와 남의 구분이나 신과 나의 구분도 없으며, 내가 있다는 생각까지도 없습니다. 그러나 깨어 있으며 알고 있는 상태로, 순수의식은 생각이나 말로서 알 수 있는 것이 아니라 그 속에 녹아들어 순수의식 자체가 되어버리는 경험을 통해서만 알 수 있습니다.

순수의식을 경험할 때의 특징 중 하나는 시간과 공간을 초월하는 느낌입니다. 따라서 우리 의식을 시간과 공간 너머로 확장할 수 있다면, 즉 시공을 초월하는 느낌에 잠길 수 있다면 어렴풋이라도 순수의식을 짐작해 볼 수 있지 않을까요?

시간 너머로 가기

우리는 몸이라는 한정된 공간과 나서 죽을 때까지 몇십 년 동안이라는 한정된 시간 안에 있습니다. 몸은 다른 물체들처럼 시간과 공간이 실제로 있다는 점을 전제로 존재합니다. 만일 시간과 공간이 실존하지 않는다면 몸도 실제로 있다고 할 수 없겠지요.

시간과 공간이 실제로 있는지 탐색해 본 적 있습니까?

1시간, 하루, 한 달, 한 해, 10년, 100년 등 정해진 시간의 길이가 실제로 있어 보입니다. 과연 이처럼 정해진 시간이 확실히 있을까요?

시간 너머로 가기 탐색법

시간 너머로 가기 탐색은 다음 내용을 옆 사람이 천천히 읽어주거나 녹음기에 녹음하여 그것을 들으며 연습하는 것이 좋습니다.

과거의 시간 너머로 가기

편안한 자세로 눈을 가볍게 감습니다.

아랫배로 천천히 호흡합니다. (약 1분간)

1. 이제 호흡에 대한 생각은 잊어버리고 지나간 한 시간을 느껴 보십시오. (느끼는 시간은 약 30초 내지 1분간이 적당합니다.)

2. 이제 지난 하루의 길이를 느껴 봅니다.

3. 이제 지난 한 달 동안을 느껴 봅니다.

4. 이제 지난 1년 동안을 느껴 봅니다.

5. 이제 지난 10년 동안을 느껴 봅니다.

6. 이제 지난 100년 동안의 길이를 느껴 봅니다.

7. 이제 지난 1,000년 동안의 길이를 느껴 봅니다. 여기서부터는 필요하다면 조금 상상을 보태도 됩니다.

8. 이제 지난 1만 년의 길이를 느껴 봅니다.

9. 지난 100만 년을 느껴 봅니다.

10. 지난 1억 년을 느껴 봅니다.

11. 지난 100억 년의 길이를 느껴 봅니다.

12. 이제 지난 1조 년의 길이를 느껴 봅니다.

13. 다시 그것의 100배를, 또 100배를….

14. 눈을 계속 감은 채로 자, 이제 과거라는 시간이 시작되는 시점을 찾아봅시다. 여기서부터 과거가 시작되었다고 결정할 수 있는 시점이 있습니까?

15. 눈을 계속 감은 채로 한도 끝도 없는 과거 너머의 시간 없음을 잘 느껴 보십시오. (약 1분간)

이제 천천히 눈을 뜨십시오. 어떻습니까? 마음이 편안해지고 의식이 넓게 확대된 느낌이었습니까? 거기에 과거라는 한정된 시간이 존재하고 있었습니까?

     마음은 어떻게 병을 치유하는가?

시간 너머로 가기 탐색을 단지 읽고 생각하는 것에 그치지 않고 실제로 연습해 보면 특별한 느낌을 얻을 수 있습니다. 그때 얻은 느낌을 기억해 두십시오.

미래의 시간에 대해서도 같은 방법으로 경험해 볼 수 있습니다.

미래의 시간 너머로 가기

다시 눈을 가볍게 감고 아랫배로 천천히 호흡합니다. (약 1분간)

1. 이제 호흡에 대한 생각은 잊어버리고 다가올 한 시간을 느낍니다. (약 30초 내지 1분 동안)

2. 이제 다가올 하루 동안을 느낍니다.

3. 다가올 한 달 동안을 느낍니다.

4. 다가올 1년 후를, 10년 후를 느껴 봅니다.

5. 100년 후를, 1,000년 후를, 여기서부터는 필요하다면 조금 상상을 보태도 됩니다.

6. 100만 년 후를 느낍니다. 1조 년 후를 느껴 봅니다. 그리고 다시 그 100배의 시간의 길이를, 또 그것의 100배의 길이를…. 한도 끝도 없는 미래로 쭉 나아가 무한한 미래 너머의 시간 없음을 잘 느껴 보십시오.

7. 눈은 계속 감은 채로 자, 미래가 끝나는 시점이 언제입니까? 미래가 끝난다고 결정할 수 있는 시점이 있습니까? 지금 경험하고 있는 그 느낌을 잘 기억해 두십시오.

이제 천천히 눈을 뜨십시오. 어떻습니까? 거기에 미래라고 하는 한정된 시간이 존재하고 있었습니까?

과거라는 시간의 인상을 내가 지금 떠올리기로 결정하지 않는 한 과거는 나에게 존재하지 않으며, 미래라는 시간의 인상을 내가 지금 지어내지 않는 한 미래는 나에게 존재하지 않습니다.

따라서 내 마음 가운데 과거를 허용하는 수준만큼 과거는 나에게 영향을 미치며, 내가 허용하지 않는 한 과거는 나에게 존재하지도 영향을 미치지도 않습니다.

과거에서 시간이 시작하여 현재로 흘러오는 것이 아니라 지금이 과거의 시작이자 미래의 시작입니다. 과거, 현재, 미래 할 것 없이 시간은 영원한 지금일 뿐입니다.

사실을 사실대로 말한다면, 한정된 시간이란 없습니다. 과거는 지나가 버려서 지금 없고, 미래는 아직 오지 않아 지금 없습니다. 현재 또한 한순간도 머무르지 않으므로 지금 잡을 길이 없으니 현재도 없습니다.

시간이 있음이란 오직 지금이라는 순간순간의 흐름일 뿐입니다. 순간순간의 지금 가운데 과거라는 생각, 현재라는 생각, 미래라는 생각을 나 자신이 지어낼 따름입니다. 과거에서 미래로 가는 중간 시점인 현재 속에 내가 존재하는 것이 아니라, 지금이라는 진행형의 순간 속에 과거, 현재, 미래라는 생각을 품고 있을 뿐입니다.

한정 없는 시간이라는 바다 위에 과거, 현재, 미래라는 물거품이 들쭉날쭉 뛰놀고 있는 것과 같습니다.

그러니 시간이란 나의 의식이 지어낸 하나의 생각, 하나의 인상에 지나지 않습니다.

공간 너머로 가기

우리는 내 몸이 차지하는 공간, 내 집이 차지하는 공간, 지구가 차지하는 공간처럼 한정된 크기의 공간이 있다고 생각합니다. 과연 이렇게 한정된 크기의 공간이 실제로 존재할까요?

이번에는 공간이 실제로 존재하는지 한번 탐색해 봅시다.

공간 너머로 가기 탐색법

먼저 편안한 자세로 눈을 가볍게 감습니다. 그리고 아랫배로 천천히 호흡합니다. (약 1분간)

1. 이제 호흡에 대한 생각은 잊어버리고 당신의 몸에 대해 저절로 떠오르는 인상을 느껴 보십시오.

   * 여기서 느낀다는 것은 무엇을 생각하고 상상하는 것이 아니라 떠오르는 인상에 흥미롭게 주의를 보내는 것입니다.

* 느끼는 시간에 제약받을 필요는 없으나 대략 1분 정도면 됩니다. 가장 좋은 방법은 처음에 선명했던 인상이 완전히 사라질 때쯤 다음 단계로 가는 것입니다.

2. 이제 당신이 있는 방의 전체적 인상을 느껴 보십시오. 방 안 이곳저곳을 애써 떠올리려 하지 말고 자연스럽게 떠오르는 인상의 윤곽을 느끼면 됩니다.

3. 이제 다시 당신이 있는 동네의 전체적 인상을 느낍니다.

4. 이제 당신이 있는 도시의 전체적 인상을 느낍니다.

5. 이제 당신의 나라 전 지역에 대해 저절로 떠오르는 인상을 느낍니다.

6. 이제 다시 이웃 일본, 중국, 아시아, 오세아니아, 아메리카, 유럽, 아프리카, 남극과 북극 등으로 주의를 확대하여 세계의 전체적 인상을 느낍니다.

7. 이제 지구를 하나의 풍선이나 공처럼 여기며 당신 앞에 띄워 놓고 눈은 계속 감은 채로 바라봅니다.

8. 이제 태양계를 느낍니다. 태양을 중심으로 지구, 달, 금성, 화성 등 행성들이 함께하는 태양계의 전체 인상을 느낍니다. 이때 필요하다면 조금 상상을 보태도 됩니다.

9. 이제 다시 더 확대하여 우리은하에 대한 전체적 인상을 느낍니다. 우리은하는 태양계 같은 별들이 약 1,000억 개가량 모여 있는 별들의 집합체입니다. 은하는 나선형으로 마치 원반이나 빈대떡 모양으로 가운데가 볼록하고 변두리는 얄팍한 형태라고 합니다. 은하의 지름은 약 10만 광년으로, 은하 한쪽 끝에서 반대쪽 끝에 도달하려면 빛의 속도로 10만 년을 날아가야 합니다. 빛은 1초 동안에 지구 둘레를 일곱 바퀴 반을 돌 만큼 빠른데, 이 빛이 10만 년을 날아가야 끝이 보인다는 말입니다. 애쓰지 말고 당신이 생각하는 우리은하의 인상을 자연스럽게 떠올려 느

껴 봅니다.

10. 자, 이제는 당신의 우주 전체에 대한 인상을 떠올려 느낍니다. 이 물리적 우주는 우리은하와 같은 은하가 1,000억 개 이상 모여 있습니다. 천문학이 추정하는 우주의 넓이는 약 1,500억 광년입니다. 우주의 한쪽 끝에서 반대쪽 끝까지는 빛의 속도로 1,500억 년을 날아가야 합니다. 상상이 되나요? 아무튼 떠오르는 대로 당신의 우주를 통째로 느껴 보십시오.

11. 이제 다시 물질 우주의 한계 너머로 날아가 봅니다. 의식이 날아가는 속도는 빛의 속도보다 빠릅니다. 물질 우주를 뒤로 하고 멀리 나아가 바라봅니다. 별들이 저 멀리 가물가물하게 보이나요? 이제 더 멀리 이동합니다. 별들은 흔적조차 보이지 않습니다. 텅 빈 허공뿐입니다. 이제 이것이 무엇이라는 생각, 좋다, 싫다는 생각도 접어두고 내가 허공 가운데 있다는 생각까지도 의도적으로 내려놓은 채 이 끝없이 맑은 허공이 느껴지는 대로, 허공 그것이 되어 맘껏 느껴 보십시오.

자, 어떻습니까? 한정된 크기의 공간이 존재합니까?

이제 잠시 참으로 당신은 누구인가, 당신은 무엇인가 느껴 보십시오.

12. 천천히 눈을 뜨면서 현실로 돌아옵니다.

(연습 끝)

어떻습니까? 지금 편안합니까? 이 탐색을 통해 시공을 초월한 순수의식을 조금은 짐작할 수 있지 않았습니까? 순수의식과 완벽하게 하나 되는 경험이란 이 정도와는 비교할 수 없을 만큼 환희롭고 행복하다고 합니다.

시간과 공간의 실체를 살펴봄으로써 당신은 어떤 느낌을 갖게 되었습니까? 절대시간, 절대공간이 존재합니까?

시간과 공간은 다만 상대적인 것이지 절대적으로 존재할 수 없습니다. 나아가서 절대시간, 절대공간을 전제로 한 절대 물질 따위는 없으며 내 몸 역시 절대 존재라고 할 수 없습니다.

순수의식—모든 생명이 나오는 곳

어떤 한계도 없는 순수의식 차원에는 시간과 공간도 물질도 내 몸도 나라는 생각까지도 없지만, 내가 따로 있다는 한계 내의 의식 즉 자아의식 차원에 있을 때는 시간, 공간, 물질, 내 몸, 나라는 생각 등이 진짜로 있는 것처럼 보입니다.

그러나 거듭 말씀드린 것처럼 순수의식이 내 생명의 근원이자 본성입니다. 이것은 양이나 질로 측정되는 물질 질료나 물리적 에너지가 아니지만, 여기로부터 양과 질로 측정할 수 있는 물질과 물리적 에너지가 흘러나옵니다.

이 순수의식으로부터 나라는 생각, 내가 있다는 생각이 문득 떠오릅니다. 마치 허공에 비눗방울이나 거품 하나가 떠오르듯 나타난 이 생각이 나와 객관 세계가 나뉘어 따로 있다는 생각이 일어나는 최초의 계기입니다.

나는 이처럼 순수의식이라는 허공 가운데 갑자기 떠오른 하나의 생각일 뿐입니다. 한없는 순수의식의 바다에 나라는 생각의 파도 하나가 불쑥 일어났고 그 파도를 나로 여기며 수많은 다른 파도들(다른 '나'들)을 바라보고 있습니다. 이 파도들이 자아의식 또는 개별의식들입니다.

이처럼 나라는 생각이 문득 떠오르자마자 이것이 나이고 저것은 내가 아니라고 자동으로 한계를 설정합니다. 내가 따로 있다는 생각의 울타리를 그어 놓습니다. 나라는 것이 실제로는 하나의 생각일 뿐인데 말입니다.

자신을 분리시킨 나는 이제 다른 대상을 보며 좋다(욕망) 혹은 싫다(저항)는 생각을 하게 됩니다. 이것이 나라는 첫 번째 생각에 뒤따르는 두 번째 생각입니다. 좋다 혹은 싫다는 생각은 현실 세계에서 '나'들이 주로 쓰는 마음입니다. 이것은 생각하는 마음이 현실을 향해 내보내는 주의(主意, Attention) 에너지입니다.

'나'라는 필터를 거치기 전의 마음, 즉 생각이나 판단이 없는 마음이 순수의식 곧 순수한 주의 에너지입니다. 순수한 주의 에너지가 '나'를 통과하면서 무엇이 좋다는 판단과 섞이면 욕망의 마음으로, 무엇이 싫다는 판단과 섞이면 저항의 마음으로, 어떤 판단도 섞이지 않으면 순수한 마음이 됩니다.

삶의 목표를 이루는 주의 집중하기

앞에서 시간과 공간 너머를 탐색하면서 나를 한정 짓는 생각과 마음 등에 관하여 살펴보았습니다. 또한 생명의 근원인 순수의식을 조금이나마 짐작해 보는 연습을 해보았습니다.

이제 현실 세계를 자신의 목표대로 창조하면서 삶을 행복하게 만들어 나가는 방법을 탐색해 보려 합니다. 간단히 요약하면, 그 방법은 자신의 내면에서 가장 좋아하는 목표를 정한 다음 그것을 창조하겠다는 확실한 의도와 의지, 현실 세계에서 실현되리라는 완전한 믿음, 그리고 목표에 대한 주의의 집중입니다.

주의에 집중하는 데는 두 가지 방법이 있습니다. 하나는 이루고자 하는 목표에 마음의 주의를 집약시켜 보내는 것이고, 다른 하나는 굳어진 주의 입자 곧 물리적인 노력을 집중하는 것입니다. 즉 의식적인 주의(Conscious Attention)―목표가 이미 성취된 상태의 영상적 이미지에 마음을 집중하는 노력―를 집중하기와 물리적인 주의(Physical Attention)―목표를 실현할 때까지 물러서지 않고 지속시키는 물리적인 노력―를 집중하기의 병행입니다. 이 두 종류의 주의는 신념의 필터를 통과한 근원의 에너지입니다.

사례: 나는 이 은행에 들어온 첫날부터 총재였다

뉴욕 맨해튼의 한 은행에서 새로 선출된 은행 총재의 이야기가 화제가 된 일이 있었습니다. 신입 행원으로 입사한 한 유대계 미국인이 10년 만에 그 은행 총재가 되었기 때문입니다. 그런데 그의 성공 비결은 목표에 대한 주의 집중이었습니다.

총재로 취임하던 날, 기자들이 그에게 질문했습니다.

"신입 은행원에서 출발하여 10년 만에 총재가 된다는 것은 기적 같은 일인데 그 비결이 무엇입니까?"

그의 대답은 간단명료했습니다.

"나는 이 은행에 들어온 첫날부터 총재였소."

대부분 신입 은행원은 은행 창구에서 고객 서비스 업무를 보면서 봉급이나 직급 오르는 것을 즐거움으로 삼습니다. 그러나 이 사람은 입사 첫날부터 은행 총재가 가져야 할 수준의 관심, 이를테면 은행의 합리적인 경영과 이윤 증대, 세계 경제의 미래 예측 등에 주의를 보내고 있었습니다.

처음부터 자신이 총재라고 생각했기에 어떤 직원보다도 은행의 전체 사정을 잘 파악하고 있었고, 총재다운 책임감으로 뛰어난 정책을 제시할 수 있었습니다. 그래서 자신이 총재가 된 것은 전혀 신기하거나 기적적인 일이 아니며 매우 당연하고도 자연스러운 일이라고 했습니다.

이 사례처럼 어떤 사람이 무엇을 이루고 못 이루고는 자기 뜻대로 동원하고 조정할 수 있는 주의(에너지) 양에 달려 있습니다. 자기 삶에서 무엇을 이루어내는 창조의 비결은 부려 쓸 수 있는 순수한 주의 에너지를 충분히 보존하여 창조하려는 목표에 집중적으로 보내는 것입니다.

자신의 주의(에너지) 양이 고갈되어 버리는 이유는 대개 주의(에너지)가 욕망과 저항에 묶여 있어서 쓸모없이 낭비되는 탓입니다. 이처럼 주의(에너지)가 고갈되면 질병이나 다양한 형태의 삶의 고통을 겪고, 범죄나 반사회적 행동으로 나타나기도 합니다. 따라서 자신의 주의(에너지)가 욕망과 저항에 빠지지 않도록 순수한 중성으로 유지하는 것이 자기 삶을 자유롭게 하는 비결입니다.

내가 어떤 대상을 보더라도 너무 지나치게 좋아하지도 싫어하지도 않는 마음을 가질 때, 욕망과 저항 쪽에서 소모되던 에너지를 내가 원하는 대로 쓸 수 있게 됩니다.

이처럼 나의 주의를 순수한 중성으로 유지하려면 욕망과 저항에서 벗어나 모든 것을 큰 사랑으로 조건 없이 받아들여야 합니다. 순수의식의 본성은 무조건적인 사랑이요 관용이기 때문입니다.

이처럼 자신이 순수의식 차원에 가까워질 때 풍부한 에너지와 창조력의 관리자가 됩니다. 그러나 욕망과 저항에 끌려다니게 되면 에너지를 많이 소모하게 되며, 에너지가 고갈된 사람들이 벌이는 돈, 권력, 명예, 인기와 같은 에너지 쟁탈전 가운데 있게 됩니다. 이 같은 것들은 에너지가 부족한 존재들이 추구하는 인공적으로 합성한 에너지입니다. 이 인공 에너지의 효과는 오래 가지 못하며, 갈망만 더욱 부채질할 따름입니다.

이러한 목마름에서 완전히 벗어나는 방법은 자아의식의 한계를 넘어 순수의식으로 돌아가는 것입니다. 그것만이 한없는 창조력과 한없는 생명력의 주인이 되는 길이며, 심신의 질병이나 삶의 온갖 고통에서 풀려나는 방법입니다.

신념이 경험을 부른다

내 마음의 원판 필름에 새겨져 있는 여러 신념, 생각, 감정 가운데 특별히 어떤 것에 마음의 초점이 모이면 자연히 그곳으로 주의가 보내집니다. 주의가 많이 가는 것일수록 강하게 믿고 있는 것입니다. 그 주의가 필름을 통과하여 스크린에 나타나는 모습은 바로 자신이 경험하는 현실입니다.

내 신념은 내가 선택한 주파수와 같습니다. 특정 채널의 화면과 소리만 보고 듣도록 만들고, 다른 주파수의 채널들은 모두 걸러냅니다. 어떤 사람이 무척 좋아하는 어떤 것(욕망의 대상)에 주의를 보내면, 그 욕망 에너지가 그 대상을 경험적 현실로 끌어옵니다. 그동안 인류가 이루어놓은 과학, 예술 같은 창조 역시 이러한 원리와 메커니즘의 결과입니다.

욕망과 마찬가지로 무척 싫어하는 어떤 것(저항의 대상)에 주의를 보내면, 그 저항 에너지 역시 현실로 나타납니다. 인류가 겪어온 전쟁, 범죄, 질병 같은 모든 고통은 인류의 집단적 저항 신념이 불러들인 결과입니다. 역설적인 이야기이지만 전쟁, 범죄, 질병 등에 저항할수록 즉 주의를 많이 보낼수록 더욱 창궐하게 될 것입니다.

만일 어떤 사람이 지금 병을 앓고 있다면, 그 질병이라는 현실을 경험하게 만든 생각과 믿음이 있을 것입니다. 내 주변에 모이는 사람, 대상, 일들은 내 에너지 주파수에 감응하여 모여든 것입니다. 내가 만나는 모든 사람, 대상, 상황은 100% 나의 반영입니다.

호숫가에 서 있는 암나무인 은행나무 한 그루가 가을이면 열매를 맺는데, 물속에 비친 제 그림자를 수나무로 알고 감응한 결과였다고 합니다. 이 은행나무는 실제로 있는 나무로, 은행나무의 욕망이 이루어진 사례이겠지요.

반대로 저항이 현실이 된 사례는 이솝 우화의 욕심 많은 개 이야기에서 볼 수 있습니다. 고깃덩이를 물고 가던 개가 다리를 건너다 물에 비친 제 모습을 다른 개가 고기를 물고 있는 모습으로 봅니다. 욕심이 난 개는 그것마저 빼앗으려고 으르렁대며 짖다가 제 고기마저 물속에 빠뜨린 꼴이 되었지요. 세상에서 일어나는 반목과 투쟁이 모두 이런 식입니다.

지금 누군가가 지독하게 밉게 보인다고 합시다. 대개는 상대가 미운 짓을 하니까 밉게 보지 않을 수 없다, 미워하는 마음을 가지게 되었다고 생각합니다. 원인 제공을 상대가 했으니 내 잘못이 아니라는 겁니다. 신념이 경험을 가져온 것이 아니라 경험이 신넘을 가져온다고 생각합니다.

사람들 대부분은 이렇게 생각합니다. 그러나 내 내면의 생각과 믿음을 살펴보면 분명히 무엇인가는 싫어하고 배척하며 저항하는 신념이나 생각, 감정이 있을 겁니다. 순수의식 차원의 존재처럼 욕망과 저항의 신념이 모두 사라지지 않은 한 말입니다.

대부분 사람은 천사 같은 모습과 악인의 모습까지 두루 지니고 있습니다. 한쪽 끝은 천사라는 가장 좋은 역할로 그에 맞는 의상과 연기가 준비되어 있으며, 다른 쪽 끝인 악인 역할로 역시 의상과 연기가 준비되어 있습니다. 이 양극단 사이에 무수히 많은 모습의 역할을 빈틈없이 준비되어 있지요.

내 각본이 정한 역할에 따라 상대는 그에 맞는 의상을 입고 무대에서 연기를 보여줍니다. 각본은 내 신념이며, 상대가 맡은 역할과 연기는 내가 경험하는 현실입니다.

상대가 미워 보이는 순간, 내 마음 가운데 어두운 생각이 있음을 알아차려야 합니다. 그 미운 상대야말로 악역을 맡아가면서 내 어두운 면을 되비쳐주는 고마운 사람입니다. 어떤 사람에게서 허물이 보이면 내 마음에 허물이 있는 것입니다. 따라서 '내 허물을 비춰주는 선생님, 감사합니다'라고 해야 합니다. 나의 적이야말로 나의 스승입니다. 너는 나를 품고 있는 너/나이며, 나는 너를 품고 있는 나/너입니다. 내가 낀 색안경을 벗고 보면 모든 대상은 귀하고 그리운 존재입니다.

이처럼 경험이 신념을 만드는 것이 아니라 신념이 경험을 가져

옵니다. 어떤 집단의 구성원들이 함께 겪는 공동현실은 구성원들이 지닌 신념의 평균치가 가져온 결과입니다. 인류가 경험하는 경쟁적인 산업문명, 환경파괴, 전쟁, 난치병의 유행 등이나 어떤 지역의 경제위기, 사회 문제, 대기오염 등의 원인을 추적해 가면 틀림없이 그것을 가져올 만한 집단신념이 있을 것입니다.

그러므로 내가 무엇을 믿고 있는가는 우리 삶과 이 세계에 매우 큰 영향을 미칩니다. 우리는 무엇이든지 믿을 수 있고 믿는 대로 경험할 수 있습니다. 무엇을 믿을까는 내가 결정하면 됩니다. 경험하고 싶지 않은 생각과 믿음을 찾아내 지우거나 경험하고 싶은 신념을 새로 지어낼 수도 있습니다. 어떠한 현실도 결코 내 마음 밖에서 존재하지 않습니다. 앞으로도 결코 내 마음 밖에서 존재하지 않을 것입니다.

이 세계는 커다란 두 개의 에너지 축으로 움직입니다. 하나는 '내 생명의 근원은 무한한 에너지로 가득 차 있다' 다른 하나는 '나는 믿는 대로 경험한다'입니다. 이 두 명제가 현실 세계의 모습을 창조하는 씨줄과 날줄이며, 평면도 상의 X축과 Y축입니다. 우리가 이 두 에너지 축을 원만하게 활용할 수 있다면 삶은 마술 같을 것입니다. 상상하는 무엇이든지 창조할 수 있으니까요. 이러한 일은 당신에게도 가능합니다.

우리 생명의 근본 목표

생명의 근원과 하나 되기는 우리가 몇만 생을 되풀이하여 산다 해도 기필코 이루어야 할 내 생명의 근본 목표입니다. 우리가 가야 할 단 하나의 길이며 어떠한 선택의 여지도 없는 외길입니다. 나머지 이러저러한 세상일은 이 길을 바로 가는 데 도움이 되는 수단입니다. 생명의 근원과 하나 되기란 내 생명의 근원인 순수 의식 차원으로 온전히 돌아가기이며, 생명의 본성대로 100% 사는 존재가 되기입니다.

행복한 삶이란 무엇일까요?

'우리는 모두 하나의 생명이다'라는 생명의 본성을 온전히 느끼고 체험하는 삶입니다.

밝은 세상이란 무엇일까요?

'우리는 모두 하나의 생명이다'라는 생명의 본성을 다 함께 인식하고 체험하는 세상입니다.

따라서 행복한 삶과 밝은 세상으로 가는 길은 좋든 싫든 단 하나의 외길, '나'를 떠나 하나의 생명으로 통합하는 것뿐입니다.

세상을 밝게 하려면 우선 내가 밝아져야 합니다. 내가 밝아진다 함은 모든 존재가 하나의 생명임을 철저히 자각하는 것입니다. 그렇게 하기 위해서는 삶에서 완벽하게 정직해지는 것, 분리와 한정 짓기를 그만두는 것, 이기심에서 비롯된 욕망을 줄이는 것, 모든 판단과 분별 시비를 그만두는 것이 전제되어야 합니다.

첫째, 정직해지기

정직이라는 주제만큼 삶의 모든 분야에서 자주 거론되는 주제가 있을까요? 아마 드물 것입니다. 우리는 자기가 괜찮은 사람임을 증명하기 위해 다른 사람이나 대중 앞에서 자신의 정직함을 주장하는 것을 흔히 볼 수 있습니다. 정작 자기가 무슨 말을 하고 무슨 일을 하는지 살펴보지도 않은 채 습관적으로 정직만 강변하는 사람도 많지요.

자신의 부정직을 가리고 정당화하려는 의도로 정직함을 주장하는 사람도 있습니다. 하지만 이러한 부정직에는 대체로 이유가 있습니다. 삶에서 혹독한 시련과 좌절을 경험했기 때문이지요. 그래서 부정직이란 살아남기의 두려움에서 흘러나온 끈적끈적한 접착제 같은 것입니다. 두려움이 커질수록 부정직도 커지며 완강한 자존심과 포악한 공격성 역시 커집니다.

그러니 정직이야말로 참으로 용기의 문제입니다. 자기 내면에 깊숙이 박힌 그 두려움을 똑바로 바라보는 것입니다.

"당신은 당신 자신이 두려워하는 것을 정면으로 대할 용기가 있습니까?"

　　　　　마음은 어떻게 병을 치유하는가?

자신의 부정직한 행위를 똑바로 바라보면서 이 질문에 대답해 보십시오. 어쩌면 이렇게 자백할 수도 있겠습니다.

"내가 부정직하게 된 것은 두렵고 무서워서 그랬습니다."

이와 같은 자백만으로도 마음이 홀가분하고 편해질 것입니다. 이처럼 살아가면서 애써 감추어놓은 채 혼자만 알고 있는 수치심과 불안, 두려움은 얼마나 됩니까?

자기가 감추어둔 두려움을 드러내는 것이 정직의 기초가 됩니다. 용기를 가지고 자신의 부정직 뒤에 숨은 두려움의 신념을 찾아내면 됩니다.

이러한 용기가 회복되면 더는 자신의 정직을 주장할 필요도 없고 남의 부정직을 바꾸기 위해 노력할 필요도 없게 됩니다.

부정직은 보통 '무엇인 척하기'와 '무엇이 아닌 척하기'로 표현됩니다. 날마다 밥 먹듯 하는 이 습관적인 '척하기'는 우리 내면의 두려움과 숨겨놓은 의도를 위장하려는 목적에서 나온 것입니다.

나는 날마다 '척하기'와 '아닌 척하기'에 얼마나 많은 에너지를 쓰고 있습니까? '척하기'에 중독되면 마치 스펀지가 물을 빨아들이듯 자신의 생명에너지를 고갈시켜 버립니다. 그 결과, 스트레스와 분노와 심신의 질병이 생깁니다.

'소인은 모든 일을 남의 탓으로 돌리고, 군자는 모든 일을 자기 탓으로 돌린다(소인구재인 군자구재기 小人求在人 君子求在己).'

공자의 이 간단한 말 속에는 세상을 밝게 하는 이치가 들어 있습니다. 세상의 부정직을 자기 탓으로 돌려 자기 내면을 바로 보지 않는다면 세상의 부정직은 끝끝내 그대로일 것입니다.

따라서 세상의 부정직을 바로잡기 위해 그것을 폭로하거나 처벌하는 등 우격다짐으로 다스리는 것만으로는 부족합니다. 그와 같은 방법으로 부정직이 사라지게 하는 데 성공한 적이 한 번도 없었습니다.

가장 좋은 방법은 세상의 부정직을 관용과 이해로 바라보면서 각자가 자신의 정직함을 회복하고 정직한 모습의 본보기를 세상에 보여주는 것입니다. '척하기'에 빠져 있는 사람들이 어떤 냉소와 핀잔을 보내더라도 이에 어떤 반응도 하지 않고 말입니다.

각자가 더욱 정직해질수록 대중의 집합의식도 더 정직해질 것이고, 이것이 밝은 세상의 밑거름이 됩니다. 지금 내가 하는 행동, 말, 생각이 대중의 집합의식을 정직한 쪽으로 가게 하는가 아니면 부정직한 쪽으로 가게 하는가를 늘 스스로에게 질문해야 합니다.

둘째, 분리와 한정 짓기를 그만두기

우리는 나 자신을 세계와 분리해 편협한 에고의 틀 속에 가두어놓을 때가 많습니다. 한정된 틀에 갇혀 있기에 자연스럽게 외롭고 두려운 마음이 생깁니다.

우선 큰 사랑과 동정심으로 세상 속의 나를 바라보면서 구속되어 있는 '한정된 나'를 풀어내야 합니다. 구속에서 풀려나지 못하면 나는 '척하기' 중독에서 빠져나올 수 없으며, '나는 무엇이다'라고 스스로 한정 짓는 일을 계속하고 있어야 합니다. 자아상은 수많은 '나는 무엇이다'가 모여 만든 것입니다.

세계와 나를 분리하면 생명의 근원과 멀어지게 되므로 자신의 힘이 약화되며 무력하고 어두운 존재로 남게 됩니다. 그에 따른 심리적 보상으로 자신을 위장하고 살아남기 위해 '척하기'와 '한정 짓기'를 지어내야만 하기 때문입니다. 결과는 삶의 혹독한 시련과 좌절뿐입니다.

분리와 한정 짓기를 완전히 없애는 것은 나를 진정으로 자유롭게 하여 행복한 삶과 밝은 세계를 창조하는 리더십을 발휘하게 해줍니다.

셋째, 욕망 줄이기

내가 밝아지려면 이기심에서 나온 욕망을 줄여야 합니다. 나와 남을 나누고 '나'만의 이익을 추구할 때 자연히 욕망이 일어납니다.

세속의 부와 행복을 누리겠다는 이기적인 욕망에 빠지면 근원적인 지복(至福)으로 가는 기회를 놓치게 됩니다. 돌멩이나 쇠붙이에 눈이 팔려 황금과 다이아몬드 같은 진짜 보석을 보지 못하는 어리석음과 같습니다. 계속 얻으려 노력해야 하는 세속의 일시적인 행복과는 달리 지복은 완벽한 충족과 영원한 지속이 보장되는 무한 행복입니다.

지복으로 가는 길을 가로막는 근본 장애는 이기심과 욕망입니다. 이기심과 욕망에 갇히면 직관의 문, 즉 행복한 삶과 밝은 세상으로 들어서게 하는 지혜의 문을 열 수 없습니다. 이기심과 욕망을 줄일 때 직관의 통찰력이 비로소 회복되고 밝은 지혜가 열리기 시작합니다.

넷째, 모든 분별과 판단 그만두기

우리는 늘 무엇을 보든 누구를 만나든 '좋다 나쁘다' '옳다 그르다' '곱다 밉다' 하면서 분별하고 판단하기 일쑤입니다. 마치 그렇게 분별과 판단을 해야 내가 나로서 존재할 수 있다고 생각하는 듯합니다. 그러나 인류의 장구한 역사를 살펴보면 인간이 내린 현실적인 판단들이 생명의 본성과 우주의 이치에 맞은 적이 별로 없었습니다. 일상에서 내가 한 분별과 판단 역시 잘 맞지 않은 적이 많을 것입니다.

나누어 가르고 좋다 나쁘다, 맞다 틀렸다 하며 어느 편에 서 있는 동안 나는 생명의 본성에서 멀리 있게 됩니다. 어떤 대상이 나쁘고 악하다면 그 책임이 오롯이 그 대상에게만 있는 것이 아닙니다. 그 대상과 나는 연결되어 있으며 함께 공동 창조한 결과입니다. 내 현실에 비치는 모든 일은 내 책임인 것입니다. 내가 이러한 판단과 분별 시비에서 벗어나야 생명의 느낌을 회복할 수 있으며 생명의 밝은 본성에 가까워집니다.

생명의 밝은 본성에 맞게 조화를 향해 나아가는 삶의 모델은 이러한 것이 아닐까요?

1. 나는 이기심과 경쟁심을 갖지 않으며, 따라서 남과의 경쟁에서 내가 이긴다는 목표를 갖지 않는다.

2. 나는 욕망을 줄임으로써 작고 소박한 것에 만족하며 어느 것도 부러워하지 않는다.

3. 나는 세상의 부정직과 타인의 악을 분노로 대하지 않고 오직 관용과 자비심으로 바라본다.

4. 나는 이기적이고 경쟁적인 문명의 파도에 휩쓸리지 않으며 오직 나의 뜻대로 그리고 의도적으로 행위한다.

5. 나는 모든 사람, 모든 사물을 나 자신의 일부로 간주하며 모든 존재를 나와 더불어 평등하게 대한다.

행복은 어떻게 얻을 수 있을까?

몇 해 전, 한 의과대학 정신과에서 우리나라 중년 주부들을 대상으로 행복도 설문조사를 한 일이 있었습니다. 본인 스스로 느끼는 행복감이 어느 정도인가를 조사한 것인데, 학력이 높을수록 재산이 많을수록 배우자의 사회적 지위가 높을수록 상대적으로 행복도가 낮았다는 역설적인 결과가 나왔습니다.

행복은 어떻게 얻을 수 있을까요? 마음 밖에서 행복을 얻을 수 있을까요?

사실 행복은 성취할 수 있는 대상이 아닙니다. 설사 마음 밖에서 행복을 얻었다 하더라도 머지않아 불만족스럽고 불행한 느낌은 곧 돌아옵니다.

사람들 대부분은 재산, 지위, 명예를 얻고 결혼과 가정 등을 이루어 행복을 얻으려 하나 계속 만족스러운 상태를 유지하기가 어렵습니다. 왜냐하면 누구든 마음 맨 밑바닥은 언제나 완전무결한 행복을 추구하기 때문입니다.

당장 잘 먹고 잘 입고 아름다운 이성과 사귀며 즐기는 것이 잘 사는 것 같지만, 이런 것을 통해서는 끝끝내 만족을 얻기가 어렵습니다. 물질적이고 일상적인 생활은 행복으로 가는 데 필요한 수단이자 방법일 뿐 행복의 목표가 된다면 결코 도달하지 못합니다.

이처럼 재산, 지위 따위로는 절대로 완전한 행복을 얻을 수 없기에 부족한 느낌은 계속되고 또 무언가를 추구하게 됩니다. 지구 땅덩어리를 통째로 다 가지게 되면 만족스러울까요? 그런 상대적이고 제한된 범위로는 여전히 만족스럽지 않을 겁니다. 완벽한 행복이 되려면 완벽하게 충족되어 영원히 지속되는 것이어야 하기 때문입니다.

원래 내 생명은 한정되어 있지 않고 완벽하여 부족한 점이 없으므로 완전한 행복을 추구할 수밖에 없습니다. 그러니 완전한 행복에 도달하지 못하면 불만족과 불안은 늘 뒤따릅니다.

'이것만 이루어지면 꼭 행복해질 것이다' 하고 기대했던 목표를 이루었을 때 '이제 이것으로 만족하고 더 바랄 것이 없다'고 늘 행복합니까?

이처럼 행복하기 위해서 조건이나 목표를 만들면(예컨대 이것이 이루어지면 행복할 것이다) 곧 행복에서 빗나가고 맙니다. 이처럼 행복을 한정 지으면 안 되는 이유는, 내 생명의 본성은 한정 지어지지 않기 때문입니다.

행복하기 위한 방법은 무척 단순합니다. 한정을 놓아버리면 됩니다. 그 순간 행복해집니다. 우리가 할 일은 단 하나, 한정 없는 상태가 되는 것입니다.

행복은 마음 밖에서 성취되는 것이 아닙니다.

행복은 자신의 내면에서 흘러나오는 것입니다.

사실은 나 자신이 더없는 행복의 근원이자 행복 그 자체입니다.

따라서 항상 행복의 파장에 자신을 맞추고 행복의 느낌 속에 잠겨 있기만 하면 됩니다. 확실한 행복감 가운데 머문다면 외부적인 풍요나 행복의 모습은 저절로 모여들게 되고, 자신에게 따라다니던 고통도 행복에너지로 재활용됩니다.

행복하고 풍요로워지길 바란다면 밖으로부터 행복과 풍요를 얻으려 애쓰기 전에 내 마음 가운데 행복과 풍요를 받아들여 담을 수 있는 그릇, 즉 행복의 수용체를 만드는 게 좋습니다. 이 그릇이 없다면 행복과 풍요가 들어오더라도 그냥 흘려버리고 맙니다. 사실 이 행복 그릇 만드는 일이 나를 무한한 행복과 지고한 사랑을 느끼게 만들고, 내 존재를 행복과 사랑 덩어리가 되게 해 줍니다.

세상에서 행복같이 보이는 것들도 대개가 얼마 안 가 행복을 억압하는 쪽으로 작용합니다. 마찬가지로 세상에서 고통같이 보이는 것들도 바로 보면 고통이 아니라 얼마 안 가 고통을 해소하는 쪽으로 작용합니다.

이처럼 세속의 행복이나 고통의 배후에는 깊고도 미묘한 이치가 작용하는 것 같습니다. 몸에 병이 생기고 사고를 당하고 경제적 어려움을 겪는 것도 그 뿌리에서 보면 생명의 본성과 멀리 떨어져 살았던 결과입니다. 우리 눈에 고통으로 보이는 것들에는 생명의 본성으로 돌아오라는 생명의 메시지가 들어 있습니다.

따라서 고통처럼 보이는 것이 꼭 고통이 아니듯 행복처럼 보이는 것이 꼭 행복은 아닙니다. 내 마음이 생명의 본성에 가까울수록 내 의식이 창조자 의식에 가까울수록 편안하고 행복합니다. 내 마음이 생명의 본성에서 멀어질수록 내 의식이 피조물 의식에 가까울수록 불안하고 불행합니다. 불안과 불행에서 벗어나는 길은 생명의 근원, 생명의 본성 쪽으로 한 발짝이라도 더 가까이 가는 것입니다. 이것이 지혜로운 새가 바람 따라가는 길입니다.

행복한 삶의 조건

나를 행복하게 해주고 세상도 밝게 해주는 삶의 조건을 다음 세 가지로 요약할 수 있지 않을까요?

1. 마음 밖에서 행복을 구하지 말라.
2. 마음을 항상 생명의 본성에 맞추라.
3. 생명의 본성에 맞는 삶을 살아가라.

첫째로, 근본 행복은 마음 밖에서는 성취될 수 없으며 오직 마음 안에서만 구할 수 있습니다.

재산, 지위, 명예 따위와 같이 밖에서 얻은 행복은 곧바로 행복을 억압하는 조건으로 변하고 맙니다. 마음 안에서 순수한 행복감이 충만할 때 마치 빛이 있는 곳에 그림자가 따르듯이 외부의 행복도 저절로 따라옵니다.

둘째로, 행복의 무궁무진한 보고인 생명의 본성에서 한시도 마음이 떠나지 말아야 합니다.

'모든 존재는 하나의 생명이며 나는 그 생명의 근원이다'를 늘 자각하면 됩니다. 그러면 모든 판단과 분별 시비가 줄고 고요해지며 관용과 자비심이 커집니다. 이러한 자각 상태 자체가 바로 최상의 행복입니다.

셋째로, '모든 존재는 하나의 생명이며 나는 그 생명의 근원이다. 그러므로 온 세계는 내 책임이다'라는 자각 상태로 살아가게 되면 어떠한 고통의 씨도 생명의 빛에 끼어들지 못합니다. 생명의 본성대로 용기 있게 살아갈 때 모든 것은 밝은 쪽으로 변화하게 됩니다.

행복한 사람은 자연히 항상 웃게 되고 사랑하는 마음으로 모두를 편안하게 하고, 언제나 타인의 이익과 공동이익을 앞세우며, 어려움을 겪는 사람에 맞추어 어려움을 함께 나누는 삶을 살게 됩니다. 온 세상이 하나의 생명이라는 생각을 떠나지 않으니 누구를 보든 큰 사랑으로 대하며, 생명의 빛으로 충만하니 늘 기쁨을 느끼는 것입니다.

생명의 빛 쪽으로 가는 것은 생명의 본성과 같은 방향이므로 순풍에 돛단배가 나아가듯 편안하게 살아가지만, 생명의 빛을 등지면 생명의 본성과 어긋나 항상 힘겹고 고통스럽게 살아가게 됩니다.

'우주는 하나의 생명이며 온통 생명의 빛으로 가득하다'는 믿음은 아무런 힘이 없는 허무한 생각이 아닙니다. 무한한 생명에너지를 창조해 냅니다.

온 우주를 하나의 생명과 빛으로 체험하는 순간 우리는 죽음이 없는 존재가 됩니다. 죽음이 있게 되는 원인은 '내가 있다'는 생각에서 나오며, 순수한 의식 차원에는 이런 생각이 없으므로 죽음 역시 없습니다. 이 차원은 다만 무한한 행복과 모든 두려움이 다 떠나 버린 티 없이 맑고 순수한 아름다움입니다. 무조건적

     마음은 어떻게 병을 치유하는가?

인 받아들임과 자비심 그 자체입니다. 온통 지고의 사랑 덩어리입니다.

건강, 풍요, 행복을 이루는 생활실천법

이 책을 통해 내내 말씀드린 '생각과 행동의 좋은 선택이 몸과 운명을 바꾼다'는 것을 실현하는 다섯 가지 생활실천법입니다.

1. 마음(생각과 말)

① 이루고 싶은 일이나 목표가 이미 다 이루어졌다고 생각하며 반복해서 말하기

② '나는 건강하고 행복하다' '우리 가족은 화목하고 행복하다' 등의 글을 써서 여러 곳에 붙여두고 하루 1,000번 이상 반복해서 말하기

　(내가 써놓은 목표가 '이미 이루어졌다'고 선언하며 믿는다.)

③ 원하는 목표와 일이 이미 이루어졌다고 기뻐하며 상상하기

　('행복감이 느껴질 때까지 의도적으로 미소 짓기'와 '저절로 미소가 떠오를 때까지 '나는 복하다'고 생각하기'를 훈련한다.)

2. 숨쉬기(깊은 호흡과 상상)

① 코를 통해 산소(생기)를 깊게 들이마시고 잠시 멈춘 후 천천히 코를 통해 내쉬기

생기가 온 가슴과 아랫배까지 가득 차 있다고 상상하며 느리고 깊은 호흡을 반복하기

② 깊은 호흡으로 생기를 들이마신 후 잠시 멈춘 상태에서 이루고 싶은 목표가 이미 이루어져 있는 모습을 상상하고 숨을 천천히 내쉬면서 '감사합니다'라고 속엣말을 한다.

이런 깊은 호흡과 상상법을 20~30회 반복한 후 이어서 자연스러운 호흡을 하면서 목표가 이루어져 있는 모습 상상하기를 계속하기(원하는 시간만큼)

3. 음식(좋은 식사의 선택, 해독과 면역증강)

① 식이섬유가 많은 음식과 좋은 식사 방법을 선택하기

오래 씹으며 식사가 가장 즐거운 시간이 되게 한다.

② 해독과 면역증강을 위한 허브와 천연보조제 활용하기

③ 장 내 환경의 개선과 체내 해독을 위한 커피관장, 간 청소법 등을 실천하기

4. 운동(맨발걷기와 숙면)

① 햇볕 쬐며 맨발걷기를 하루 2회 이상 실천하기(1회 30분 이상)

② 맨발걷기를 하면서 '깊은 호흡과 상상법'이나 '나는 건강하고 행복하다'고 반복해서 말하기

③ 맨발걷기를 하면서 '나는 완치되어 건강하다'고 손뼉 치며 웃고 기뻐

하기

④ 신선한 공기가 잘 소통되는 침실에서 편안하고 깊은 숙면을 취하기

잠자리에 누운 채로 '깊은 호흡과 상상법'을 실천하며 나도 모르는 사이에 잠이 든다. 다음 날 아침에 일어나자마자 거울 속의 자신을 바라보며 '나는 건강하고 행복하다'고 반복해서 말하기

5. 관계(화목을 이루고 감사하기)

① 매일 '화해의 언덕 오르기' 훈련하기

맨발걷기를 하며 이 훈련을 해도 좋다.

② 매일 '몸 돌보기' 실천하기

매일 저녁 반신욕을 하면서 이 연습을 해도 좋다.

③ 매일 '감사의 마음 회복하기' 연습하기

오랫동안 힘들고 복잡한 과정을 거쳐야 건강해지는 것이 아닙니다. 단순함과 온전함이 회복되면 변화는 즉시 일어납니다. 진리는 평범한 데 있지요. 질병을 치유하고 건강을 회복하는 방법 역시 쉽고 재미있고 단순할수록 효과도 크고 오래 지속됩니다.

병과 죽음에서 벗어나 완전함에 이르기

병과 죽음에서 벗어나
완전함에 이르기

병에서 온전히 벗어나는 길

저는 오래전부터 인도의 전통의학인 아유르베다에 많은 관심이 있었습니다. 1992년에 인도 출신 미국인 의사 디팩 초프라 교수로부터 아유르베다 의학을 배웠고, 아유르베다 메디컬 닥터 자격을 얻었습니다. 이후부터 환자를 치료할 때 병중만 보는 게 아니라 그 사람의 몸(Body)과 마음(Mind), 영혼(Spirit)을 통합한 인간 전체를 치유하는 전인치유의학(Holistic medicine), 곧 통합의학의 관점을 가지게 되었습니다.

저는 외과 의사이지만 부전공은 '의학의 역사와 의학 철학'입니

* 이 장은 인도기독교의사단체 소속 의사들을 대상으로 한 강연이기 때문에 성경과 인도 전통의학이 자주 인용되고 있음을 이해해 주시기 바랍니다.

다. 의과대학 교수로 지내면서는 의학 역사와 의학 철학을 학생들에게 가르치기도 했습니다.

수천 년의 의학 역사에서 우리는 두 가지 교훈을 얻게 됩니다. 첫째는 '건강과 질병을 설명할 수 있는 단일 이론은 영원히 존재할 수 없다'는 겁니다. 오로지 이것만이 옳다는 의학은 가능하지 않다는 뜻이지요.

세계 의학계에서는 질병에 관한 논쟁들이 끊임없이 벌어지고 있습니다. 어떤 의사는 고혈압은 병이다, 어떤 의사는 반대로 고혈압은 병이 아니다, 또 어떤 의사는 암은 병이다, 어떤 의사는 암은 병이 아니다와 같은 논쟁이 계속되고 있는 겁니다. 이런 논쟁을 끝장낼 진짜 의학이라 할 수 있는 단일 이론은 없기 때문입니다.

둘째는 '인간의 지성으로는 건강과 질병을 잘 알 수 없다'는 사실입니다. 건강과 질병에는 생활방식과 환경, 사회적 관계 등 수많은 요인이 다차원적이고 복합적으로 작용하기 때문에 정확하게 알기가 어렵습니다. 그래서 오늘은 의학적으로 진실인 것들이 내일은 미신이 되기도 합니다.

오늘의 의학적 진실이 내일은 미신

90년대 초 위스콘신대 의과학센터에서 연구교수로 지내던 시절 가까운 거리에 있던 메이요클리닉을 방문했는데, 그곳 의학사박물관에서 약 200년 전 외과가 발전하기 시작할 무렵에 사용했

   마음은 어떻게 병을 치유하는가?

던 수술 도구나 수술 방법 등을 볼 수 있었습니다. 오늘날의 외과 수준에서 보면 말도 안 되는, 터무니없어 보이는 것들이 많았습니다. 그러나 200년 전에는 가장 선진적인 기술이었을 겁니다.

오늘날 진실이라 여기는 암 치료의 3대 요법인 수술, 항암요법, 방사선치료 같은 치료법들이 수백 년 후 우리 후손들 눈에는 어떻게 보일까요? 아마 우리 후손들은 어처구니없어하며 비웃을지도 모릅니다. '세상에! 우리 선조들은 암을 칼로 잘라내고 독약을 뿌리고 불로 태우는 등 미개한 짓을 했다'고요. 이처럼 의학은 이 이론만이 진실이라거나 이 방법만이 옳다고 말할 수 있는 것은 없습니다.

저 역시 보통의 의사들이 하는 상식적인 이야기와는 좀 다른 이야기를 여러분께 들려드리고 있습니다. 늘 듣던 이야기와 조금 다르더라도 이러한 사정을 참고해서 이해해 주시기 바랍니다.

만성질환은 나이를 따지지 않는다

20세기 중 후반부터 인류 질병의 중심 유형은 급성 세균성 질환에서 만성 퇴행성 질환으로 바뀌게 되었습니다.

오늘날 가장 흔한 병은 고혈압, 고지혈증, 당뇨, 비만 같은 대사장애(Metabolic disorder)와 암, 뇌혈관질환, 심장병 같은 3대 사망 원인 질환, 만성염증 질환, 만성통증, 자가면역질환, 우울증, 불면증, 치매와 같은 정신신경장애 등을 들 수 있습니다.

이런 만성질환은 병원에서 장기간 치료받아도 잘 낫지 않습니다. 왜냐하면 세균성 질환처럼 어떤 원인균을 찾아내 항생제로 사멸시키는 방식 같은 것으로는 치료할 수 없기 때문입니다. 그 사람의 생활방식, 생활 습관, 생활환경 등 여러 가지 요인이 다차원적이고 중층적으로 복합되어 작용하기 때문에 그 원인을 쉽게 찾아내기 어렵습니다.

한때 이런 병들은 주로 나이가 들어 몸이 노화하면 저절로 생기는 병이라고 생각해 성인병이라고 불렀습니다. 하지만 나이든 성인뿐만 아니라 젊은 세대나 심지어 어린아이에게도 당뇨가 생기고 여러 만성질환이 생기는 사례가 늘고 있어 이제는 성인병이라는 용어를 쓰지 않습니다.

한국의 경우 1살부터 9살 사이 어린아이 사망 원인 1위는 암입니다. 엄마 태중에 있을 때 이미 암이 생기기도 하지요. 아기가 태어난 후 잘라낸 탯줄을 검사해 보니 평균적으로 약 180가지의 화학물질이 검출되었다는 미국 MIT의 실험 결과도 있습니다. 임산부의 생활 습관, 특히 주로 먹는 음식이나 스트레스 등이 원인이 되어 혈액에 내독소를 만들고 그것이 태아에게 그대로 유입된 것입니다.

지금은 이러한 만성질환을 생활습관병이라고 부릅니다. 오늘 현대 의학도 이런 생활습관병을 고치려고 노력하고 있습니다. 각각의 병증에 대해 여러 가지 치료법을 개발하여 적용해 보고 있지만, 만성질환이라는 이름처럼 만성적인 병은 잘 낫지 않습니다.

   마음은 어떻게 병을 치유하는가?

어떻게 하면 만성질환을 해결할 수 있을까?

우리는 자연에서 만성질환을 해결할 지혜를 얻을 수 있습니다.

서양의학 2500년의 역사에서 의학의 황제 또는 제2의 히포크라테스라고 불리는 파라켈수스는 르네상스 시대의 위대한 의사이자 의학사상가입니다. 그는 스위스 바젤대학 의대 교수로 부임한 첫날, 학생들 앞에서 정통의학 교과서를 불태우면서 이렇게 가르쳤습니다.

'정통의학이야말로 의학의 발전을 가로막는 가장 큰 장애물이다. 오직 환자와 자연만을 관찰하고 진실만을 추구하라.'

파라켈수스가 오늘날 다시 돌아온다면, 그는 현대 의학 교과서를 또 불태워버릴지도 모르겠습니다. 자연과 환자에게서 또 진실에서 멀어졌다고 여길 겁니다.

자연은 어떻게 스스로 정화합니까? 자연을 관찰해 보면, 잘 흘러가는 맑은 냇물에는 곤충 애벌레나 병을 일으키는 세균이 거의 없습니다. 그러나 흐름이 느린 물이나 고여 있는 웅덩이 물을 살펴보면, 해충 애벌레들이 성장하고 세균이나 바이러스가 번식합니다.

사람도 냇물과 마찬가지입니다. 맑은 피가 온몸을 잘 순환하면 고혈압이나 당뇨, 류머티스, 암 같은 병이 생기지 않습니다. 그러나 자연의 이치에서 어긋난 생활로 피에 노폐물과 독성이 쌓이게 되고, 이러한 피의 내독소는 고혈압, 당뇨, 암과 같은 여러 질병의 원인으로 작용하게 됩니다.

만병일독: 만 가지 병이 생기는 이유

『아유르베다』나 『황제내경』 같은 동양의학의 고전 의서에서는 한결같이 '모든 병이 한 가지 독, 곧 피의 오염에서 비롯된다'고 쓰여 있습니다.

서양의학의 시조인 히포크라테스도 같은 말을 했습니다. 피의 오염이 모든 병의 원인인데, 피의 오염은 장이 더러워져 장내 염증 물질과 독소가 혈액으로 흘러 들어간 결과라고 가르쳤습니다.

실제로 생활습관병인 만성질환 환자 대부분은 장이 깨끗하지 않고 염증이 있습니다. 스트레스를 많이 받거나 늘 과로하여 피곤하고, 자주 먹는 음식은 흰 밀가루로 만들었거나 유제품과 설탕이 많이 든 음식과 동물성 음식을 좋아했습니다. 배가 고프지 않아도 과식하는 습관도 있었습니다.

이런 습관이 몸속 장 내벽을 상하게 합니다. 유익균보다는 유해균을 증식시켜 장 점막에 염증을 일으키지요. 이것을 소장세균 과다증식(Small Intestinal Bacterial Overgrowth, SIBO)이라고 부릅니다. 식사 습관이 실제로 생활습관병에 가장 큰 영향을 미치는 원인으로 지목되고 있습니다.

조물주는 사람 몸속에 7~8m가량 되는 긴 창자를 만들고, 장 점막에는 융모가 있어 거기서 많은 미생물이 공생하도록 해놓았습니다. 그런데 문제는 인간이 불을 발견하고 문명이 발전하면서 음식문화가 자연으로부터 멀어지게 되었다는 점입니다.

사람들이 자연에서 난 채소와 과일, 통곡식 위주의 음식을 덜 먹게 되면서 장내 염증이 잘 생기고 장벽이 손상되어 독성물질이 혈액으로 새 들어가는 일이 일어나게 되었습니다. 이것을 새는 장중후군 또는 장누수증후군이라고 합니다. 장내 독성물질이 장벽의 미세한 구멍을 통해 새어 들어가 피를 오염시키고 있는 것입니다.

따라서 이 두 가지 문제, 장내 환경을 원래대로 회복시키고 피의 내독소를 해결하면 고혈압이나 당뇨, 염증과 통증 등 거의 대부분 만성질환이 쉽게 낫습니다.

이렇게 자신 있게 말씀드리는 이유는 지난 40년 동안 제가 만난 환자들의 고혈압, 당뇨, 알레르기, 만성통증, 자가면역질환 등 수많은 만성병이 이 원리에 따라서 거의 다 쉽게 해결되었기 때문입니다. 고혈압이나 당뇨의 경우 심각한 합병증이 없는 한 한두 달 내에 약 없이 완치된 환자가 헤아릴 수없이 많았습니다.

시스템의학의 지혜

지금 서양의학은 고혈압에는 혈압약을, 당뇨에는 혈당강하제를, 류머티스관절염에는 스테로이드나 진통소염제를, 암 환자에게는 항암제를 쓰는 식으로는 치료합니다. 하지만 겉으로 드러난 증상만 치료하는 것으로는 완치가 잘 안됩니다. 그렇기 때문에 그 사람의 몸과 마음 전체를 치료하는 전인치유, 곧 부분들을 통합하여 전체를 아울러 살피는 시스템의학(Systems Medicine)으로 나아가야 합니다.

의인은 오직 믿음으로 살리라

우리는 전인치유의학 또는 통합의학, 시스템의학에 대한 지혜를 독일의 종교개혁가인 마르틴 루터(Martin Luther)에게서 배울 수 있습니다.

최근 마르틴 루터 탄생 500주년을 기념하면서 그에 관한 책들이 많이 출간되었습니다. 그중 루터의 전기를 보면, 루터는 수도원에서 지내면서 자신의 죄를 씻으려고 무척 애썼고, 이렇게 고백하기까지 했습니다.

'나처럼 죄를 씻으려고 극심한 고통을 당하고 난행과 고행을 한

사람은 인류의 과거에도 없었고 미래에도 없을 것이다.'

한번은 수도원에 온 어떤 소녀의 머리카락이 바람에 흩날리는 것을 본 루터의 가슴이 마구 두근거렸다고 합니다. 성경에는 '음란한 마음이 일어나면 이미 음행을 했느니라'라는 구절이 있는데, 루터는 '제가 오늘 음행을 했습니다'라고 죄를 고백하며 용서를 빌었습니다.

또 한번은 공동체 동료의 허물을 보고 미운 마음이 들었는데, 성경에는 '형제를 미워하면 이미 살인을 했느니라'라는 구절이 있지요. 루터는 '오늘 제가 살인 죄를 저질렀습니다. 용서해 주십시오'라며 죄를 고백하고 용서를 빌었습니다.

이처럼 루터는 일상에서 일어나는 마음의 죄를 비롯한 모든 죄를 씻기 위해 노력했습니다. 죄짓고 용서를 구하고 또 죄짓고 용서를 구한 겁니다. 하지만 아무리 죄를 고백하고 용서를 빌어도 절대로 죄가 사라지지 않았습니다. 그때그때 죄짓고 용서를 빌어도 다시 죄를 짓게 되니 근본적으로는 죄인일 수밖에 없었습니다.

오늘날 사람들이 고혈압이 있으면 혈압약 먹고, 당뇨가 있으면 당뇨약 먹고, 류머티스가 있으면 진통제를 먹고, 알레르기가 있으면 스테로이드를 쓰는 것과 비슷하지 않습니까? 이런 식으로 그때그때 치료해도 근본적으로는 치료되지 않아 계속 병이 반복되는 것과 같은 이치이지 않습니까?

어느 날 루터는 평생 쌓아온 모든 죄를 한꺼번에 용서받을 셈으로 담당 사제를 찾아갔습니다. 루터가 죄를 고백하기 시작하여 무려 6시간 이상을 계속하자 담당 사제가 견디지 못하고 화가 나서 고해실을 나가버렸습니다. 이 사실이 알려지자 그 뒤로 수도원의 어떤 사제도 루터의 고해성사를 받지 않으려고 했지요. 결국 수도원의 제일 어른인 주교에게 루터를 넘겼습니다. 우리 사제들은 도저히 루터의 죄 고백을 받을 수 없으니 주교님이 맡아달라고 떠넘긴 겁니다. 마르틴 루터는 죄를 고백하면 고백할수록 죄가 줄어드는 게 아니라 죄가 점점 커지고 무거워짐을 느꼈다고 했습니다.

루터처럼 오늘날 만성질환 환자 대부분이 병증 하나하나를 고치려고 노력할수록 병이 가벼워지는 게 아니라 병증이 갈수록 늘어나고 무거워지는 것을 많이 봅니다. 고혈압으로 혈압약을 쓰다 보면 몇 년 후 당뇨가 오고, 이어서 협심증이나 뇌경색이 오고, 우울증과 불면증이 오고… 처음엔 약을 한두 알 먹다가 나중엔 한 주먹씩 먹게 되기도 합니다. 여러분도 이런 식으로 병이 발전하는 것을 보셨을 겁니다.

질환이 더 진행되면 망막장애로 실명하거나 콩팥이 망가져서 신부전이 오고 더러는 암으로 발전하기도 합니다. 그렇게 되면 동네 의원이나 중소 병원에서는 대학병원으로 가서 치료를 받으라며 환자를 그리로 넘기지 않습니까?

다시 루터 이야기로 돌아가면, 사제들도 이와 같이 루터를 주교에게 넘긴 겁니다.

   마음은 어떻게 병을 치유하는가?

그러던 어느 날, 루터는 성경을 읽다가 한 구절에서 깜짝 놀라 멈춥니다. 신약성경 로마서에 있는 구절이었죠.

'의인은 오직 믿음으로 살리라.'
'모든 사람이 죄를 범하였음에 하나님의 영광에 이르지 못하더니, 그리스도 예수 안에 있는 구속으로 말미암아 하나님의 은혜로 값없이 의롭다 하심을 얻은 자 되었느니라.'

마르틴 루터는 이 구절에서 큰 깨달음을 얻게 됩니다.

'아, 죄 사함이란 죄를 낱낱이 고백하면서 내 의지와 노력으로 죄를 씻는 것이 아니구나. 나는 본래 저주받을 죄인이지만 내 모든 죄를 예수 그리스도가 담당하여 나 대신 십자가에서 못 박혀 죽음으로서 죗값이 마땅히 지불되었구나. 내 공로가 아니라 그리스도의 공로로 모든 죄가 깨끗하게 씻어져서 의롭게 되었네. 나는 그동안 없는 죄를 씻으려고 몸부림쳐왔구나. 하나님은 나의 죄와 허물을 기억하지도 않는다고 하시네.'

마르틴 루터는 이후 죄에서 완전히 벗어날 수 있었습니다. 루터의 신앙과 신념 체계의 변화는 우리 인류 역사에 엄청난 변화를 불러왔습니다. 그의 사상은 종교개혁뿐만 아니라 문예부흥을 일으켰고 정치적으로는 프랑스혁명, 경제적으로는 산업혁명, 20세기 인권혁명에 이르기까지 큰 영향을 미쳤습니다.

의학 혁명도 마르틴 루터의 사상에서 지혜를 얻을 수 있습니다. 처음에 루터는 죄 하나하나를 씻으려 무진 애를 썼으나 죄에서 벗어나지 못했죠. 그러나 죄에서 온전히 벗어나는 쉬운 길을 결국 찾았습니다. 이처럼 우리 역시 병증 하나하나를 치료하기보다는 병에서 온전히 벗어나는 쉬운 길을 찾을 수 있음을 깨닫는 게 중요합니다.

구약성경 창세기 1장은 천지 만물의 창조에 대한 기록인데, 거기에는 죄와 병과 죽음을 창조했다는 내용이 없습니다. 저는 창세기 1장의 31개 문장을 여러 번 읽으면서 거기에 죄와 병과 죽음으로부터 벗어나게 하는 놀라운 처방이 들어 있음을 알게 되었습니다.

60대 여성 유방암 환자 사례

2012년, 미국 뉴욕에 사는 60세가량의 유방암 환자가 저를 찾아와, 수술 대신 자연치유를 하고 싶다고 했습니다. 이분은 유방암 외에 수많은 병력을 가지고 있었습니다. 체중 80kg의 비만, 심한 탈모, 고혈압과 당뇨, 갑상선기능장애가 있었습니다. 망막질환 수술과 심근경색으로 스텐트 시술을 받았고, 그 외 지방간, 자궁근종, 신장기능장애, 하지정맥류 등 본인 말로는 종합병원이자 병 보따리라고 했습니다. 복용 중인 약도 혈압약, 당뇨약, 심장약, 갑상선약, 간장약, 우울증약 등 매번 한 주먹씩 먹었습니다.

저는 이런 환자분들을 자주 만나는데, 그분들에게 우선 3단계

    마음은 어떻게 병을 치유하는가?

의 치유 실천을 권합니다. 1단계는 생채식, 2단계는 절식, 3단계
는 간 청소입니다.

1단계 생채식

1단계에서는 약 2주 동안 생채식, 즉 로푸드 디톡스(Raw Food Detox)를 하게 합니다. 생채식이란 섬유소가 많은 채소, 과일, 통곡식을 불로 조리하지 않고 천연 그대로 먹는 식이요법을 말합니다. 성경 창세기에 나오는 바로 그 음식들입니다.

'하나님께서 말씀하시기를 이제 내가 온 땅 위에서 씨를 맺는
모든 풀과 씨 있는 모든 과일나무를 너희에게 준다. 이것이
너희의 양식이 될 것이다.'

이와 함께 하루에 두 차례 정도 커피관장을 하여 장 속을 깨끗이 비우고 물을 자주 마시며 햇볕을 쬐면서 걷게 했습니다. 그러면서 지금까지 자신을 여러 가지 병을 가진 환자라고만 여겼던 마음을 바꾸어 '다 나았다'고 생각하게 했습니다.

1단계를 제대로 실천하고 나면 2주 후에는 장누수증후군이 많이 개선되고 피의 내독소가 해독됩니다. 이 환자도 20년 동안 먹고 있던 혈압약과 당뇨약을 더는 먹을 필요가 없이 혈압과 혈당이 정상으로 돌아왔습니다.

2단계 절식

그 후 이분은 뉴욕 자택으로 돌아가 약 4주 동안 2단계 절식 (Fasting Therapy)을 실천했습니다. 이 과정은 채소와 과일로 만든 섬유소 수스와 따뜻한 물, 코코넛오일이나 올리브오일 등만 먹는 것입니다. 이 과정에서 장내유해균이 약해지고 유익균이 한꺼번에 살아나게 됩니다. 손상된 장 표면 역시 회복되고 혈액의 내독소도 거의 다 사라집니다. 이른바 '오토파지(Autophagy, 자가포식)' 작용이 일어나는데, 곧 몸속 백혈구 대식세포가 창자나 핏속 노폐물을 다 잡아먹어 버리는 것입니다. 오토파지는 몸속에서 일어나는 일종의 자정작용이지요.

오토파지는 2단계 절식을 하는 동안 진행됩니다. 일상적인 식사를 하지 않으니 대사에 필요한 기초 칼로리가 부족하여 피나 조직 속의 노폐물, 독소, 죽은 세포, 염증세포 등 온갖 유해 물질을 청소하여 에너지로 재활용하니 몸속이 깨끗해지는 것입니다.

이렇게 생채소즙 절식을 할 때 일어나는 오토파지를 주관하는 유전자도 발견되었습니다. 일본인 의사 오스미 요시노리가 이 유전자를 발견하여 2016년 노벨생리의학상을 받았습니다.

뉴욕의 이 환자는 2단계 절식을 마쳤을 즈음 거의 모든 병이 사라져 버렸습니다.

3단계 간 청소

세 번째 단계인 간 청소(Liver Flush)는 아유르베다 의사로 유명한 안드레아스 모리츠(Andreas Moritz)가 고안한 놀라운 치료법입니다.

우리 몸의 간은 핏속에 있는 노폐물을 걸러내는 필터 역할도 합니다. 오늘날 많은 사람의 간은 노폐물로 가득 차 있다고 해도 과언이 아닙니다. 그래서 간 청소를 하게 되면 모래나 뻘즙 같은 담석과 노폐물이 엄청나게 나옵니다.

지방간(Fatty liver)으로 진단받은 사람들 중에서도 간이 노폐물과 독성, 담석 등으로 차 있는 경우가 많습니다.

1, 2단계의 생채식과 절식을 거쳐 3단계 간 청소로 대부분 지방간이 깨끗하게 좋아지는 경우를 많이 보았습니다. 이와 함께 환자들의 모발조직검사로 체내 중금속의 오염을 확인하여 해독하고, 필수영양소의 과소 과다를 교정하는 치료를 합니다.

이 환자분은 이 단계들을 실천하며 6개월 정도 생채식을 계속했습니다. 채소와 과일과 현미 같은 통곡식과 견과류를 불로 조리하지 않고 먹은 겁니다. 그 후 이분은 자신의 몸무게가 66kg으로 줄었고 모든 병이 사라졌다고 제게 전화로 알려주었습니다. 그때 자신의 피부가 너무 아름다워져서 친구들이 자기 얼굴을 보고 깜짝 놀란다고 이야기하며 기뻐했습니다. 장과 피가 깨끗해지면서 피부의 아름다움이 드러난 것입니다.

이 환자의 주요 문제였던 유방암은 원래 크기가 지름 8cm 정도였는데, 6.7cm로 줄었다고 했습니다. 저는 이제 수술로 유방암을 치료하라고 권했고 이분이 수술을 받았는데, 피가 깨끗해지고 면역력이 높아 항암요법이나 방사선치료를 추가로 받을 필요가 없었습니다. 이후에도 현미밥과 채식 위주의 식사로 지금까지 아무 문제 없이, 어떤 병도 없이 건강하게 지내고 있습니다.

병의 원인은 하나인데 병의 모습은 여러 가지인 이유

이 환자분이 지닌 모든 병의 근본 원인은 장누수증후군에 따른 피의 오염이었습니다.

피가 오염되면 어떤 사람에게는 고혈압이 오고, 어떤 사람에겐 당뇨로 나타나고, 어떤 사람은 류머티스관절염, 어떤 사람은 만성 간염, 어떤 사람은 암으로 나타납니다. 원인은 하나인데 병의 모습은 여러 가지로 다양하게 나타나고 있는 것이 이상하지 않습니까?

과학과 의학의 발전으로 이제는 그 이유를 잘 알게 되었습니다. 모든 병의 원인을 추적해 보면, 기본적으로는 세포 기능에 이상이 생겼음을 발견하게 됩니다. 세포 안에는 세포핵이 있고 세포핵 안에는 23쌍의 염색체와 약 2만여 개의 유전자(DNA)가 있는데, 거기에 이상이 생겼기 때문입니다.

제가 의과대학에 다닐 때만 해도 DNA가 어떻게 일하는지 정확하게 몰랐습니다. 1980년대부터 인간 유전체 프로젝트(Human Genome Project)가 시작되어 유전자 암호를 해독하기 시작했고, 2003년에 드디어 유전자 지도가 완성되었습니다.

그 후부터 어떤 사람이 어떤 질환에 걸렸다면, 몇 번째 염색체의 몇 번째 유전자가 작동이 잘 안되어서임을 알게 되었죠. 작동이 잘 안된다는 말은 유전자에 있는 '히스톤(Histone)'이라는 스위치가 꺼져버렸거나 그 유전자가 손상되어 변질된 것입니다. 그래서 고혈압은 몇 번째 염색체의 몇 번째 유전자에 이상이 있다, 당뇨는 몇 번째 염색체의 몇 번째 유전자에 이상이 있다, 다른 질병도 각각 몇 번째 염색체의 몇 번째 유전자에 이상이 있음을 알게 된 것입니다.

유전자 지도가 완성되었을 때 많은 의사들은 이제 인류의 모든 질병은 쉽게 고칠 수 있을 것이라며 흥분하고 들뜨기도 했습니다. 유전자를 고치기 위해 '유전자가위(CRISPR)' 같은 것으로 유전자를 조절(gene regulation)하려 시도한 것입니다. 그런데 콩이나 감자, 옥수수 같은 식물의 유전자는 쉽게 조작할 수 있었지만, 사람에게는 잘되지 않았습니다.

왜 사람 유전자는 변형하거나 인위적으로 조작하는 것이 어려울까요. 사람에게는 생각과 마음이 있기 때문입니다. 그러므로 어떤 사람에게 왜 병이 생겼는지 원인을 탐색할 때는 반드시 그의 마음 상태도 잘 살펴봐야 합니다. 마음이 질병과 건강에 결정적으로 중요한 역할을 하기 때문입니다. 병을 고치려면 마음을 변화시키지 않으면 안 된다는 점을 여기서 또 배울 수 있습니다.

후성유전학, 잠든 유전자 스위치 켜기

2010년 1월 18일, 미국의 시사 잡지 『타임(Time)』 표지에 놀랄 만한 기사가 올랐습니다. 제목은 'Why Your DNA Isn't Your Destiny(왜 당신의 유전자는 당신의 운명이 아닌가?)'로 후성유전학(Epigenetics)에 관한 기사였습니다. 후성유전학이라는 새로운 과학이 우리와 우리 후손의 유전자를 변화시킬 수 있음을 밝혀냈다는 내용이었지요. 우리 자신의 유전자뿐만 아니라 우리 후손의 유전자는 우리 운명을 좌우할 수 없으며, 우리의 선택으로 유전자를 바꿀 수 있다는 놀라운 이야기였습니다.

그동안 많은 사람들은 부모로부터 암이나 비만 같은 병적인 유전자를 타고나면 평생 바뀌지 않는다고 알고 있었습니다. 하지만 이제는 우리의 선택으로 그런 유전자를 부모로부터 타고났다고 해도 바꿀 수 있다는 것입니다.

미국의 유명 배우 앤젤리나 졸리(Angelina Jolie)는 외할머니와 어머니가 유방암으로 세상을 떠나자 자신의 유전자를 검사했습니다. 검사 결과 유방암을 억제하는 유전자는 힘이 약하고 유방암 유발 유전자 힘은 너무 컸습니다. 그는 자신도 외할머니나 어머니처럼 유방암으로 죽겠구나 싶어서 예방 차원에서 유방절제 수술을 받았습니다. 이처럼 아무 문제 없는 유방을 예방적으로 잘라낸 수술은 무척 놀라운 이슈가 되었습니다.

하지만 이제는 그런 안타까운 선택을 할 필요가 없습니다. 우리는 선조로부터 어떤 유전자를 타고났다 하더라도 그것을 바꿀 수 있기 때문입니다. 우리는 두 가지 선택만 하면 됩니다. 육체를 위한 선택과 마음을 위한 선택이지요. 육체의 선택은 일상에서 주로 먹는 음식이나 자주 하는 운동과 활동 등에 관한 것이고, 마음의 선택은 마음속에 지닌 신념이나 감정에 관한 선택입니다.

후성유전학을 소개하는 책에는 이 두 가지 선택에 관한 유명한 이야기가 실려 있습니다. 집돼지와 야생 돼지 이야기로 육체의 선택을, 코끼리 상아 이야기로 마음의 선택을 보여줍니다.

집돼지와 야생 돼지: 육체의 선택

우리가 집에서 기르는 집돼지는 농업목축시대 이전에는 야생에서 사는 들짐승이었습니다. 그래서 집돼지와 야생 돼지의 유전자는 똑같습니다. 야생 돼지를 잡아다 강제로 우리에 가두고 키우다 보니 사용하지 않는 유전자 스위치가 꺼져 버려 마치 다른 종의 돼지들처럼 보이게 된 것입니다.

같은 유전자인 집돼지와 야생 돼지가 어떻게 달라졌는지 한번 비교해 봅시다.

야생 돼지는 다리가 긴데 집돼지는 다리가 짧습니다. 원래 돼지는 먹이를 구하기 위해 산과 들을 누비며 다녀야 하니 다리가 길지만, 집돼지는 그럴 필요가 거의 없어 다리가 짧아진 겁니다. 다리 세포를 재생하는 유전자 스위치가 꺼져버린 것입니다.

야생 돼지는 입이 길고 송곳니가 있지만, 집돼지는 입이 짧고 송곳니도 없습니다. 야생 돼지는 땅을 파서 나무뿌리를 잘라 먹고 고구마 같은 땅속 열매를 캐 먹어야 하니 자연히 입도 길고 송곳니도 필요합니다. 하지만 집돼지는 사람이 주는 사료를 먹으면 되니 입과 송곳니 세포를 재생하는 유전자 스위치가 꺼져버린 것입니다.

야생 돼지는 온몸에 털이 무성해서 추위와 더위를 피하는 데 유리하지만 집돼지는 털이 거의 없습니다. 역시 털을 재생하는 스위치가 꺼진 겁니다.

야생 돼지는 날씬하고 근육이 많아 움직임이 재빠르지만, 집돼지는 대체로 뚱뚱하고 비만입니다. 비만을 조절하는 유전자 스위치가 꺼져 버렸기 때문입니다.

이뿐만이 아닙니다. 야생 돼지는 면역력이 강하지만 집돼지는 면역력이 약해 돼지열병이라도 돌면 거의 100% 죽습니다. 야생 돼지는 돼지열병에 걸려도 죽는 일은 거의 없다고 합니다.

사람은 집돼지와 비슷할까요, 아니면 야생 돼지 같을까요? 사람도 수렵채집 시기에는 아마 야생 돼지와 비슷했을 겁니다. 거의 병이 없었을 테죠. 하지만 농업혁명과 산업혁명을 거치면서 문명이 발달하고 먹을거리가 풍부해지며 생활이 안락해지자 우리에 갇혀 사는 집돼지처럼 면역력이 줄고 여러 가지 병에 잘 걸리게 되었습니다.

집돼지를 산에다 풀어놓으면 어떻게 될까요? 돼지는 교배 후 3
달 만에 새끼를 낳습니다. 이 새끼들이 자라 다시 3달 후 새끼를
낳고, 또 그 새끼들이 새끼를 낳는 동안 계속 야생에서 생활하게
되면 모두 야생 돼지처럼 됩니다. 3세대가 지나면 집돼지 후손은
야생 돼지로 변하기 시작하는 거지요.

여기서 중요한 한 가지 사실은 야생 돼지를 우리에 가두고 키
우며 집돼지로 만드는 데는 시간이 오래 걸렸지만, 집돼지를 산
에다 풀어놓으면 짧은 시간 내에 야생 돼지로 돌아간다는 것입니
다. 원래 돼지 유전자는 자연환경에 적응하게끔 되어 있기 때문
입니다. 집돼지를 야생으로 돌아가게 하자 원래의 유전자 스위
치가 켜져 금세 자연환경에 적응하는 야생 돼지가 된 것입니다.

앞서 뉴욕의 유방암 환자가 좋아진 것도 이와 비슷할 것입니
다. 그 환자는 수많은 질병에 시달렸는데, 집돼지를 야생에 풀어
놓듯 음식과 생활방식을 바꾸는 육체의 선택을 하자 6개월 만에
모든 병이 사라지게 된 것입니다.

상아 없는 코끼리: 마음의 선택

동물은 이렇게 육체적 환경만 바꾸어도 되지만, 사람은 육체적
환경을 바꾸는 것만으로는 잘되지 않습니다. 마음의 환경을 함
께 바꿔야 합니다.

지금 아프리카대륙에서는 상아 없는 코끼리를 많이 볼 수 있습

니다. 이 현상은 인류 역사에 처음 있는 일로, 인터넷으로 검색해 보면 '코끼리의 슬픈 유전자(elephants' sad DNA)'에 관한 기사들을 찾을 수 있습니다.

왜 상아가 없는 코끼리들이 많아졌을까요? 코끼리는 영리한 데다 감정도 풍부한 동물이라고 합니다. 새끼 코끼리나 가까운 가족 코끼리가 총에 맞아 죽으면 곁에서 슬피 울지요. 그런데 상아 때문에 죽은 코끼리를 많이 보게 되면서 상아 없는 코끼리가 늘어났다고 합니다.

아프리카대륙 모잠비크에서 내전이 벌어지면서 군자금을 만들기 위해 상아 사냥이 대대적으로 이루어졌습니다. 상아를 팔면 큰돈을 벌 수 있기에 밀렵꾼들은 코끼리들을 죽이고 상아를 잘라 갔습니다. 살아남은 코끼리들은 총에 맞아 쓰러져 죽은 코끼리 곁으로 다가가 코로 피를 닦아주고 눈물을 흘리며 울었는데, 그때 상아가 없어졌음을 알아챈 것입니다.

영리한 코끼리들은 '상아가 있으면 죽는구나, 나나 내 새끼들에게는 상아가 없는 것이 좋겠다'고 생각한 것입니다. '상아가 없어야 산다'는 코끼리의 믿음이 상아를 만드는 코끼리 유전자 스위치를 꺼버린 것입니다.

암도 마음의 선택이다

암이 발병되는 배경에도 마음의 선택이 큰 영향을 미칩니다. 사람들은 갈등과 분노, 두려움과 스트레스 등을 겪으면 부정적인 생각에 빠져들기 쉽습니다. '아, 화가 나서 못 살겠다' '너무 억울해서 죽고 싶다' '더는 살고 싶지 않다' '삶에 아무 희망이 없다' 등 이런 생각을 하다 보면 내 안의 유전자도 이런 감정의 영향을 받습니다. '이 몸의 주인은 살고 싶지 않은 거구나' 하고 여깁니다. 그래서 몸의 주인이 원하는 대로 죽도록 돕기 위해 암세포에 대해 면역반응을 하지 않는 겁니다. NK세포나 T세포 같은 암을 공격하는 유전자 스위치를 꺼버리는 것이죠.

실제로 암 환자 중엔 암 발병 전 심각한 스트레스와 갈등을 겪은 분이 많습니다.

류머티스나 루푸스 같은 자가면역질환자 중에도 자기 자신을 억압하고 공격하는 마음이 있는 분이 많지요. 자가면역질환이 무엇입니까? 내 안에 있는 면역세포가 외부에서 들어온 세균이나 이상 세포를 공격하는 것이 아니라, 내 안의 정상 세포를 적으로 오해하고 공격하는 것이지 않습니까? 자기가 자기를 공격하는 질환이지요. 자기 비하가 심하고, 자신을 용서하지 못하고 공격하는 마음이 자가면역질환을 부르는 것입니다.

마음 상태가 유전자를 바꾸는 데 얼마나 결정적인 역할을 하는지에 관한 많은 연구가 이루어지고 있습니다. 그중에 유전자가 같은 일란성 쌍둥이에 관한 유명한 연구가 있습니다.

여섯 살짜리 일란성 쌍둥이 엄마가 심한 병에 걸렸습니다. 엄마는 너무 몸이 아파 쌍둥이 식사를 제대로 챙겨주지 못할 정도였죠. 한 아이는 엄마가 밥을 챙겨주지 못하지만 우리를 미워해서가 아니고 여전히 사랑한다고 긍정적으로 생각했습니다. 다른 아이는 엄마가 우리가 미워해서 밥도 챙겨주지 않는다고 부정적으로 생각했지요.

엄마가 여전히 자신을 사랑한다는 긍정적인 마음을 신택한 아이는 성인이 되기까지 건강하게 자랐습니다. 하지만 엄마가 나를 미워한다고 부정적인 마음을 선택한 아이는 우울증이 심해 자라서 사회활동을 제대로 할 수 없었습니다.

이 사례는 같은 유전자를 지녀도 어떤 마음을 선택하여 살아가느냐에 따라 건강과 운명이 달라짐을 보여줍니다.

기쁨, 감사, 용기와 희망 같은 긍정적 선택을 하면 삶을 건강과 행복으로 가게 할 것입니다. 반대로 부정적 선택, 즉 기쁨 대신 슬픔, 감사 대신 분노, 용기 대신 두려움, 희망 대신 절망을 선택하는 사람은 그의 유전자가 그를 질병과 불행으로 안내한다는 이야기입니다.

사례: 기왕이면 웃다가 죽자

미국의 유명한 시사잡지『세터데이 리뷰(Saturday Review)』의 편집장이었던 노먼 커즌스(Norman Cousins) 사례도 마음의 선택이 얼마나 놀라운 결과를 가져다주는지 보여줍니다.

이분은 암보다 더 무섭다는 강직성척추염에 걸려 이제 한두 달밖에 더 살지 못할 것이라는 진단을 받았습니다. 그는 병원에 입원해 있으면서 이렇게 생각했습니다.

'내가 한두 달밖에 더 못 산다는데, 죽을 때까지 슬퍼하며 절망만 하다가 가지 말자. 기왕이면 웃다가 죽자.'

그는 찰리 채플린이나 미스터 빈 같은 유명한 희극 배우들의 영화나 드라마를 보면서 큰소리로 신나게 웃으면서 즐겁게 지냈습니다. 그렇게 두어 달을 보냈는데, 죽기는커녕 몸이 오히려 좋아졌습니다. 불치병인 강직성척추염이 나은 거지요.

그는 자신의 체험담을 바탕으로 『질병의 해부학(Anatomy of an Illness)』이라는 책을 썼습니다. 우리나라에선 『웃음의 치유력』이란 제목으로 출간되었죠. 그 책은 권위 있는 의학 잡지인 『뉴 잉글랜드 저널 오브 메디신(The New England Journal of Medicine)』에 소개되어 큰 파장을 일으켰습니다. 마음의 긍정적인 선택이 육체의 질병을 치료하는 힘이 있음을 보여준 것이죠.

이런 기적을 일으킨 노먼 커즌스는 미국 UCLA 의과대학 교수로 특채되었습니다. 그가 10년 동안 교수로 지낸 후 쓴 책이 『희망의 생물학(The Biology of Hope)』입니다. 이 책에도 아주 놀라운 이야기가 있습니다.

두 심장병 환자 사례

어느 날 UCLA 병원에 심장의 삼첨판협착증(Tricuspid Stenosis) 환자가 입원했습니다. 아침에 주임교수가 회진할 때는 조교수와 레지던트, 의과대학 학생 등이 줄줄이 회진을 따라다니죠. 주임교수는 이 환자를 청진하더니 "오, 뷰티플 티에스(Oh, Beautiful TS)"

라고 했습니다. 이 말은 '전형적인 삼첨판협착증(Tricuspid Stenosis) 청진음이야'라는 뜻이었죠. 그다음 조교수와 레지던트 등도 번 갈아 청진음을 들어보면서 그 환자에게 'Beautiful TS'라고 했습니다.

그런데 다음 날 아침 회진에서 이 환자를 보니 그가 거의 죽어가고 있었습니다. 삼첨판협착증은 죽을병이 아닌데 환자가 너무 힘들어해서 무슨 일이 있었냐고 물어보았답니다. 그러자 환자는 '여러분이 나에게 TS라고 하지 않았느냐'고 되물었습니다. 그래서 '맞다, TS'라고 대답했는데, 당연히 삼첨판협착증의 약자인 TS를 의미한 것이었지요.

이 환자 직업은 도서관 사서로 평소 책을 많이 읽은 분이었는데, 그는 TS를 '터미널 스테이트(Terminal State)'의 약자로 오해한 것입니다. Terminal State라는 것은 '말기' '죽기 직전 마지막 상태, 곧 희망이 없는 상태'를 뜻하지요. 식자우환(識字憂患)이라고 이 환자는 결국 3일 뒤에 사망하고 말았습니다.

이와는 반대 경우도 있었습니다. 살날이 얼마 남지 않은 중증 심장병 환자가 입원해 있었습니다. 아침 회진에서 주임교수가 청진을 들어보고 '오, 뷰티플 갤럽(Oh, beautiful gallop)!'이라고 했습니다. 이 '갤럽(gallop)' 소리는 말발굽 소리처럼 요란한 소리를 뜻합니다. 심장에서 이 소리가 나면 그 사람은 얼마 안 가서 진짜로 죽게 될 상태(Terminal State), 곧 죽을 환자였습니다.

조교수와 레지던트들도 갤럽 사운드 환자의 심장을 청진하러 와서 다들 'Beautiful gallop!'이라고 한마디씩 하고 갔답니다. 그런데 이 환자는 갈수록 좋아졌습니다. 1주일 만에 정말로 상태가 호전되어 퇴원했습니다.

이 환자에게 어떻게 해서 이렇게 좋아지게 되었는지 묻자, '여러분이 나에게 'Beautiful(좋아)!'이라고 하지 않았느냐?'고 되물었다고 합니다.

이 사례들에서 우리가 배울 수 있는 것은 살 사람도 마음을 부정적으로 먹으면 죽게 되고, 죽을병에 걸린 환자도 긍정적인 마음을 가지면 살게 된다는 점입니다.

마음에 건강을 선택한 환자들 사례

우리 병원에 온 환자 중에도 마음의 긍정적 선택으로 기적을 일으킨 분이 있습니다.

50살가량 된 한 환자는 심각한 자가면역질환인 류머티스, 루푸스 환자로 앉지도 못하고 누운 채 죽기 직전이었습니다. 치료받던 대학병원에서는 보호자에게 환자가 곧 사망할 듯하니 임종을 준비하라고 했답니다.

저는 이 환자에게 섬유소가 많이 든 식사를 하게 하고 물을 많이 마시게 하면서 마음 치유에 힘을 쏟았습니다. 마인드 교육인 아봐타코스에도 다녀오게 했고요.

성경 요한복음에 이런 이야기가 있습니다. 베데스다 연못가에

38년 동안이나 누워 있던 환자에게 예수는 '즉시 일어나 자리를 들고 걸으라'고 했습니다. 그동안 거의 움직이지 못했던 그 환자는 그 말을 그대로 받아들이고 일어나 누워 있던 자리를 챙겨 들고 걸어갔습니다.

'나는 다 나음을 입었다.'
'나는 영원히 온전케 되었다.'
'나는 영생을 얻었다. 기쁘고 감사하다.'

저는 메모지에 이런 문구들을 써서 환자들에게 나눠주고, 그것을 화장실 거울, 핸드폰, 침대 옆, 자동차 운전대 등 눈길 가는 곳마다 붙여두고 하루 종일 입으로 시인하고 마음으로 믿는 연습을 하게 합니다.

누워서 일어나지도 못했던 그 자가면역질환 환자는 아봐타프로그램에 다녀온 후 자리에서 일어나게 되었습니다. 얼마 후 완전히 자리를 털고 일어나 환하게 웃는 얼굴로 제 진찰실로 걸어 들어오는 것을 보았습니다. 그때 저는 성경의 38년 병자에게 일어난 기적이 오늘날에도 일어날 수 있음을 제 눈으로 보았습니다.

이런 기적은 제가 치료를 잘해서가 아닙니다. 제 능력에 상관없이 환자가 그 말을 그대로 받아들이는 마음의 선택을 함으로써 일어난 일입니다.

마음은 어떻게 병을 치유하는가?

72세 된 재미교포 췌장암 환자에게도 비슷한 일이 있었습니다. 저는 이분께도 벽에다 큰 종이를 붙이고 '나는 기쁘고 감사하다' '나는 다 나음을 입었다' '나는 온전케 되었다' '나는 영생을 얻었다' 같은 글을 써두고 날마다 계속 입으로 시인하고 마음으로 믿는 훈련을 하게 했습니다. 이후 그는 89세까지 천수를 누렸습니다.

4년쯤 전엔 82세 된 할아버지가 C형간염이 간경화가 되고 다시 간암으로 발전하여 저에게 왔습니다. C형간염이 간암으로 진행하면 예후가 매우 안 좋지요. 저는 그 환자에게도 똑같이 '나는 다 나음을 입었다' '나는 온전케 되었다' '나는 영생을 얻었다'를 하루에 만 번씩 입으로 시인하고 마음으로 믿으시라고 했습니다. 만 번을 말하려면 3시간 반 정도 걸리는데, 이분은 깨어 있는 동안 내내 거의 15시간을 말했다고 합니다. 그로부터 4년이 지난 후에도 이분은 건강하게 지냈습니다.

저는 초음파로 이분의 암을 확인해 보았는데, 암이 그대로 있었습니다. 암을 가지고도 오래 사는 암 면역 평형상태로, 암이 잠들어 더는 몸을 공격하지 않게 된 것입니다.

의학의 근본 목적은 무엇인가?

온 인류의 가장 큰 고통은 병의 고통, 죽음의 고통, 죄의 고통이라고 할 수 있습니다. 사람들을 죄와 병과 죽음의 고통으로부터 벗어나게 하여 영원한 생명과 행복을 얻도록 도와주는 것이 의학의 근본 목적이라고 저는 생각합니다.

그렇게 하려면 두 가지를 선택하면 됩니다. 자연으로 돌아가는 선택과 하늘 같은 마음으로 돌아가는 선택, 이 두 가지를 선택하는 것입니다.

민수기에 이런 내용이 있습니다.

이스라엘 백성들이 모세의 인도로 이집트를 떠나 광야에서 생활할 때, 그 여정이 무척 고생스러웠던 그들은 모세에게 불평하고 하나님을 원망했습니다. 그 와중에 불뱀이 나타나 사람들을 물었고, 물려서 죽어가는 사람도 생기자 백성들은 너무나 두려워했습니다. 그들은 모세에게 불뱀이 떠나가도록 기도해달라고 부탁했습니다.

모세가 기도하자 하나님은 불뱀을 떠나게 한 것이 아니라 장대에다 놋뱀을 달아 그것을 쳐다보게 했습니다. 모세는 백성들에게 장대에 매단 놋뱀을 보게 했고, 불뱀에 물렸던 사람도 놋뱀을

   마음은 어떻게 병을 치유하는가?

쳐다보자 살게 되었습니다.

불뱀이 아닌 놋뱀을 쳐다보라는 것이 무슨 의미인가 하면, '땅을 보지 말고 하늘을 보라'는 뜻입니다. 이 땅은 내 육체를 의미하기도 하지요. 내 육체의 고통 곧 죄와 병과 죽음을 보지 말고, 하늘 즉 구원자를 바라보라는 이야기입니다.

내 눈으로 내 육체를 보면 어떻습니까? 나에게는 죄도 있고, 병도 있고, 죽음도 있고, 불완전합니다. 그러나 하늘(십자가)을 보면 죄가 없는 무죄이고, 병이 없는 무병이고, 죽음이 없는 영생이고, 불완전이 없는 완전함입니다.

인간 세상에 괴로움과 재앙이 나타난 것은 인간이 창조의 질서에서 떠났고, 조물주의 마음을 떠났기 때문입니다. 그 떠남을 죄라고 하며, 죄로부터 오는 병과 죽음과 불완전은 100% 인간이 만든 것입니다. 따라서 육체에 있는 죄와 병과 죽음과 불완전에서 벗어나는 방법은 다시 돌아가는 것, 곧 창조의 질서와 조물주의 마음으로 돌이키는 것입니다. 육체의 죄와 병과 죽음과 불완전을 바라보지 말고 무죄, 무병, 영생, 완전함만 보는 것을 말합니다.

'나는 죄가 없는 무죄요, 병이 없는 무병이요, 죽음이 없는 영생이요, 완전함이다.'

우리 의사들도 사람들이 육체의 고통만 보지 말고 하늘을 보도록, 불뱀을 보지 말고 놋뱀을 보도록 가르치는 안내자가 되면 좋겠다고 생각합니다. 그렇게 할 때 이 세상 사람들은 죄와 병과 죽

음의 고통에서 벗어나서 영원한 생명과 행복을 얻을 것이라고 저
는 확실히 믿습니다.

                                    마음은 어떻게 병을 치유하는가?

'진짜 나는 누구인가'

모든 사람이 이루면 좋을 가장 기본적인 목표는 무엇일까요? 저는 두 가지 목표를 들겠습니다.

첫째, 온전한 몸과 마음 가꾸기

몸과 마음이 온전해야 원하는 일을 잘할 수 있지 않을까요?

둘째, (그런 다음) 몸과 마음에서 벗어나기

자신이 몸과 마음의 한계를 벗어나 한정 없는 존재가 될 때만이 온전한 자유와 행복을 누릴 수 있기 때문입니다.

이 책 앞부분은 첫 번째 목표인 '몸과 마음을 온전하게 가꾸기'이고, 뒷부분은 두 번째 목표인 '몸과 마음의 한계에서 벗어나 한정 없는 존재가 되기'에 관한 이야기입니다.

어린 시절 저는 '너 자신을 알라'는 소크라테스의 말이 참 시시하게 느껴졌습니다. '4대 성인이라는 분이 어쩌면 이렇게 싱거운 질문을 하고 있을까? 내가 왜 나 자신을 몰라? 이 몸과 이 마음이 바로 나인데…' 생각했지요. 이후 '너 자신을 알라'는 말이 '너야말로 참된 진리를 모르는 무지한 자라는 것을 알아라. 네 몸과 마음이 네가 아니라 몸과 마음 너머의 진짜 나, 순수한 의식(Psyche, 영혼)이 너다'라는 기르침임을 알게 되었습니다.

저는 1994년 아봐타프로그램의 주요 훈련법인 '몸 다루기 런다운(Body Handling Rundown)'을 연습하면서 '너 자신을 알라'는 말의 참뜻을 경험적으로 분명하게 알게 되었습니다. 아봐타프로그램은 교육심리학자인 해리 팔머가 개발한 의식탐구 테크놀로지로, '아봐타(Avatar)'는 '무한한 사랑'을 뜻하는 고대 산스크리트어입니다. 몸 다루기 런다운 훈련은 자신을 육체와 동일시해 온 신념을 알아차리고 몸과는 상관없이 독립적으로 존재하고 기능할 수 있도록 돕는 기술이지요.

그동안 육체에 심어왔던 부정적인 생각이나 지각을 지워버리고 긍정적인 신념으로 바꿀 때(마음 리셋), 나아가서 몸이 더 이상 나에게 영향을 미칠 수 없도록 몸과는 독립적인 존재로 기능할 수 있을 때(몸의 한계를 벗어나기) 놀라운 치유가 일어나기도 합니다.

이 책에서 소개한 많은 환자에게서 기적적인 치유가 일어난 연유가 여기에 있습니다. '참나는 몸과 마음이 아니고 비물질적인 영적 존재'임을 깨닫게 될 때 삶에서 기적 같은 변화가 일어나는 것이지요. (참나는 순수의식 또는 영혼, 인격화하여 하느님(God)으로 표현되기도 합니다.)

저는 몸 다루기 런다운 훈련을 복습하면서 내 몸이 오늘 흙으

 마음은 어떻게 병을 치유하는가?

로 돌아가더라도 참나는 영원히 존재하게 된다는 것을 확실하게 알 수 있었습니다. 곧 내가 몸이 되는 것을 버릴 때 죽음도 버릴 수 있다는 뜻입니다.

이 원리는 영화관의 스크린, 필름, 조명등의 구조에 비유하여 설명할 수 있겠습니다.

삶에서 없애고 싶은 문제와 어려움이 스크린의 화면에 나타나고 있을 때(몸이 겪고 있는 현실), 이 화면은 필름의 사진(마음속 생각들)을 조명등의 불빛(순수의식, 영혼)이 비추어서 나타난 것입니다. 필름을 바꾸지 않은 채(마음 리셋을 하지 않은 채) 화면만 지우려고(몸의 행위로만 현실을 고치려고) 했을 때 잘 안되는 이유이지요.

따라서 먼저 필름을 바꾸어서(마음을 리셋하여) 스크린의 화면 바꾸기(육체의 현실 바꾸기)를 배우고, 더불어서 몸(스크린)과 마음(필름) 배후의 순수의식(영혼, 조명등)으로 존재하기를 배울 수 있습니다.

하늘을 가리고 있던 먹구름이 걷히면 원래 있던 밝은 하늘이 드러나듯이 몸·마음이 나라는 생각이 사라지면 배후에 있던 순수한 의식(영혼)이 드러나게 됩니다. 이 순수의식이 참나이며, 몸·마음과 상관없이 이 참나로 존재하고 기능할 수 있게 됩니다.

참나를 발견하여 참나로 존재할 때 큰 자유와 평화를 얻을 수 있고 육체의 나와는 비교할 수 없는 놀라운 창조력을 발휘할 수 있게 됩니다.

과거 성현들의 가르침, 주요 종교의 가르침, 현대의 영적 지도자들의 가르침도 이와 똑같다고 생각합니다. 몸과 마음은 가짜 나이고 그 배후에서 스스로 존재하는 무한한 순수의식이 진짜 나임을 가르치고 있습니다.

참나를 발견하여 참나로 존재하기가 누구에게나 가능합니다. 그 참나가 우리 모두의 내면에 지금 이대로 존재하고 있으니까요.

거짓 나인 몸·마음이 행위자가 되지 않을 때(무위 無爲), 그리고 순수의식인 참나가 주인이 될 때 모든 일이 스스로 일어나(자연 自然) 자기에게 가장 좋은 방향으로 흐르게 됩니다.

만추의 계절에
저자 전홍준

 마음은 어떻게 병을 치유하는가?

1. 마음(생각과 말)

① 이루고 싶은 일이나 목표가 이미 다 이루어졌다고 생각하며 반복해서 말하기

② '나는 건강하고 행복하다' '우리 가족은 화목하고 행복하다' 등의 글을 써서 여러 곳에 붙여두고 하루 1,000번 이상 반복해서 말하기

(내가 써놓은 목표가 '이미 이루어졌다'고 선언하며 믿는다.)

③ 원하는 목표와 일이 이미 이루어졌다고 기뻐하며 상상하기

('행복감이 느껴질 때까지 의도적으로 미소 짓기'와 '저절로 미소가 떠오를 때까지 '나는 행복하다'고 생각하기'를 훈련한다.)

2. 숨쉬기(깊은 호흡과 상상)

① 코를 통해 산소(생기)를 깊게 들이마시고 잠시 멈춘 후 천천히 코를 통해 내쉬기

생기가 온 가슴과 아랫배까지 가득 차 있다고 상상하며 느리고 깊은 호흡을 반복하기

② 깊은 호흡으로 생기를 들이마신 후 잠시 멈춘 상태에서 이루고 싶은 목표가 이미 이루어져 있는 모습을 상상하고 숨을 천천히 내쉬면서 '감사합니다'라고 속엣말을 한다.

이런 깊은 호흡과 상상법을 20~30회 반복한 후 이어서 자연스러운 호흡을 하면서 목표가 이루어져 있는 모습 상상하기를 계속하기(원하는 시간만큼)

3. 음식(좋은 식사의 선택, 해독과 면역증강)

① 식이섬유가 많은 음식과 좋은 식사 방법을 선택하기

오래 씹으며 식사가 가장 즐거운 시간이 되게 한다.

② 해독과 면역증강을 위한 허브와 천연보조제 활용하기

③ 장 내 환경의 개선과 체내 해독을 위한 커피관장, 간 청소법 등을 실천하기

4. 운동(맨발걷기와 숙면)

① 햇볕 쬐며 맨발걷기를 하루 2회 이상 실천하기(1회 30분 이상)

② 맨발걷기를 하면서 '깊은 호흡과 상상법'이나 '나는 건강하고 행복하다'
  고 반복해서 말하기

③ 맨발걷기를 하면서 '나는 완치되어 건강하다'고 손뼉 치며 웃고 기뻐하기

④ 신선한 공기가 잘 소통되는 침실에서 편안하고 깊은 숙면을 취하기

  잠자리에 누운 채로 '깊은 호흡과 상상법'을 실천하며 나도 모르는 사이에
  잠이 든다. 다음 날 아침에 일어나자마자 거울 속의 자신을 바라보며 '나
  는 건강하고 행복하다'고 반복해서 말하기

5. 관계(화목을 이루고 감사하기)

① 매일 '화해의 언덕 오르기' 훈련하기

  맨발걷기를 하며 이 훈련을 해도 좋다.

② 매일 '몸 돌보기' 실천하기

  매일 저녁 반신욕을 하면서 이 연습을 해도 좋다.

③ 매일 '감사의 마음 회복하기' 연습하기

* 오랫동안 힘들고 복잡한 과정을 거쳐야 건강해지는 것이 아닙니다. 단순
  함과 온전함이 회복되면 변화는 즉시 일어납니다. 진리는 평범한 데 있
  지요. 질병을 치유하고 건강을 회복하는 방법 역시 쉽고 재미있고 단순
  할수록 효과도 크고 오래 지속됩니다.